Kompendium der Pharmakologie

Eckhard Beubler

Kompendium der Pharmakologie

Gebräuchliche Arzneimittel in der Praxis

4. Auflage

Mit zahlreichen Tabellen

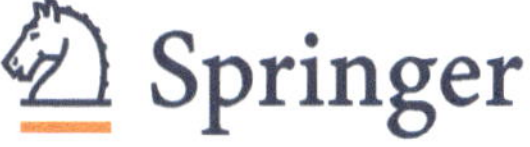 Springer

Eckhard Beubler
Institut für experimentelle und klinische
Pharmakologie
Medizinische Universität Graz
Graz
Österreich

ISBN 978-3-662-54558-4   ISBN 978-3-662-54559-1 (eBook)
https://doi.org/10.1007/978-3-662-54559-1

Die Deutsche Nationalbibliothek verzeichnet diese Publikation in der Deutschen Nationalbibliografie;
detaillierte bibliografische Daten sind im Internet über http://dnb.d-nb.de abrufbar.

Umschlaggestaltung: deblik Berlin
Fotonachweis Umschlag: ©grafikplusfoto / stock.adobe.com

Gedruckt auf säurefreiem und chlorfrei gebleichtem Papier

Springer ist Teil von Springer Nature
Die eingetragene Gesellschaft ist Springer-Verlag GmbH Deutschland
Die Anschrift der Gesellschaft ist: Heidelberger Platz 3, 14197 Berlin, Germany

Vorwort zur 4. Auflage

Diese Neuauflage des Kompendiums der Pharmakologie reagiert ausführlich auf die permanente Fluktuation, welcher der Arzneimittelmarkt unterworfen ist. Etwa 120 Arzneistoffe wurden in diversen Kapiteln neu aufgenommen und besprochen. Vom Markt verschwundene Arzneimittel wurden ausgeschieden.

Neu dazugekommen ist ein Kapitel über Pharmakogenetik. Das persönliche Stoffwechselprofil hinsichtlich Arzneimittelmetabolismus, Membrantransport und Rezeptorexprimierung lässt sich heute einfach bestimmen. Damit können Wirkstoffe und Dosierung empfohlen werden, die zu diesem individuellen Stoffwechselprofil passen.

Dem Studierenden der Medizin, der Pharmazie und der Pflegewissenschaften möge dieser kurze Abriss der Pharmakologie zur Überprüfung seines Wissens dienen, dem Arzt oder Apotheker als bequemes Nachschlagewerk und dem Pflegepersonal zur besseren Erfüllung seiner Aufgaben nützen.

Eckhard Beubler
Graz, Sommer 2017

Vorwort zur 1. Auflage

In diesem Buch wird versucht, das mittlerweile riesige Fachgebiet der Pharmakologie auf die für die sichere Anwendung wesentlichen Fakten zu komprimieren. Jedem Kapitel sind die gängigsten Arzneimittel tabellenförmig, auf einen Blick erfassbar, vorangestellt und in Fußnoten sind Beispiele von Handelsnamen für Österreich, Schweiz und Deutschland angeführt. Nach knapper Schilderung des Wirkungsmechanismus eines Arzneimittels, den der Leser, je nach Wissensstand, aufnehmen oder überspringen kann, werden die Wirkungen, wichtige Applikationsformen, die Nebenwirkungen, die Kombinationsmöglichkeiten sowie die Wechselwirkungen mit anderen Arzneimitteln, die Verwendbarkeit in Schwangerschaft und Stillzeit und wichtige Gegenanzeigen so kurz wie möglich besprochen. Die Pathophysiologie der besprochenen Erkrankungen wird nur so weit erklärt, dass die Angriffspunkte des Arzneimittels verständlich werden.

Auf Dosierungsvorschriften wird meist verzichtet, da diese oft sehr komplexen Angaben den Rahmen dieses Buches sprengen könnten. Verzichtet wird auch weitgehend auf chemische Gruppenbezeichnungen, da diese für den Nicht-Fachmann keine elementar wichtige Information enthalten.

Arzneimittel, die ausschließlich dem hochqualifizierten Spezialisten zur Anwendung vorbehalten sind, werden nicht besprochen. Dazu gehören z. B. Arzneimittel für die Behandlung von Tumorerkrankungen, HIV, Hepatitis C und von komplizierten Hormon- und Stoffwechselstörungen.

Dieses Buch wurde als stringentes Kompendium konzipiert und kann daher kein umfassendes Lehrbuch ersetzen. Es soll Ärzten und Studierenden der Medizin einen schnellen Überblick ermöglichen, aber auch medizinisches Pflegepersonal im stationären oder extramuralen Bereich sowie interessierte Laien können durch diese Lektüre ihr Wissen über eine moderne und sichere Arzneitherapie verbessern.

Meinem Mitarbeiter Hans Hosbein möchte ich für wertvolle Korrekturarbeiten und Frau Irmgard Russa für die Herstellung des Manuskripts herzlichst danken.

Eckhard Beubler
Graz, September 2005

Inhaltsverzeichnis

I Allgemeiner Teil

II Spezieller Teil

Abkürzungen

ACE	Angiotensin-Converting-Enzyme
AMP	Adenosinmonophosphat
ASS	Acetylsalicylsäure
CGRP	Calcitonin Gene-Related Peptide (gengebundenes Kalzitoninpeptid)
COMT	Catechol-0-Methyltransferase
GABA	γ-Aminobuttersäure
GDP	Guanosindiphosphat
GTP	Guanosintriphosphat
G-Protein	Guanylnucleotid-bindendes Protein
i.v.	Intravenös
LT	Leukotrien
MAO	Monoaminoxidase
NMDA	N-Methyl-D-Aspartat
NO	Stickstoffmonoxid
NSAR	Nichtsteroidale Antirheumatika
PG	Prostaglandin
p.o.	Peroral
s.c.	Subkutan
VIP	Vasoaktives intestinales Polypeptid

Allgemeiner Teil

Allgemeine Pharmakologie

© Springer-Verlag GmbH Deutschland 2018
E. Beubler, *Kompendium der Pharmakologie*,
https://doi.org/10.1007/978-3-662-54559-1_1

1.1   Pharmakodynamik

Die Pharmakodynamik ist die Lehre der Wirkungen von Arzneimitteln auf den Organismus. Sie gibt Antwort auf die Frage: „Wie kommt ein pharmakologischer Effekt zustande?"

1.1.1   Prinzipien der Arzneimittelwirkungen

Zweck

Arzneimittel (Pharmaka) sind Stoffe und deren Zubereitungen, die
- Krankheiten heilen, lindern oder verhüten,
- körpereigene Wirkstoffe ersetzen,
- Krankheitserreger oder körperfremde Stoffe beseitigen,
- Funktionen des Körpers und der Psyche beeinflussen sollen oder
- zur Diagnostik verwendet werden.

Wirkorte

Arzneimittel sind Stoffe, die (mit wenigen Ausnahmen) auf **Zielproteine** wirken. Solche sind:
- Enzyme,
- Transportproteine,
- Ionenkanäle,
- Rezeptoren.

Der gewünschte Angriffsort soll vom Arzneimittel möglichst spezifisch erkannt und beeinflusst werden. In der Praxis ist das sehr selten der Fall. Daraus ergibt sich, dass Arzneimittel meist erwünschte Wirkungen und unerwünschte Wirkungen (Nebenwirkungen) vermitteln. Da Zielproteine (Rezeptoren) für ein bestimmtes Arzneimittel in verschiedenen Organen bzw. Organsystemen vorhanden sind, muss bei den meisten Arzneimitteln mit unerwünschten Wirkungen gerechnet werden. Auf der anderen Seite lässt die Kenntnis des Angriffspunktes eines Arzneimittels eine gewisse Palette an Nebenwirkungen von vornherein erwarten.

Der Nutzen eines Arzneimittels (erwünschte Wirkung) muss die „Kosten" (unerwünschte Wirkungen) deutlich überwiegen.

1.1.2   Wirkmechanismen

Arzneimittel können
- einen körpereigenen Stoff ersetzen und am selben Wirkort wie dieser (Rezeptor) angreifen (z. B. Insulin, β_2-Sympathikomimetika wie Salbutamol[1], direkte Parasympathikomimetika wie Pilocarpin, Opiate wie Morphin),
- als Vorstufe eines körpereigenen Stoffes verabreicht werden und durch Umwandlung im Körper aktiviert werden (z. B. L-Dopa, das zu Dopamin decarboxyliert wird),
- die Wirkung eines körpereigenen Stoffes am Rezeptor hemmen (z. B. Betablocker wie Propranolol[2], Angiotensinantagonisten wie Losartan[3], Parasympatholytika wie Atropin),
- den Abbau eines körpereigenen Stoffes hemmen (z. B. Cholinesterase-Inhibitoren wie Distigmin[4]; MAO oder COMT-Hemmer wie Moclobemid[5] bzw. Entacapon[6], Phosphodiesterasehemmer wie Sildenafil[7]),
- die Inaktivierung körpereigener Stoffe hemmen (z. B. Serotonin-Rückaufnahme-Inhibitoren wie Fluoxetin[8]),
- die Synthese eines körpereigenen Stoffes hemmen (z. B. Cyclooxygenase-Hemmer wie Acetylsalicylsäure[9] hemmen die Bildung von Prostaglandinen, ACE-Hemmer wie Captopril[10] hemmen die Bildung von Angiotensin II),
- die Aktivität eines Enzyms hemmen (z. B. Protonenpumpenhemmer wie Omeprazol[11] hemmen die Säuresekretion im Magen) und

---

1 A: Sultanol; CH: Salamol; D: Sultanol

2 A, CH: Inderal; D: Dociton

3 A, CH: Cosaar; D: Lorzaar

4 A, CH, D: Upretid

5 A, CH, D: Aurorix

6 A, CH: Comtan; D: Comtess

7 A, CH, D: Viagra

8 A, CH: Fluctine; D: Fluctin

9 A, CH, D: Aspirin

10 A: Debax; CH: Captosol; D: Lopirin

11 Losec; CH, D: Omeprazol

die Aktivität eines Enzyms stimulieren (z. B. NO-Donatoren wie Molsidomin[12] stimulieren die Guanylatcyclase).

Die meisten Arzneimittel lassen sich unter einem der genannten Wirkungsmechanismen einordnen. Durch Kombination von zwei Wirkstoffen kann es möglich sein, die gewünschte Wirkung zu verstärken, z. B. könnte Arzneimittel A (z. B. Salbutamol) die Synthese eines körpereigenen Stoffes stimulieren (zyklisches AMP) und Arzneimittel B (Theophyllin) dessen Abbau hemmen. Zum anderen muss damit gerechnet werden, dass ein und derselbe Wirkstoff an verschiedenen Zielproteinen (Rezeptoren) seine Wirkung entfaltet. So kann ein und derselbe Wirkstoff, Chlorprothixen[13], Muskarin-, Histamin- und Serotoninrezeptoren sowie Natriumkanäle blockieren. Die Kenntnis dieser Eigenschaften lässt voraussehen, dass der Wirkstoff Mundtrockenheit und Müdigkeit verursacht sowie appetitanregend und lokalanästhetisch wirksam ist. Es ist also durchaus von praktischem Interesse, den genauen Wirkungsmechanismus eines Arzneimittels zu kennen, um Wirkung, Nebenwirkung und Kombinationsmöglichkeit mit anderen Arzneimitteln besser abzuschätzen. Aus diesem Grund wird in der Folge noch etwas genauer auf die Angriffspunkte der Arzneimittel (Rezeptoren) eingegangen.

1.1.3 Rezeptoren

Um eine Wirkung hervorzurufen, braucht der Arzneistoff im Organismus einen Reaktionspartner (Rezeptor). Der Arzneistoff bindet sich zunächst an den Rezeptor, führt dann eine Strukturänderung und in der Folge eine Funktionsänderung (Aktivierung bzw. Hemmung) herbei und bewirkt so einen Effekt (z. B. Muskelkontraktion, Gefäßerweiterung, Hemmung der Säuresekretion im Magen, Glykogenolyse). Hier sollen die wichtigsten Rezeptortypen kurz besprochen werden, im speziellen Teil wird nur noch auf diese verwiesen.

Rezeptorarten

- Ligandgesteuerte Ionenkanäle
- G-Protein-gekoppelte Rezeptoren
- Rezeptoren mit Enzymaktivität
- Proteinsynthese regulierende Rezeptoren

Ligandgesteuerte Ionenkanäle

Struktur: Diese Rezeptoren bestehen aus mehreren (oft fünf) Proteinuntereinheiten, die einen Kanal durch die Zellwand bilden. Die Aktivierung des Rezeptors ändert den Öffnungszustand des Ionenkanals und führt durch Änderung der Ionenströme zu einer Zustandsänderung der beeinflussten Zelle.

Ein Beispiel ist der nikotinische Acetylcholinrezeptor der motorischen Endplatte. Wird Acetylcholin an zwei der fünf Protein-Untereinheiten gebunden, strömt blitzartig Natrium ein und es kommt zur Kontraktion. Sofort löst sich Acetylcholin wieder von seiner Bindungsstelle, wird von einer Esterase gespalten und der Muskel relaxiert. Der ganze Prozess läuft in wenigen Millisekunden ab. Bewegungen der Skelettmuskulatur können auf diese Weise sehr rasch ablaufen (man denke an das Klavierspielen).

Beispiele für ligandgesteuerte Ionenkanäle

- Nikotinischer Acetylcholinrezeptor der motorischen Endplatte
- Serotonin-5-HT$_3$-Rezeptor in der Area Postrema (Erbrechen)
- GABA-A-Rezeptor mit Chloridionenkanal, Bindungsstelle für Benzodiazepine
- NMDA-Rezeptor (Glutamatrezeptor für Schmerzvermittlung)

Beispiele für Arzneimittelwirkungen

- Hemmung der Muskelkontraktion durch d-Tubocurarin
- Benzodiazepinwirkung durch Öffnung des Chloridkanals
- Antiemetische Wirkung der Serotonin-5-HT$_3$-Rezeptorantagonisten
- Analgetische Wirkung des NMDA-Rezeptorantagonisten Ketamin

---

12   A: Molsidolat, CH: Corvaton, D: Molsidomin

13   A, CH, D: Truxal

G-Protein-gekoppelte Rezeptoren

Dieser Rezeptor liegt ebenfalls in der Zellmembran. G-Protein-gekoppelte Rezeptoren sind Proteine, die mäanderförmig 7-mal die Zellmembran durchdringen (heptahelikale Rezeptoren). Außen an der Zelle ist die Bindungsstelle für das Arzneimittel bzw. den körpereigenen Stoff, innerhalb der Zelle wird dann das G-Protein (Guanylnucleotid-bindendes Protein – während der Aktivierung wird Guanosindiphosphat (GDP) gegen Guanosintriphosphat (GTP) ausgetauscht) aktiviert, das in mehreren, genau bekannten Schritten letztlich das Effektorprotein zu seiner Reaktion veranlasst. Ein Beispiel wäre der β-Adrenozeptor; das Effektorprotein dieses Rezeptors ist die Adenylatcyklase, die die Bildung von zyklischem AMP katalysiert. Über den β-Adrenozeptor kann z. B. Adrenalin die Glykogenspaltung fördern und so als „Stresshormon" die Bereitstellung von Zucker aus dem Glykogenspeicher bewirken.

Beispiele für Liganden an G-Protein-gekoppelten Rezeptoren

- Acetylcholin (muskarinische Rezeptoren)
- Noradrenalin, Adrenalin Salbutamol
- Dopamin
- Histamin
- Morphin
- Eicosanoide (Prostaglandine)
- Leukotriene u. a.

Zum Unterschied von Reaktionen am ligandgesteuerten Ionenkanal laufen die G-Protein-Rezeptor vermittelten Reaktionen wesentlich langsamer ab.

Beispiele für Arzneimittelwirkungen an G-Protein-Rezeptoren

- Bronchienerweiterung mit β_2-Sympathomimetika wie Salbutamol
- Gefäßkontrahierende Wirkung von α_1-Sympathomimetika wie Oxymetazolin
- Senkung des Augeninnendrucks durch Stimulierung muskarinischer Acetylcholinrezeptoren mit Pilocarpin etc.

Intrazelluläre Botenstoffe, die durch G-Protein-Rezeptoren aktiviert werden:

- Adenylatzyklase/zyklisches AMP
- Phospholipase C/Inositoltriphosphat/Diacylglycerol
- Phospholipase A: Arachidonsäure und Prostaglandine
- Ionenkanäle wie Kalium- und Kalziumkanäle

Rezeptoren mit Enzymaktivität

Auch diese Rezeptoren sind membranständig, an der Außenseite greift die aktivierende Substanz (z. B. Insulin) an und an der Innenseite der Zelle wird ein Enzym aktiviert.

Beispiele sind Rezeptoren für:

- Insulin,
- Wachstumshormone.

Proteinsyntheseregulierende Rezeptoren

Diese Rezeptoren finden sich im Zellinneren im Zytosol; verbinden sich die Wirkstoffe mit diesen Rezeptoren, so können diese Ligand-/Rezeptorkomplexe die Gentranskription modulieren und so die Proteinsynthese verändern.

Beispiele sind Rezeptoren für:

- Glucocorticoide,
- Mineralocorticoide,
- Androgene,
- Gestagene,
- Östrogene,
- Trijodthyronin,
- Eicosanoide (Prostaglandine).

1.1.4 Dosis-Wirkungs-Beziehungen

Zwischen der Menge eines verabreichten Arzneistoffes (Dosis) und der erreichten Wirkung besteht ein enger Zusammenhang. Werden beide Größen, also die Dosis und die Wirkung, in ein Diagramm eingetragen, so erhält man eine Dosis-Wirkungs-Kurve (◻ Abb. 1.1).

Drei Größen sind für eine Dosis-Wirkungs-Kurve von Bedeutung:

- Lage,
- Steilheit,
- Maximaler Effekt.

Lage

Wird in der Dosis-Wirkungs-Kurve die Wirkung auf der Ordinate und die Dosis auf der Abszisse

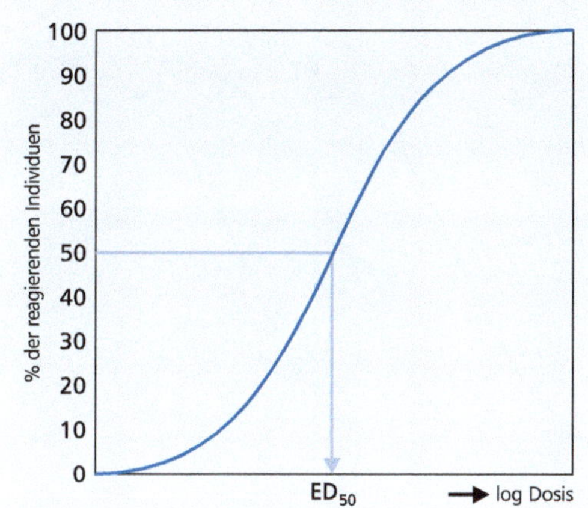

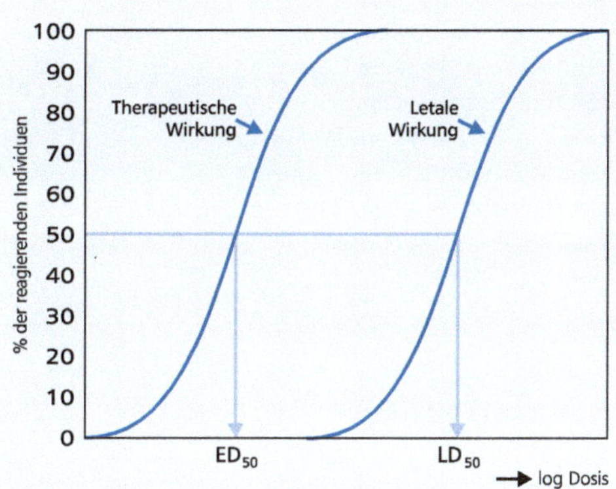

Abb. 1.1 Dosis-Wirkungs-Kurve (ED$_{50}$: Effektive Dosis für 50 % eines Kollektivs)

Abb. 1.2 Therapeutische Breite. ED$_{50}$: effektive Dosis für 50 % eines Kollektivs LD$_{50}$: letale Dosis für 50 % eines Kollektivs

eingetragen, so wird ein Wirkstoff eine Dosis-Wirkungs-Kurve in einem niedrigen und ein anderer Wirkstoff eine Dosiswirkungskurve in einem höheren Dosisbereich erzeugen. Die im niedrigen Dosisbereich liegende Substanz ist stärker wirksam als die im höheren Dosisbereich liegende. Aus der Lage kann man also die Wirkungsstärke einer Substanz erkennen.

Steilheit

Aus der Steilheit einer Dosiswirkungskurve lässt sich erkennen, welche Wirkungsänderung bei einer Dosisänderung erreicht wird. Für Arzneimittel wünscht man sich Dosiswirkungskurven die flach sind, d. h. kleine Dosisänderungen bewirken kaum Wirkungsänderungen. Arzneimittel mit steilen Dosiswirkungskurven sind hingegen gefährlich, da kleine Dosisänderungen schon zu drastischen Wirkungsänderungen führen können.

Maximale Wirkung („intrinsic activity")

Die „intrinsic activity" wird durch die Größe des Maximaleffektes angezeigt. Dieser kann auch bei gleichem Angriffspunkt für verschiedene Substanzen unterschiedlich sein.

Therapeutische Breite

Eine Dosis-Wirkungs-Kurve kann man für den gewünschten Effekt eines Arzneimittels und für

den tödlichen Effekt eines Arzneimittels erstellen. Je größer der Abstand dieser beiden Kurven ist, desto größer ist die therapeutische Breite, d. h. desto sicherer ist die Substanz (Abb. 1.2).

1.1.5 Agonisten und Antagonisten

Agonisten: Agonisten sind Substanzen die sich mit dem Rezeptor verbinden und eine Aktivierung auslösen. Agonisten haben eine hohe Affinität zum Rezeptor und lösen einen Effekt aus („intrinsic activity").

Antagonisten: Sogenannte kompetitive Antagonisten verbinden sich reversibel mit dem Rezeptor, lösen aber keine Aktivierung aus. Kompetitive Antagonisten haben also ebenfalls eine hohe Affinität, aber keine Wirkung (fehlende „intrinsic activity"). Antagonisten blockieren dementsprechend, je nach Dosis, einen Teil der Rezeptoren, die dann von den Agonisten nicht aktiviert werden können. Die Dosis-Wirkungs-Kurve wird nach rechts verschoben (Abb. 1.3).

Sonderformen

Außer reinen Agonisten und reinen Antagonisten gibt es Substanzen mit einer Art Mittelstellung, Substanzen die als partielle Agonisten oder auch partielle Antagonisten bezeichnet werden, sowie sogenannte inverse Agonisten, die eine Rezeptoraktivität gänzlich auf die inaktive Seite rücken.

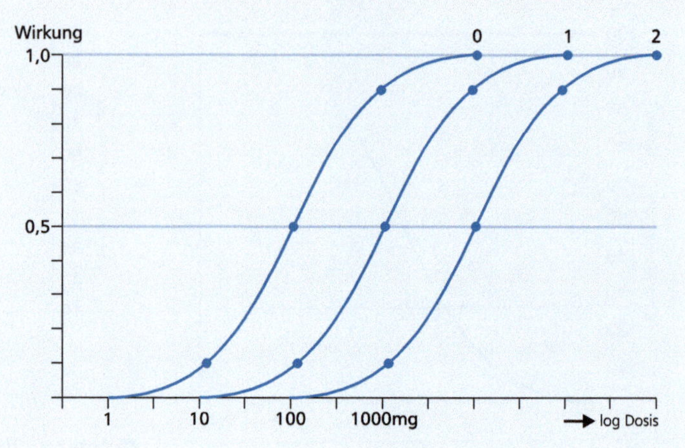

Abb. 1.3 Kompetitiver Antagonismus. In Gegenwart eines Antagonisten sind höhere Dosen (Konzentrationen) des Agonisten notwendig, um die gleiche Wirkung zu erzeugen. 0: Agonist allein 1: Agonist plus Antagonist, 2: Agonist plus Antagonist in 3-facher Dosis)

Neben dem kompetitiven Antagonismus gibt es noch den

- nicht kompetitiven Antagonismus, den
- funktionellen Antagonismus und den
- chemischen Antagonismus.

Diese Formen sollen hier nicht näher erläutert werden.

1.2 Pharmakokinetik

Die Pharmakokinetik beschreibt, was der Organismus mit einem Arzneimittel macht. Genauer betrachtet befasst sich die Pharmakokinetik mit Konzentrationsänderungen von Arzneimitteln im Organismus in Abhängigkeit von der Zeit.

Die wichtigsten Vorgänge in der Pharmakokinetik sind:

- Resorption,
- Verteilung,
- Biotransformation (Metabolismus),
- Ausscheidung.

Vor der Besprechung dieser vier Prozesse sollen einige wichtige Ausdrücke aus der Pharmakokinetik definiert werden.

Blutspiegel   Der Blutspiegel eines Arzneimittels beschreibt die zeitliche Änderung der Konzentration dieses Arzneimittels im Blut (■ Abb. 1.4). Eine

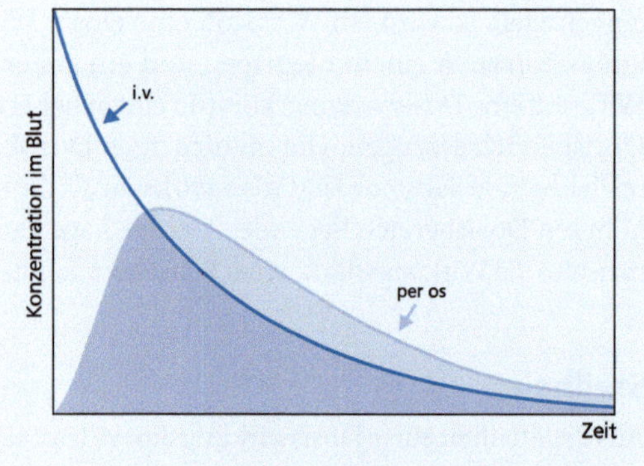

Abb. 1.4   Zeitliche Änderung der Arzneimittelkonzentration im Blut

Blutspiegelkurve erhält man durch Auftragen der Konzentrationen eines Arzneimittels im Blut zu verschiedenen Zeiten. Aus dem Blutspiegel lässt sich die Resorptionsgeschwindigkeit, das Blutspiegelmaximum (C_{max}), die Zeit des maximalen Blutspiegels (t_{max}) (■ Abb. 1.5) und die Ausscheidungsgeschwindigkeit (Halbwertszeit) berechnen.

Halbwertzeit (Eliminationshalbwertszeit, terminale Halbwertszeit, t/2 β)   Die Halbwertzeit eines Arzneimittels im Blut ist die Zeit, in der die Konzentration im Blut auf die Hälfte des vorher gemessenen Wertes absinkt. Die Halbwertszeit ist nicht identisch mit der Wirkungsdauer, da Arzneimittel sehr rasch

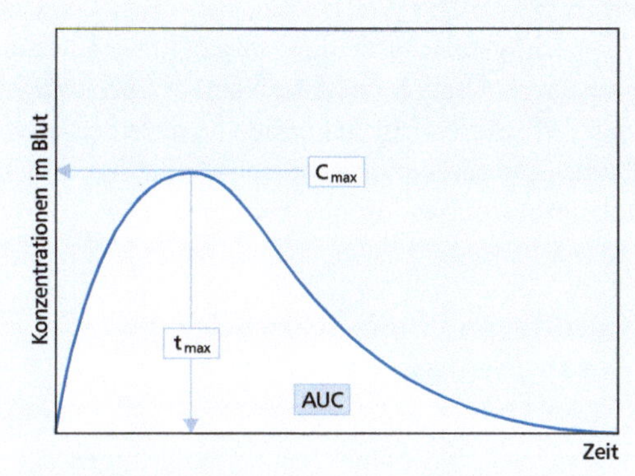

Abb. 1.5 Berechnung des Blutspiegelmaximums und der Zeit des maximalen Blutspiegels

aus dem Blut verschwinden können, aber noch lange am Rezeptor ihre Wirkung entfalten. Z. B. ist Acetylsalicylsäure nur wenige Minuten im Blut nachweisbar, die Halbwertszeit beträgt etwa 8 Minuten, die analgetische und entzündungshemmende Wirkung hält jedoch etwa 4 Stunden an.

Fläche unter der Blutspiegelkurve („area under the curve", AUC)　Die Fläche unter der Blutspiegelkurve, die rechnerisch oder graphisch ermittelt werden kann, ist eine wichtige Größe zum Vergleich der Resorption eines Arzneistoffes aus verschiedenen Arzneiformen bzw. -produkten. Die Fläche unter der Blutspiegelkurve gilt als Maß für die Arzneistoffmenge, die im systemischen Kreislauf verfügbar ist. Die Gesamtfläche unter der Kurve, vom Zeitpunkt der Applikation bis zur völligen Elimination des Stoffes aus dem Kreislaufsystem, wird mit dem Symbol $AUC_{0-\infty}$ oder kurz AUC bezeichnet (**Abb. 1.5**).

Bioverfügbarkeit („bioavailability")　Die Bioverfügbarkeit bezeichnet den Anteil eines verabreichten Arzneimittels, der im allgemeinen Kreislauf erscheint. Die Bioverfügbarkeit wird in Prozent angegeben und ist nach intravenöser Gabe definitionsgemäß 100 %. Nach jeder anderen Applikationsart, z. B. nach oraler Gabe, ist die Bioverfügbarkeit gleich groß oder meist kleiner als nach intravenöser Gabe. Zur Ermittlung der Bioverfügbarkeit werden die Flächen unter den Blutspiegelkurven (AUCs) verglichen.

Bioäquivalenz　Zwei Arzneimittel gelten dann als bioäquivalent, wenn sie bei gleicher Dosis einen in Form und Höhe annähernd identischen Blutspiegelverlauf ergeben und dementsprechend gleiche AUCs aufweisen. Zur genauen Beurteilung werden noch C_{max} und t_{max} herangezogen.

Verteilungsvolumen　Das Verteilungsvolumen eines Arzneistoffes ist eine fiktive Größe. Sie gibt an, auf welches Volumen eine bestimmte Dosis eines Arzneistoffes sich verteilt hätte, wenn der Körper ein homogenes Medium wäre. Ist das Verteilungsvolumen größer als das Körpervolumen, weist dieser Umstand darauf hin, dass sich der Arzneistoff in bestimmten Strukturen des Körpers (Fett) anreichert. Viele Arzneistoffe haben ein Verteilungsvolumen größer als das Körpervolumen. Angegeben wird das Verteilungsvolumen in Liter pro kg Körpergewicht.

First-pass-effect　Der First-pass-effect ist ein Maß für die Menge an Arzneistoff, die nach Resorption aus dem Magen-Darm-Trakt bei der ersten Leberpassage metabolisiert wird. Dieser Vorgang wird auch als präsystemische Elimination bezeichnet. Bei Arzneimitteln mit großem First-pass-effect ist die Dosisfindung für einen bestimmten Patienten schwieriger als bei Arzneimitteln mit einem geringen First-pass-effect.

Plasmaproteinbindung　Arzneimittel sind in unterschiedlichem Ausmaß an Plasmaproteine gebunden. Neben der Transportfunktion stellt die Eiweißbindung auch eine Art Depotwirkung dar. Bei den Dosierungsangaben der einzelnen Arzneimittel ist die Plasmaeiweißbindung bereits berücksichtigt. Werden Arzneimittel mit hoher Plasmaeiweißbindung kombiniert, können sie sich gegenseitig vom Plasmaeiweiß verdrängen. Eine praktische Bedeutung kommt diesem Umstand jedoch nicht zu, da sich sehr rasch ein Gleichgewicht einstellt.

1.2.1　Resorption

Unter Resorption versteht man die Aufnahme eines Arzneistoffes vom Ort der Applikation in das Kreislaufsystem. Die wichtigsten Resorptionsorte sind die Haut, das Muskelgewebe (bei intramuskulärer Applikation), der Atmungstrakt (bei Inhalation), die Mundschleimhaut (bei sublingualer Applikation) und der Magen-Darm-Trakt (bei oraler Applikation).

Die Geschwindigkeit der Resorption ist nur bei einer akuten Arzneitherapie von Bedeutung. So wünscht man sich z. B. bei einem Kopfschmerzanfall eine rasche Resorption des Arzneimittels zur Schmerzbefreiung. Bei der chronischen Arzneitherapie ist die Geschwindigkeit der Resorption bedeutungslos. Für die Wirksamkeit einer chronischen Arzneitherapie sind nur die Dosis und das Dosisintervall ausschlaggebend.

1.2.2 Verteilung

Nach erfolgter Resorption wird ein Arzneimittel rasch mit dem Blut im gesamten Körper verteilt. Nach seinen physikochemischen Eigenschaften wird sich ein Stoff entweder in Lipidstrukturen oder in wässrigen Körperräumen verteilen. Bei hoher Lipidlöslichkeit eines Stoffes wird sich dieser im Gehirn anreichern. Stoffe mit niedriger Lipid-, aber hoher Wasserlöslichkeit können nicht ins Zentralnervensystem gelangen. Der Prozess der Verteilung ist bei der vorgeschriebenen Dosierung jedes Arzneimittels berücksichtigt.

1.2.3 Elimination

Unter Elimination versteht man alle Vorgänge, die zur Entfernung eines Arzneistoffs aus dem Organismus beitragen.

Die Elimination beinhaltet sowohl den Abbau (Metabolismus) als auch alle Arten von Ausscheidung. Unter Metabolismus eines Arzneistoffes versteht man seine biochemische Umwandlung im Organismus in meist unwirksame, wasserlösliche Verbindungen. In Einzelfällen kann durch den Metabolismus aus dem verabreichten Arzneistoff der Wirkstoff entstehen (Bioaktivierung). Die Ausscheidung eines Arzneistoffes erfolgt in der Regel über die Nieren in den Harn, weniger häufig über die Galle, den Darm, die Haut oder die Lungen.

Renale Elimination

Das wichtigste Ausscheidungsorgan für Arzneistoffe und deren Metaboliten ist die Niere. Arzneistoffe mit hoher Wasserlöslichkeit können unverändert ausgeschieden werden, andere müssen vorher durch Metabolisierung wasserlöslich gemacht werden.

Hepatische Elimination oder Metabolismus

Unter Metabolismus oder Biotransformation versteht man alle biochemischen Veränderungen, denen einen Stoff im Körper unterworfen ist. Der Metabolismus der Arzneistoffe erfolgt hauptsächlich in der Leber und in der Darmschleimhaut. Man unterscheidet zwei Haupttypen metabolischer Reaktionen:

Nicht-synthetische Reaktionen (Phase I)   Diese umfassen Oxidation, Reduktion, Hydrolyse, Desaminierung und Dealkylierung. Dabei werden Hydroxyl-, Amin-, Sulfhydryl- oder Carboxylgruppen eingeführt oder durch Abspaltung freigelegt.

Diese Prozesse werden mithilfe sogenannter Cytochrom-P-450 (CYP)-Enzyme durchgeführt. Das für den Arzneimittelmetabolismus wichtigste Sub-Enzym ist CYP 3A4 (Familie 3, Subfamilie A 4). Man kennt heute 18 Familien und 43 Subfamilien. Arzneimittel werden durch CYP-Enzyme abgebaut, können die Aktivität einzelner Enzyme hemmen oder aber auch stimulieren (= induzieren). ◘ Tab. 1.1 und ◘ Tab. 1.2 listen einige wichtige Subenzyme, ihre Substrate, Hemmer und Induktoren auf. Zwei Beispiele sollen die Bedeutung dieser Enzyme bei Arzneimittelwechselwirkungen veranschaulichen: Phenprocoumon, ein Hemmer der Blutgerinnung, wird durch CYP 2C19 abgebaut. Omeprazol, ein sonst nebenwirkungsfreier Protonenpumpenhemmer, blockiert dieses Enzym, der Blutspiegel von Phenprocoumon steigt und schwere Blutungen können die Folge sein. Midazolam, ein kurz wirkendes Benzodiazepin, das intraoperativ zur starken Sedierung verwendet wird, wird vom CYP 3A4 abgebaut. Carbamazepin, ein Antiepileptikum induziert die Aktivität von CYP 3A4, Midazolam wird sofort abgebaut und ist daher wirkungslos (▸ Abschn. 1.5).

Synthetische Reaktionen (Phase II)   Dabei werden Arzneistoffe oder Phase-I-Metabolite mittels

◩ Tab. 1.1 Metabolismus über Cytochrom P450 Enzyme (Teil 1)

Cyp 1A2	Cyp 2C19	Cyp 2C9	Cyp 2D6	Cyp 2E1	Cyp 3A4
Substrate					
Clozapin[1]	Amitriptylin[6]	Amitriptylin[6]	Amitriptylin[6]	Alkohol	Amlodipin[40]
Fluvoxamin[2]	Citalopram[7]	Carvedilol[15]	Clomipramin[8]	Isofluran[37]	Atorvastatin[41]
Olanzapin[3]	Clomipramin[8]	Celecoxib[16]	Codein	Isoniazid[38]	Buspiron[42]
Propranolol[4]	Cyclophospha-mid[9]	Diclofenac[17]	Dextromethor-phan[26]	Paracetamol[39]	Carbamazepin[43]
Theophyllin[5]	Diazepam[10]	Glipizid[18]	Donepezil[27]		Ciclosporin[44]
	Lansoprazol[11]	Irbesartan[19]	Haloperidol[28]		Diazepam[10]
	Omeprazol[12]	Ibuprofen[20]	Metoprolol[29]		Erythromycin[45]
	Phenprocou-mon[13]	Losartan[21]	Oxycodon[30]		Estradiol[46]
	Phenytoin[14]	Naproxen[22]	Paroxetin[31]		Felodipin[47]
		Phenytoin[23]	Propafenon[32]		Fentanyl[48]
		Piroxicam[24]	Risperidon[33]		Lovastatin[49]
		Sulfamethoxa-zol[25]	Timolol[34]		Midazolam[50]
			Tramadol[35]		Nifedipin[51]
			Venlafaxin[36]		Sildenafil[52]
					Simvastatin[53]
					Tacrolimus[54]
					Triazolam[55]
					Zolpidem[56]

[1] A, CH, D: Leponex
[2] A, CH: Floxyfral; D: Fevarin
[3] A, CH, D: Zyprexa
[4] A, CH: Inderal; D: Dociton
[5] A: Theospirex; CH: Unifyl; D: Unifyllin
[6] A, CH, D: Saroten
[7] A, CH: Seropram; D: Cipramil
[8] A, CH, D: Anafranil
[9] A, CH, D: Endoxan
[10] A: Gewacalm; CH: Valium; D: Diazepam
[11] A, CH, D: Agopton
[12] A: Losec; CH: Antramups; D: Antra
[13] A, CH: Marcoumar; D: Marcumar
[14] A: Epanutin; CH, D: Phenhydan
[15] A, CH, D: Dilatrend
[16] A, CH, D: Celebrex
[17] A, CH, D: Voltaren
[18] A: Minitab; CH: – D: –
[19] A, CH, D: Aprovel
[20] A, CH: Brufen; D: Ibuprofen
[21] A, CH: Cosaar; D: Lorzaar
[22] A, CH, D: Proxen
[23] A: Epanutin; CH, D: Phenhydan
[24] A, CH: Felden; D: Piroxicam
[25] A: Eusaprim; CH: Bactrim; D: Eusaprim
[26] A: Wick; CH: Vicks; D: Wick
[27] A, CH, D: Aricept
[28] A, CH, D: Haldol

[29] A, CH, D: Beloc
[30] A: OxyContin, OxyNorm; CH: Oxynorm; D: Oxygesic
[31] A, D: Seroxat; CH: Deroxat
[32] A: Rytmonorma; CH, D: Propafenon
[33] A, CH, D: Risperdal
[34] A: Timoptic; CH: Timoptic; D: Arutimol
[35] A, CH, D: Tramal
[36] A: Efectin; CH: Efexor; D: Trevilor
[37] A: Forane; CH, D: Forene
[38] A: INH; CH: Rimifon; D: Isozid
[39] A: Mexalen; CH: Panadol, Dafalgan; D: Benuron
[40] A, CH, D: Norvasc
[41] A, CH, D: Sortis
[42] A: Buspar; CH: –; D: Anxut
[43] A, CH: Tegretol; D: Tegretal
[44] A, CH, D: Sandimmun
[45] A, CH, D: Erythrocin
[46] A, CH, D: Ovestin
[47] A, CH: Plendil; D: Felodipin
[48] A, CH, D: Actiq
[49] A, D: Lovastatin; CH: –
[50] A, CH, D: Dormicum
[51] A, CH, D: Adalat
[52] A, CH, D: Viagra
[53] A: Zocord; CH, D: Zocor
[54] A, CH, D: Prograf
[55] A, CH, D: Halcion
[56] A: Ivadal; CH: Stilnox; D: Bikalm

Tab. 1.2 Metabolismus über Cytochrom P450 Enzyme (Teil 2)

Cyp 1A2	Cyp 2C19	Cyp 2C9	Cyp 2D6	Cyp 2E1	Cyp 3A4
Hemmer					
Amiodaron[62]	Felbamat[70]	Amiodaron[65]	Amiodaron[65]		Amiodaron[65]
Ciprofloxacin[63]	Fluoxetin[71]	Fluconazol[79]	Fluoxetin[75]		Cimetidin[73]
Citalopram[64]	Fluvoxamin[72]	Fluoxetin[80]	Haloperidol[84]		Clarithromycin[87]
Diltiazem[65]	Isoniazid[73]	Fluvastatin[81]	Paroxetin[81]		Ciclosporin
Erythromycin[66]	Ketoconazol[74]	Isoniazid[77]	Propafenon[85]		Diltiazem[88]
Fluvoxamin[67]	Lansoprazol[75]	Metronidazol[82]	Sertralin[86]		Telithromycin[89]
~~Mexiletin[68]~~	Omeprazol[76]	Paroxetin[83]	Ticlopidin[82]		Fluconazol[90]
Ofloxacin[68]	Paroxetin[77]	Sulfamethoxazol[84]			Grapefruitsaft
Ticlopidin[69]	Ticlopidin[78]	Ticlopidin[82]			Itraconazol[91]
		Trimethoprim			Ketoconazol[78]
					Miconazol[92]
					Omeprazol[12]
					Verapamil[93]
Induktion durch					
Carbamazepin[43]	Carbamazepin[43]	Phenobarbital[94]		Alkohol	Carbamazepin[45]
Phenobarbital[94]	Phenytoin[23]	Phenytoin[96]		Isoniazid[40]	Johanniskraut[97]
Rifampicin[95]		Rifampicin[95]		Tabak	Phenobarbital[94]
Tabak					Rifabutin[98]
					Rifampicin[95]

[62] A: Sedacoron; CH: Cordarone; D: Cordarex
[63] A, CH: Ciproxin; D: Ciprobay
[64] A, CH: Seropram; D: Cipramil
[65] A, CH, D: Dilzem
[66] A, CH, D: Erythrocin
[67] A, CH: Floxyfral; D. Fevarin
[68] A, CH, D: Tarivid
[69] A: Thrombodine; CH: –; D: Tiklyd
[70] A, CH, D: Taloxa
[71] A, CH: Fluctine; D: Fluoxetin
[72] A, CH: Floxyfral; D: Fevarin
[73] A: INH; CH: Isoniazid; D: Isozid
[74] A, CH, D: Nizoral
[75] A, CH, D: Agoptan
[76] A: Losec; CH, D: Antra
[77] A, D: Seroxat; CH: Deroxat
[78] A: Thrombodine
[79] A, CH, D: Diflucan
[80] A, CH: Fluctine; D: Fluctin
[81] A, CH: Lescol; D: Locol

[82] A: Anaerobex; CH: Perilox; D: Clont
[83] A, CH: Bactrim; D: Eusaprim
[84] A, CH, D: Haldol
[85] A: Rytmonorma; CH, D: Rytmonorm
[86] A, CH, D: Gladem
[87] A, CH, D: Klacid
[88] A, CH, D: Dilzem
[89] A: Ketek; CH: –; D: Ketek
[90] A, CH, D: Diflucan
[91] A, CH: Sporanox; D: Sempera
[92] A, CH: Daktarin; D: Daktar
[93] A, CH, D: Isoptin
[94] A: –; CH: Phenobarbital; D: Luminal
[95] A: Eremfat; CH: Rifampicin; D: Eremfat
[96] A: Epanutin; CH, D: Phenhydan
[97] A, CH, D: Jarsin
[98] A, CH: Mycobutin; D: Alfacid
[99] A, D: Eremfat; CH: Rifampicin

sogenannter Phase-II-Enzyme mit körpereigenen Stoffen wie Glucuronsäure, Schwefelsäure, Glycin- oder Essigsäure verbunden (konjugiert) und es entstehen wasserlösliche Verbindungen wie Ester, Amide oder Glucuronide. In den meisten Fällen werden Arzneistoffe durch diese Reaktionen unwirksam und ausscheidungsfähig gemacht; die hepatische Elimination kann daher als Entgiftung bezeichnet werden.

Die wichtigsten Phase-II-Enzyme sind
- Glucuronyltransferasen (UGT),
- N-Acetyltransferasen,
- Sulfotransferasen,
- Methyltransferasen.

Auch diese Enzyme können durch Arzneimittel induziert werden und so den Abbau anderer Wirkstoffe beschleunigen.

1.2.4 Clearance

Ein Maß für die Ausscheidung eines Arzneistoffes aus dem Organismus ist die totale Clearance. Sie bezeichnet jenes (fiktive) Volumen der Kreislaufflüssigkeit in Millilitern, welches in der Zeiteinheit (pro Minute) durch die Funktion aller Ausscheidungsorgane von einem Arzneistoff befreit wird. Sie umfasst also die renale und die hepatische Elimination sowie alle anderen Ausscheidungswege wie auch die Abnahme an aktivem Wirkstoff durch Biotransformation. Aus der totalen Clearance und der renalen Clearance, einem Maß für die über die Niere ausgeschiedene Arzneistoffmenge, lässt sich der Firstpass-effect eines Arzneimittels berechnen.

Werden Arzneimittel entsprechend der Empfehlung des Herstellers verabreicht, ist in Dosis und Dosisintervall die Clearance berücksichtigt und daher für den Therapeuten bedeutungslos. Werden Arzneimittel miteinander kombiniert, kann ein Arzneimittel die Clearance des anderen Arzneimittels beeinflussen und der Therapeut muss durch Dosiserhöhung oder Dosiserniedrigung des betroffenen Arzneimittels auf die veränderte Situation eingehen (◻ Tab. 1.1 und ◻ Tab. 1.2; ► Abschn. 1.5).

1.3 Pharmakogenetik

Die Dosis-Wirkungs-Beziehung von Arzneimitteln unterliegt bis jetzt einer Gauß'schen Verteilung. Für den Einzelnen ergibt sich daher eine deutliche Unschärfe für eine ausreichende Wirksamkeit bei möglichst geringen Nebenwirkungen. Das wird bis jetzt auch akzeptiert, weil es dazu keine Alternative gibt. So muss man hinnehmen, dass ein Arzneimittel in der normalen Dosierung bei einem bestimmten Teil der Patienten wirksam ist („responder"), bei einem signifikanten Teil der Patienten bestimmte Arzneimittel gar nicht wirken („non-responder") und bei einem weiteren Teil dasselbe Arzneimittel sehr starke Nebenwirkungen verursacht („adversed drug reaction responder"). Die Zuordnung zu diesen Gruppen erfolgt ausschließlich nach der beobachteten Wirkung bzw. Nebenwirkung.

Diese Situation ändert sich gerade aufgrund der Möglichkeit, die genetische Ausstattung des Einzelnen hinsichtlich Arzneimittelmetabolismus bzw. Arzneimitteltransport zu bestimmen. Man beginnt jetzt zu verstehen, welchen Einfluss diese individuelle genetische Ausstattung eines Patienten auf Wirksamkeit und Verträglichkeit bestimmter Arzneimittel hat. Diese neuen Verfahren werden als „molekulare Diagnostik" bezeichnet und schauen direkt in die Genome, also in die Erbinformation der Patienten. Dabei geht es nicht um Erkennen von potenziellen Erkrankungen, sondern ausschließlich um das Verhalten von Arzneimitteln, deren Abbau, deren Transport bzw. in einigen Fällen auch deren Aktivierung. Im Mittelpunkt der Betrachtung stehen dabei die vorhin besprochenen Cytochrom P 450 Isoenzyme, die Arzneimittel in mehreren Schritten metabolisieren, um sie wasserlöslich und in der Folge leichter nierengängig zu machen sowie die sogenannten ABC-Transportproteine (ATP-binding cassette), die für den Transport von Arzneimittel durch Grenzflächen wie das Darmepithel, die Leberzellmembran, die Blut-Hirn-Schranke, das Nierengewebe und die Plazenta verantwortlich sind. Beide, die Cytochrom P 450 Isoenzyme und die ABC-Transportproteine können durch Arzneimittel aktiviert oder gehemmt werden oder sind nur deren Substrat. Voraussetzung für die Interaktion zwischen Enzym und Arzneimittel bzw. Transportprotein und Arzneimittel ist die genetische Ausstattung zur Exprimierung dieser Eiweißstrukturen. Diese genetische Ausstattung kann heute aus einem einfachen Speichelabstrich bestimmt werden und so für das Individuum die Fähigkeit erkannt werden, mit diesen Strukturen zu interagieren.

Der Metabolismus von Arzneimitteln erfolgt hauptsächlich in der Leber durch eben die genannten Cytochrom P 450 Isoenzyme. Ist eine chemische Modifikation für einen bestimmten Wirkstoff aber nicht möglich, da das notwendige Enzym aufgrund einer Mutation in dem korrespondierenden Gen nicht vorhanden ist, wird der Patient bei normaler Dosierung des Medikaments entweder massive Nebenwirkungen verspüren, da der Wirkstoff zu langsam ausgeschieden wird und so kumuliert, oder aber im Falle einer verstärkten Exprimierung durch das Gen wird der Wirkstoff so schnell ausgeschieden, dass keine therapeutische Wirkung erwartet werden kann. Entsprechend der unterschiedlichen Ausstattung mit bestimmten Genen teilt man heute die Menschen in vier Gruppen ein:
1. Schlechte Metabolisierer („poor metabolizer")
2. Intermediäre Metabolisierer („intermediate metabolizer")
3. Normale Metabolisierer („extensive metabolizer")
4. Superschnelle Metabolisierer („ultra rapid metabolizer")

Schlechte Metabolisierer können daher mit einem Bruchteil der Normaldosis eine Wirkung erfahren. Intermediäre und normale Metabolisierer werden etwa mit der Normaldosis eines Arzneimittels auskommen und superschnelle Metabolisierer, die eine deutlich zu hohe Enzymausstattung haben, können das Arzneimittel sehr rasch abbauen und daher eine entsprechende höhere Dosis benötigen. Hängt die Wirksamkeit des Arzneimittels jedoch von einer Aktivierung durch ein Enzym ab, erfolgt diese beim schlechten Metabolisierer gar nicht und beim superschnellen Metabolisierer besonders schnell. Ein bekanntes Beispiel ist hier Codein, das über Cytochrom P 450 2D6 demethyliert und so zum Wirkstoff Morphin abgebaut wird. Der hustendämpfende oder schmerzstillende Effekt ist von diesem Abbau abhängig. Ist das Enzym nicht vorhanden ist Codein wirkungslos, da es nicht demethyliert werden kann. Hingegen wird beim superschnellen Metabolisierer die Entstehung von Morphin so rasch erfolgen, dass die

Anflutung ins Atemzentrum lebensgefährlich verlaufen kann: eine vor allem für Kinder fatale Entwicklung.

Ein entsprechender Test (Stratipharm[14]) ist in österreichischen und deutschen Apotheken erhältlich. In Zusammenarbeit mit dem behandelnden Arzt kann dem Patienten nach Auswertung des Testergebnisses die optimale Therapie verordnet werden.

1.4 Nebenwirkungen (unerwünschte Arzneimittelwirkungen)

Unter Nebenwirkungen versteht man unerwünschte Arzneimittelwirkungen (UAW). Die meisten Arzneimittel verursachen neben der gewünschten Wirkung auch Nebenwirkungen und eine Abschätzung des Verhältnisses zwischen Nutzen und Nebenwirkungsrisiko ist vor jeder Arzneitherapie unbedingt erforderlich. Wie die gewünschte Hauptwirkung eines Arzneimittels unterliegen auch die Nebenwirkungen einer biologischen Streuung und sind für den Einzelnen selten vorhersehbar. Für die Risikoabschätzung ist daher die Häufigkeit einer bestimmten Nebenwirkung von großer Bedeutung. Bei neueren Arzneimitteln wird diese Häufigkeit in der Fachinformation angegeben. Besondere Vorsicht ist bei Schwangeren und in der Stillzeit geboten, wobei hier Arzneimittel nicht generell abzulehnen sind. Mitunter ist eine vernünftige Therapie einer Schwangeren oder einer Stillenden besser für das Kind als die unbehandelte Krankheit.

Nebenwirkungen kann man einteilen in
— unerwünschte Wirkungen bei therapeutischer Dosierung und
— unerwünschte Wirkungen bei Überdosierung.

1.4.1 Unerwünschte Wirkungen bei therapeutischer Dosierung

Spezifische Nebenwirkungen sind über den Wirkungsmechanismus des Arzneimittels erklärbar, dosisabhängig und treten ab einer gewissen Dosis

---

14   A, D: Stratipharm; CH: –

bei jedem behandelten Menschen auf. β-Blocker z. B., die zur Blutdrucksenkung eingenommen werden, blockieren auch β-Rezeptoren in den Bronchien und führen zur Erhöhung des Atemwegwiderstandes; sie blockieren auch β-Rezeptoren im Stoffwechsel und vermindern so die Glykogenolyse. Diese unerwünschten Wirkungen sind also besonders bei Asthmapatienten bzw. bei Diabetikern zu beachten.

Zu den spezifischen Nebenwirkungen von Arzneimitteln gehören auch irreversible Schädigungen von Organen wie z. B. eine Nierenschädigung durch Langzeiteinnahme von nichtsteroidalen Antirheumatika oder irreversible Dyskinesien durch Langzeiteinnahme von Neuroleptika.

Spezifisch sind auch sekundäre Nebenwirkungen wie Durchfälle aufgrund der Zerstörung der Darmflora bei einer Antibiotikatherapie.

Allergische Reaktionen

Dazu gehören in erster Linie Antikörper-vermittelte Überempfindlichkeitsreaktionen aufgrund einer bei einem früheren Kontakt mit dem Arzneimittel erfolgten Antikörperbildung (IgE-Antikörper), Überempfindlichkeitsreaktionen und pseudoallergische Reaktionen.

Schwangerschaft und Stillzeit

In der Schwangerschaft und während der Stillzeit müssen Arzneimittelnebenwirkungen ganz besonders beachtet werden. Hier sollte man sich nicht auf das Gedächtnis verlassen, sondern einschlägige Bücher zu Rate ziehen, um die optimale Therapie herauszufinden. In Einzelfällen ist keine Therapie sicherlich schlechter als eine gezielte Therapie mit einem relativ nebenwirkungsarmen Arzneimittel.

Abhängigkeit

Eine Reihe von Arzneimitteln mit zentralnervösen Wirkungen kann zu Abhängigkeit führen, d. h. der Patient besteht nach einer gewissen Zeit auf einer Fortführung der Therapie. Hier ist nicht die physische Abhängigkeit gemeint, die sich bei Arzneimitteln wie Opiaten, Antidepressiva oder Glukokortikoiden nach einiger Zeit einstellt und die durch Ausschleichen der Dosis umgangen werden kann. Gemeint ist ein Zustand der physischen und psychischen

Abhängigkeit, d. h. der Patient ist trotz fehlender objektiver Notwendigkeit nicht bereit, die Zufuhr des Arzneimittels zu unterbrechen. Eine derartige Abhängigkeit wird besonders häufig bei Benzodiazepinen, aber auch bei banalen Schmerzmitteln und bei Abführmitteln beobachtet, wobei letztere die einzige Arzneimittelgruppe ist, die keine zentralen Wirkungen aufweist und dennoch zu Abhängigkeit führt.

1.4.2 Unerwünschte Wirkungen bei Überdosierung

Arzneimittel mit steilen Dosis-Wirkungs-Kurven können leicht überdosiert werden und führen dann zu schweren Nebenwirkungen. Zu Überdosierungen kann es auch kommen, wenn während der Einnahme von Arzneimitteln, die über die Niere ausgeschieden werden, durch Zunahme der Niereninsuffizienz diese Ausscheidung behindert ist. Eine weitere Ursache für Überdosierungen kann sein, dass andere Arzneimittel den Abbau des ersten Arzneimittels hemmen und damit seine Bioverfügbarkeit erhöhen (▶ Abschn. 1.5). Beispiele für häufige Nebenwirkungen aufgrund von Überdosierungen sind Erbrechen bei Herzglykosid-Überdosis, Hypoglykämie bei Insulinüberdosierung, Bradykardie bei Überdosierung eines Lokalanästhetikums und verstärkte Blutungsneigung bei einer Überdosis von Antikoagulantien.

Auf Nebenwirkungen in Folge von Überdosierungen wird bei den einzelnen Arzneimittelgruppen eingegangen werden.

1.4.3 Formen der Nebenwirkungen

- Nebenwirkungen können mit der therapeutisch erwünschten Wirkung verknüpft sein, z. B. Blutungen unter Antikoagulantien.
- Nebenwirkungen können unabhängig von der erwünschten Wirkung auftreten, z. B. Leberschaden mit Paracetamol[15].
- Nebenwirkungen können bei normaler Dosierung auftreten, z. B. Agranulozytose mit Metamizol[16].

15　A: Mexalen; CH: Panadol; D: Benuron

16　A, CH, D: Novalgin

- Nebenwirkungen können unabhängig von der Hauptwirkung sein, z. B. atropinartige Nebenwirkungen mit Antidepressiva, Nierenschäden mit NSAR, Thrombophlebitis mit Piritramid[17]. Auch immunologische Reaktionen sind unabhängig von der Hauptwirkung.

1.5 Arzneimittelwechselwirkungen

Es gibt sehr viele und verschiedene Arzneimittelwechselwirkungen. Wichtigste Regel: Im Zweifelsfall nachschlagen.

Wechselwirkungen können nicht nur zwischen mehreren Arzneimitteln, sondern auch zwischen Arzneimitteln und Nahrungsbestandteilen (z. B. Grapefruitsaft, Alkohol) oder mit freiverkäuflichen pflanzlichen Mitteln (Johanniskraut) auftreten. Die Verabreichung des Arzneimittels A kann die Wirkung des Arzneimittels B auf zwei Arten beeinflussen:

- Arzneimittel A beeinflusst den pharmakologischen Effekt von Arzneimittel B ohne dessen Konzentration im Gewebe zu verändern (pharmakodynamische Interaktion).
- Arzneimittel A verändert die Konzentration von Arzneimittel B am Wirkungsort (pharmakokinetische Interaktion).

Eine dritte Möglichkeit ist die sogenannte pharmazeutische Interaktion oder Inkompatibilität, eine chemische Reaktion vor Applikation, beispielsweise in einer Infusion.

Die möglichen Wechselwirkungen sind heute unüberschaubar, doch sind die Abbauwege bzw. die involvierten Enzyme für viele Arzneimittel bekannt und können deshalb berücksichtigt werden. Besondere Vorsicht ist geboten bei Arzneimitteln mit steilen Dosis-Wirkungs-Kurven, bei denen eine geringfügige Konzentrationsänderung bereits zu drastischen Wirkungsänderungen führen kann und bei Arzneimitteln mit geringer therapeutischer Breite, bei denen eine geringfügige Konzentrationserhöhung bereits dramatische Nebenwirkungen nach sich ziehen kann.

Viele Patienten, vor allem die älteren, leiden an vielen Krankheiten gleichzeitig und werden daher ständig mit einem oder mehreren Arzneimitteln gegen diese chronischen Erkrankungen gleichzeitig behandelt. Dazu kommt, dass akute Krankheitszustände (z. B. Infektionen oder Myokardinfarkte) mit weiteren zusätzlichen Arzneimitteln behandelt werden müssen. Wenngleich es manchmal zwingend ist, mehrere Arzneimittel gleichzeitig zu verabreichen, muss die daraus folgende Problematik im Auge behalten werden. Mehrere Arzneimittel bedingen:

- Zunahme der Nebenwirkungen,
- Zunahme der Wechselwirkungen,
- Zunahme funktioneller Störungen,
- Abnahme der Patienten-Compliance.

1.5.1 Pharmakodynamische Interaktionen

Pharmakodynamische Wechselwirkungen sind dann zu erwarten, wenn zwei oder mehrere Arzneistoffe an einem Rezeptor oder Erfolgsorgan synergistisch oder antagonistisch wirken. Solche Situationen lassen sich am Besten an Beispielen plausibel erklären:

- Betablocker antagonisieren den bronchienerweiternden Effekt von β-Sympathomimetika. Betablocker verstärken die blutdrucksenkende Wirkung von Nitraten durch Hemmung einer Reflextachykardie.
- Betablocker plus Kalziumantagonisten führen zu Bradykardie bzw. zu einem AV-Block
- Herzglykoside werden durch Saluretika in ihrer Wirkung verstärkt (Hypokaliämie).
- Cumarin (Phenprocoumon), ein Blutgerinnungshemmer, kann mit Acetylsalicylsäure (ein Plättchenaggregrationhemmer) zu schweren Blutungen führen.
- NSAR plus ACE-Inhibitoren führen über Hyperkaliämie zu einer Einschränkung der Nierenfunktion.
- Patienten, die mit ACE-Hemmern und Diuretika wegen Hochdruck und Herzinsuffizienz gut eingestellt sind, können nach NSAR aufgrund der Einschränkung der Nierentätigkeit durch diese Arzneimittel kardial dekompensieren.

---

17   A: Dipidolor; CH: –; D: Dipidolor

- Opiate plus Benzodiazepine können in Kombination zu schwerer Atemdepression führen.
- SSRI hemmen die Thrombozytenaggregation und steigern in Gegenwart von NSAR oder anderen Thrombozytenaggregationshemmern die Blutungsneigung.

1.5.2 Pharmakokinetische Interaktionen

Alle vier Prozesse, die die pharmakokinetischen Eigenschaften eines Arzneimittels betreffen, können durch andere Arzneimittel beeinflusst werden:
- Resorption,
- Verteilung,
- Metabolismus,
- Ausscheidung.

Wechselwirkungen bei der Resorption

Die Resorption von Arzneistoffen wird verhindert durch Substanzen, die die Magenentleerung hemmen wie Atropin oder Opiate und wird gesteigert durch solche, die die Magenentleerung fördern, z. B. Metoclopramid.

Eine Erhöhung des pH-Wertes im Magen durch H_2-Rezeptor-Antagonisten (Ranitidin[18]) oder Protonenpumpenhemmer (Omeprazol[19], Pantoprazol[20]) kann zu einer Veränderung der Resorption anderer Arzneimittel führen.

Die Salze zwei- oder dreiwertiger Metalle können mit anderen Arzneimitteln schlecht resorbierbare Komplexe bilden. Eine positive Wechselwirkung wäre die Verhinderung der Resorption eines Lokalanästhetikums aus dem relevanten Gewebsgebiet durch Gefäßverengung mittels Adrenalinzusatz.

Wechselwirkungen bei der Verteilung

Wechselwirkungen bei der Verteilung treten hauptsächlich auf der Ebene der Plasmaproteinbindung auf. Arzneimittel können sich gegenseitig aus dieser

---

18   A: Zantac; CH, D: Zantic
19   A: Losec; CH: Omed; D: Omep
20   A: Pantoloc; CH: Zurcal; D: Pantozol

Bindung verdrängen und so den Blutspiegel an freien Arzneistoffen des verdrängten Arzneimittels erhöhen. Diese Wechselwirkungen sind praktisch nicht besonders relevant, da sich letztlich bald wieder ein Gleichgewicht einstellt.

Wechselwirkungen beim Arzneimittelmetabolismus

Die Bedeutung derartiger Wechselwirkungen haben in der letzten Zeit durch genaue Kenntnisse der am Arzneimittelabbau beteiligten Leberenzyme, besonders der großen Familie der Cytochrom P450 Isoenzyme, extrem zugenommen. Zwei Prozesse spielen in diesem Zusammenhang eine bedeutende Rolle: Arzneimittel können die Induktion von Leberenzymen bewirken und in der Folge den Abbau der von diesen Leberenzymen vornehmlich abgebauten Arzneimittel verstärken. Die Folge ist eine Abnahme der Konzentration am Wirkungsort (◘ Abb. 1.6). Die zweite Möglichkeit ist eine Hemmung der abbauenden Enzyme, was in der Regel zu einer Erhöhung der Konzentration des Arzneistoffs am Wirkungsort nach sich zieht.

Beispiele für Arzneimittel, die die Aktivität von Leberenzymen induzieren, sind
- Barbiturate,
- Phenytoin,
- Rifampicin,
- Carbamazepin,
- Griseofulvin,
- Johanniskraut,
- Omeprazol
- (sowie Alkohol und Rauchen).

In der Folge kommt es zu einer Wirkungsabschwächung von oralen Antikonzeptiva, Glucocorticoiden, Cyclosporinen, Theophyllin, Digoxin, Diclofenac, Losartan, Midazolam und vieler anderer Arzneimittel.

Die Folgen können unter Umständen dramatisch sein, wenn wichtige Arzneimittel wie Antiepileptika (Phenytoin), intraoperative Sedierungsmittel (Midazolam) oder Narkotika (wie Enfluran) nicht wirksam sind. Auch der beschleunigte Abbau von Paracetamol

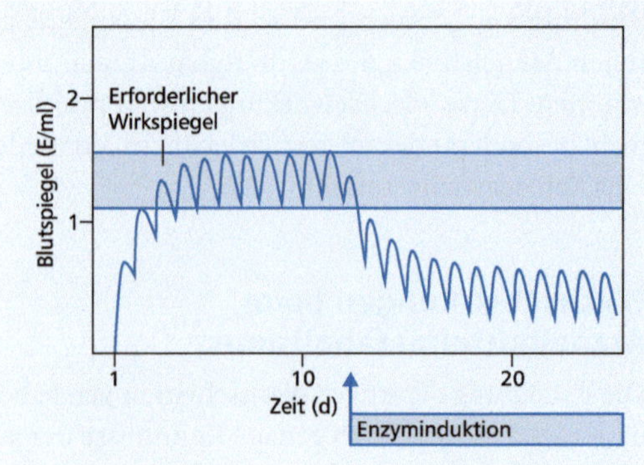

Abb. 1.6   Einfluss eines zweiten Arzneimittels

zum hepatotoxischen Metaboliten N-Acetyl-p-ben-
zochinonimin durch Alkohol kann eine schwere Vergiftung zur Folge haben.

Beispiele für Arzneimittel, die metaboli-
sierende Enzyme hemmen, sind:

- Allopurinol,
- Cimetidin,
- Ciprofloxacin,
- Erythromycin,
- Glucocorticoide,
- Omeprazol und v. a.

Die Folge sind erhöhte Blutspiegel von Substanzen
wie Theophyllin, trizyklische Antidepressiva, Antiepileptika, selektive Serotonin-Rückaufnahme-Inhibitoren (SSRI) und viele andere mehr.

Wechselwirkungen bei der renalen Elimination

Bei einer Veränderung der Nierenleistung im Alter
respektive durch Arzneimittel wird die Ausscheidung zahlreicher Arzneimittel beeinflusst. So muss
z. B. bei zunehmender Niereninsuffizienz das über
die Niere ausgeschiedene Digoxin durch Digitoxin ersetzt werden, um Vergiftungen zu vermeiden. Furosemid und Thiaziddiuretika erhöhen
die Reabsorption von Lithium, sodass mit einem
Anstieg des Lithium-Plasmaspiegels zu rechnen ist.

Nichtsteroidale Antiphlogistika wie Diclofenac oder
Indomethacin führen ebenfalls zu einer Abnahme
der renalen Clearance von Lithium und zu einem
Anstieg der Plasmakonzentration. NSAR vermindern auch die renale Clearance von Methotrexat und
hemmen die entwässernde Wirkung von Diuretika,
um nur einige Beispiele zu nennen.

Wechselwirkungen beim Arzneimitteltransport

In den Zellmembranen wurden Proteine identifiziert, die Arzneistoffe nicht metabolisieren, aber
transportieren. Diese Proteine, sogenannte ABC-
Transporter (ABC: ATP-Binding-Cassette), der
bekannteste Vertreter davon ist das P-Glykoprotein,
lassen sich ähnlich wie das Cytochrom-P450-Sys-
tem hemmen oder induzieren. Wird z. B. in der Blut-
Hirn-Schranke das P-Glykoprotein durch Chinidin
gehemmt, wird Loperamid, ohne dass sein Blutspiegel steigt, vermehrt ins ZNS eingeschleust und es
kann zu schwerer Atemdepression kommen. Wird
durch Rifampicin das P-Glykoprotein in der Darmschleimhaut induziert, wird Digoxin vermehrt über
den Darm ausgeschieden und seine Bioverfügbarkeit
dadurch reduziert. Diese zwei Beispiele sollen dar-
legen, dass Arzneimittelinteraktionen auch auf dem
Gebiet des Membrantransports stattfinden können
und diese Möglichkeit zunehmend Beachtung erfordert. Es wurden über 200 verschiedene ABC-Trans-
porter identifiziert und die unterschiedliche Ausstattung des Einzelnen kann die Ursache schwerer
Nebenwirkungen sein (z. B. bei den Statinen).

1.5.3 Praktische Schlussfolgerungen

Ältere Patienten können aufgrund ihrer Multimor-
bidität den Arzt zu einer Polypragmasie (Gabe vieler
Arzneimittel für einen Patienten) mit kaum vorher-
sagbaren Interaktionen veranlassen. Wege aus dem
Dilemma sind:

- Ein genaues schriftliches Therapieschema auch
  bei mehreren behandelnden Ärzten,
- laufende Überprüfung, ob die eine oder andere
  Therapie nicht unterbrochen oder abgesetzt
  werden könnte,

- Erfragen und Auflistung zusätzlicher Selbstmedikationen,
- Arzneimittel die zur Kupierung von Nebenwirkungen verwendet werden, auf ein Minimum reduzieren,
- Funktionskontrollen wie Ganganalyse und Mobilitätsscreening und Beachtung kognitiver Störungen.

Oft kann es durchaus besser sein, zugunsten einer verbesserten Lebensqualität auf die eine oder andere evidenzbasierte Medizintherapie zu verzichten.

1.6 Pharmakologische Wirkungen für den Einzelnen

Arzneimittel werden verabreicht, um Krankheiten zu lindern, zu heilen oder zu verhüten. Der Wunsch nach Wirkung eines Arzneimittels veranlasst den Arzt zur Verordnung und den Patienten zur vorschriftsmäßigen Einnahme. An dieser Stelle taucht bereits die erste Hürde auf. Laut WHO sinkt die Compliance der Arzneimitteleinnahme ab drei Arzneimitteln pro Patient rapide ab. Nicht eingenommene Arzneimittel verursachen zwar Kosten, haben aber keine Wirkung und natürlich keine Nebenwirkungen. Wird ein Arzneimittel verordnet und eingenommen, erwartet der Patient also eine Wirkung. Kein Arzt wird ihn aufklären über die statistische Wahrscheinlichkeit, mit der eine Wirkung zu erwarten ist.

Wir kennen den Begriff **„number needed to treat"** (NNT). Die Zahl sagt aus, wie viele Patienten mit einem Arzneimittel (z. B. ein Jahr lang) behandelt werden müssen, um bei einem eine Wirkung zu erzeugen. Die Ergebnisse in diesem Zusammenhang sind ernüchternd: So muss man beispielsweise 33 Patienten 5 Jahre lang täglich mit einem modernen Statin behandeln, um einen tödlichen oder nichttödlichen Herzinfarkt zu verhindern.

Es gibt noch eine zweite Zahl, die hier betrachtet werden muss, das ist die **„number needed to harm"** (NNH). NNH sagt aus, wie viele Patienten behandelt werden müssen, um bei einem eine schwere Nebenwirkung zu erzeugen. Auch diese Zahlen wird der Patient nicht von seinem Arzt erfahren. Einfaches

Beispiel Aspirin: Die NNT, um bei sonst gesunden Menschen ein thromboembolisches Ereignis zu verhindern, liegt bei etwa 2000. Die NNH einer schweren gastrointestinalen Blutung liegt bei 100. Das Ergebnis muss so interpretiert werden, dass nur bei Risikopatienten die prophylaktische Einnahme von Aspirin gerechtfertigt ist. Die Praxis zeigt das Gegenteil.

Ein weiteres Phänomen macht die pharmakologische Wirksamkeit noch undurchsichtiger: Der Placeboeffekt.

1.7 Placeboeffekt

In einer jüngsten Studie wurde gezeigt, dass die Placebo-Heilungsrate in einem Kollektiv von Migränepatienten 30 % beträgt. Bei 43 % hatte Aspirin eine Wirkung, bei 43 % ein neues Triptan. Zieht man die Placebowirkung von der Aspirin- bzw. Triptanwirkung ab, bleibt für jede der beiden Substanzen eine pharmakologische Wirkungswahrscheinlichkeit von 13 %. Die Placebowirkung stellt demnach einen gewichtigen Anteil vieler Arzneimittelwirkungen dar.

Nach neuesten Untersuchungen bewirkt ein Placebo bis jetzt noch unbekannte, aber nachweisbare biologische Veränderungen. Die oben angeführte Rechnung muss dann nicht angestellt werden, wenn der Arzt es versteht, den Patienten gut zu betreuen und ihm glaubhaft zu machen, dass mit dem Arzneimittel seine Beschwerden gelindert werden können. Macht er das aus irgendwelchen Gründen nicht, verzichtet er zumindest teilweise auf den Placeboanteil des Arzneimittels. Die Wahrscheinlichkeit einer Wirkung sinkt. Eine pharmakologische Wirkung für den Einzelnen ist also nicht vorhersehbar. Die Chance einer pharmakologischen Wirkung beim Einzelnen lässt sich aber durch intensive medizinische Betreuung, Zuwendung und Motivation über Ausnutzung des Placeboanteils verbessern.

1.8 Arzneiformen

Die Aufgabe der **pharmazeutischen Technologie (Galenik)** ist es, wirksame Substanzen so zu Arzneiformen zu verarbeiten, dass sie dem Organismus zugeführt werden können und in geeigneten Konzentrationen den Wirkort erreichen.

Die meisten Arzneiformen sind für verschiedene Applikationsarten geeignet. ◘ Tab. 1.3 zeigt die wichtigsten Arzneiformen und ihre Hauptanwendungen.

1.8.1 Flüssige Arzneiformen

Lösungen (Solutiones)

Lösungen sind Zubereitungen, die einen oder mehrere Arzneistoffe in Wasser, Ethylalkohol, fettem Öl oder einem anderen geeigneten Lösungsmittel gelöst enthalten. Verwendet werden Lösungen

- zur äußerlichen Anwendung auf Haut oder Schleimhaut,
- zur innerlichen Anwendung (peroral, parenteral),
- zur Weiterverarbeitung zu anderen Arzneizubereitungen.

Die Bereitung von Lösungen erfolgt meist auf der Waage, d. h. die Einzelbestandteile werden nach ihrem Gewicht zugefügt. Verordnet werden Lösungen zur peroralen Applikation tropfenweise bzw. löffelweise oder mittels Dosiergefäß.

Zur besseren Haltbarkeit von Lösungen sind Zusätze von Antioxidantien, Konservierungsmitteln und die Aufbewahrung in dunklen Flaschen üblich.

◘ **Tab. 1.3** Arzneiformen und ihre Anwendung

I. Flüssige Arzneiformen	
Lösungen	Peroral, äußerlich
Emulsionen	Peroral, äußerlich
Suspensionen	Peroral, äußerlich
Sirupe	Peroral, äußerlich
Wässrige Pflanzenextrakte	Peroral, äußerlich
Tinkturen	Peroral, äußerlich
II. Feste Arzneiformen	
Pulver	Peroral
Puder	Äußerlich
Granulate	Peroral
Tabletten	Peroral, akute Therapie
Dragees	Peroral, chronische Therapie
Filmtabletten	Peroral, akute oder chronische Therapie
Kapseln	Peroral, akute oder chronische Therapie
III. Halbfeste Arzneiformen	
Salben	Äußerlich, lokale Wirkung
Pasten	Äußerlich, lokale Wirkung
Suppositorien	Rektal, lokale oder systemische Wirkung
Globuli	Vaginal, lokale Wirkung
IV. Spezielle Arzneiformen	
Augenarzneien (Ophthalmika)	Lokale Wirkung
Parenteralia (Ampullen)	i.v., s.c. u. a.
Aerosole, Sprays	Inhalation, lokale Wirkung
Retard-Formen	Peroral, chronische Therapie
Therapeutische Systeme (Pflaster)	Durch die Haut, chronische Therapie

Emulsionen (Emulsiones)

Emulsionen sind disperse oder Mehrphasen-Systeme, die aus zwei nicht oder nur begrenzt mischbaren Flüssigkeiten bestehen. Grundsätzlich unterscheidet man die zwei Typen

- Öl-in-Wasser (äußere Phase ist Wasser, Beispiel Milch) und
- Wasser-in-Öl (äußere Phase ist Öl bzw. Fett, Beispiel Butter).

Da zwischen Wasser und Fett eine hohe Grenzflächenspannung besteht, werden Emulgatoren zugesetzt, die die Grenzflächenspannung vermindern, die Herstellung erleichtern und die Entmischung verlangsamen.

Emulsionen können peroral oder äußerlich Anwendung finden. Ölige Flüssigkeiten lassen sich leichter in Form einer Öl-in-Wasser Emulsion verabreichen, lokal reizende wässrige Flüssigkeiten werden besser in Form einer Wasser-in-Öl Emulsion verabfolgt. Zur äußerlichen Anwendung sind beide Emulsionstypen gebräuchlich.

Suspensionen (Suspensiones)

Suspensionen sind mehrphasige Systeme, deren innere Phase aus Feststoffpartikeln, und deren äußere Phase aus einer Flüssigkeit besteht. Der Feststoffanteil liegt zwischen 0,5 % und 40 %. Die Stabilität von Suspensionen wird verbessert durch Zugabe von Emulgatoren bzw. von Stoffen, die die Viskosität erhöhen und dadurch die Entmischung verlangsamen. Die innerliche Anwendung von Suspensionen dient der Applikation großer Mengen unlöslicher Feststoffe (z. B. Tierkohle). Äußerlich anzuwendende Suspensionen werden auch als Schüttelmixturen (Mixtura agitanda) bezeichnet.

Sirupe (Sirupi)

Sirupe sind wässrige, dickflüssige Arzneizubereitungen, die Rohrzucker (Saccharose) in hoher Konzentration (50–64 %) enthalten, und zur peroralen Verwendung bestimmt sind. Als Konservierungsmittel sind Benzoesäureester vorgeschrieben. Sirupe können reine Arzneistoffe oder Drogenauszüge enthalten. Als Fruchtsirupe bezeichnet man solche, die aus Presssäften hergestellt worden sind.

Diese dienen meist der Geschmacksverbesserung. Sirupe finden besonders in der Kinderheilkunde Anwendung.

Teegemische – Drogenauszüge (Species)

Teegemische (Species) sind Gemenge von zerkleinerten oder unzerkleinerten Pflanzenteilen. Je nach der Beschaffenheit der Droge und der Art der Inhaltsstoffe werden Auszüge auf verschiedene Art gewonnen:

- **Wässrige Drogenauszüge**
  - **Mazerate:** Die Droge wird mit Wasser bei Raumtemperatur extrahiert.
  - **Infuse:** Die Droge wird mit heißem Wasser übergossen und nach kurzem Stehen abgeseiht.
  - **Dekokte:** Die Droge wird mit kaltem Wasser übergossen, zum Kochen erhitzt und nach bestimmter Zeit abgetrennt.
- **Alkoholische Drogenauszüge**
  - **Tinkturen:** Die Droge wird mit Ethanol verschiedener Konzentrationen extrahiert (z. B. Baldriantinktur).

Zahlreiche Teegemische (Gallentee, Nerventee, Hustentee) sind als Fertigarzneimittel auf dem Markt, die angegebenen Indikationen sind jedoch häufig fragwürdig. Andererseits können Tees sehr wirksame Substanzen mit allen ihren Nachteilen enthalten (z. B. anthrachinonhältige Abführtees).

1.8.2 Feste Arzneiformen

Pulver (Pulveres)

Pulver sind Arzneistoffe oder Arzneizubereitungen zum inneren (peroralen) oder äußeren Gebrauch, die ungemischt (einfache Pulver) oder gemischt (gemischte Pulver) vorliegen. Wird mit dem Wirkstoff allein das entsprechende Gewicht nicht erreicht, werden Füllstoffe (Milchzucker, Stärke) zugesetzt.

Puder (Pulveres adspergendi)

Puder sind nicht abgeteilte Pulver zum äußerlichen Gebrauch. Sie sind Arzneizubereitungen aus einem oder mehreren Arzneistoffen und entsprechenden

Hilfsstoffen zur Anwendung auf der Haut, der Schleimhaut oder auf verletztem Gewebe. Puder sollen entweder kühlen, trocknen, adsorbieren, gleitfähig machen oder bestimmte Arzneistoffe lokal zur Wirkung bringen (z. B. Antibiotika).

Granulate (Pulveres granulate)

Granulate sind grobkörnige Aggregate von Pulvern und dienen zur peroralen Verabreichung von großen Pulvermengen (z. B. Kohlegranulat). Wie Pulver haben Granulate als eigene Arzneiform nur eine geringe Bedeutung. Im Vordergrund steht ihre Verwendung als Zwischenprodukt bei der Herstellung von Tabletten oder zur Füllung von Kapseln.

Tabletten (Compressi)

Tabletten sind feste, einzeln dosierte Arzneiformen, die aus gepulverten oder granulierten Arzneistoffen unter Zusatz von Hilfsstoffen durch Pressen hergestellt werden. Tabletten können sehr verschieden geformt sein und einfache oder kreuzförmige Bruchrillen aufweisen. Je nach Verwendung werden bei der Herstellung verschiedene Hilfsstoffe zugesetzt. Der rasche Zerfall im Magen-Darm-Trakt wird durch Zusatz von „Sprengmitteln" gewährleistet. Solche Tabletten dienen der akuten Therapie. Bei Lutschtabletten oder Kautabletten werden Zerfallsverzögerer eingesetzt. Bei Brausetabletten werden CO_2-Entwickler wie Natriumhydrogenkarbonat mit organischen Säuren zugesetzt. Aus solchen Lösungen wird der Wirkstoff besonders rasch aufgenommen.

Dragees (Compressi obducti)

Dragees sind mit mehreren (bis zu 30) Schichten überzogene Tabletten, die unzerteilt einzunehmen sind. Zur Herstellung werden die Drageekerne (kleine Tabletten) in den rotierenden Dragierkessel eingebracht und in aufeinanderfolgenden Arbeitsgängen Zuckerschichten, Glättemittel, Farben und Poliermittel flüssig auf die Kerne aufgebracht.

Vorteile der Dragees gegenüber der Tablette:
- Ästhetisches Aussehen (Farbe)
- Leichte Einnahme (glatte Oberfläche)
- Hohe mechanische Festigkeit
- Genaue Dosierung
- Möglichkeit der gesteuerten Wirkstofffreigabe
- Mögliche Verwendung magensaftresistenter Überzüge

Nachteile der Dragees:
- Langsamerer Zerfall nach peroraler Einnahme
- Teurere Herstellung

Eine Sonderform des Dragees ist die **Filmtablette** – eine Tablette, die mit nur einem relativ dünnen Film überzogen ist. Diese Schicht aus verschiedenen makromolekularen Verbindungen vermittelt alle Vorteile eines Dragees und gewährleistet eine rasche Wirkstofffreisetzung wie bei Tabletten.

Kapseln (Capsulae)

Kapseln sind feste Arzneizubereitungen, deren Wirkstoffe in eine elastische Hülle eingeschlossen sind. Als Hüllmaterial dienen Weichgelatine oder Hartgelatine.

Vorteile der Gelatinekapseln:
- Geschmacksneutralität
- Genaue Dosierung
- Optimale Wirkstofffreigabe
- Schonende Verarbeitung problematischer Arzneistoffe
- Mögliche Verwendung magensaftresistenter Oberfläche

Mikrokapseln sind fein zerteilte, flüssige oder feste Arzneistoffe mit einem Mantel aus Gelatine, die zur Weiterverarbeitung zu anderen Arzneiformen dienen können. Bei entsprechender Auswahl des Hüllmaterials können mit dieser Methode Retard-Formen hergestellt werden.

1.8.3 Halbfeste Arzneiformen

Salben (Unguenta)

Salben sind zum äußerlichen Gebrauch bestimmte Arzneizubereitungen, die bei Zimmertemperatur eine streichbare Konsistenz besitzen. Sie dienen zum

Schutz der Haut oder zur Applikation von Arzneistoffen auf Haut und Schleimhäute.

Hydrophobe Salben

Hydrophobe (lipophile) Salben können nur kleine Mengen Wasser aufnehmen. Typische hydrophobe Salbengrundlagen sind Vaseline, Paraffin, flüssiges Paraffin, pflanzliche Öle oder tierische Fette, synthetische Fette, Wachse und flüssige Polyalkylsiloxane. Diese Salben decken die Haut feuchtigkeitsundurchlässig ab, bewirken eine Mazeration des Stratum corneum und ermöglichen dadurch eine Penetration von Arzneistoffen auch in tiefere Hautschichten. Eine Anwendung dieser Salben ist im chronischen Stadium von Dermatosen angezeigt.

Wasseraufnehmende Salben

Diese Salben können größere Mengen Wasser unter Emulsionsbildung aufnehmen. Ihre Grundlagen sind diejenigen der hydrophoben Salben, in welche Wasser-in-Öl-Emulgatoren wie Wollwachs, Wollwachsalkohole, Monoglyceride u. a. eingearbeitet werden. Der Anwendungsbereich entspricht dem der hydrophoben Salben.

Hydrophile Salben

Hydrophile Salben sind Zubereitungen, deren Grundlagen mit Wasser mischbar sind. Diese Salbengrundlagen bestehen üblicherweise aus einem Gemisch von flüssigen und festen Polyethylenglykolen. Diese Salben sind nicht fettend und leicht von der Haut abwaschbar. Die entquellenden Eigenschaften sowie die gute Freisetzung für inkorporierte Wirkstoffe bedingen ihre Anwendung für antimykotische und antiseptische Dermatika.

Amphiphile Salben

Durch Zugabe sogenannter Komplexemulgatoren erreicht man gleichermaßen hydrophile und lipophile Eigenschaften einer Salbengrundlage. Durch Zugabe von Fett lässt sich eine Wasser-in-Öl-Emulsion, durch Zugabe von Wasser eine Öl-in-Wasser-Emulsion herstellen. Diese Grundlagen (z. B. Ultrabas) sind universell verwendbar, da sich nach Belieben lipophile bzw. hydrophile Arzneistoffe gut verarbeiten lassen.

Cremes

Cremes sind mehrphasige Zubereitungen, die aus einer lipophilen und einer wässrigen Phase bestehen. Sowohl Wasser-in-Öl- als auch Öl-in-Wasser-Emulsionen werden als Cremes bezeichnet. Wasser-in-Öl-Cremes haben ähnliche Eigenschaften wie hydrophobe Salben, Öl-in-Wasser-Cremes weisen eine kühlende Wirkung auf und sind gut abwaschbar.

Gele

Gele bestehen aus gelierten Flüssigkeiten, die mithilfe geeigneter Quellmittel hergestellt werden. Hydrophobe Gele sind Zubereitungen aus flüssigem Paraffin und Polyethylen. **Hydrophile Gele** sind Zubereitungen aus Wasser, Glycerol oder Propylenglykol, die mit geeigneten Quellstoffen geliert werden (Traganth u. a.). **Hydrophobe Gele** werden wie hydrophobe Salben eingesetzt, hydrophile Gele sind fettfreie, abwaschbare Grundlagen, die durch Verdunstung von Wasser kühlend wirken.

Pasten

Pasten sind Salben mit einem großen Anteil an feindispergiertem Pulver. In der Regel beträgt dieser Anteil etwa 30–50 %. Harte Pasten (hoher Feststoffgehalt) wirken austrocknend, sekretbindend und abdeckend und eignen sich vorzugsweise zur Behandlung fetter Haut. Weiche Pasten wirken fettend und abdeckend und eignen sich besonders für trockene Haut.

Zäpfchen (Suppositorien)

Zäpfchen sind einzeldosierte Arzneizubereitungen zur rektalen Anwendung. Sie haben eine längliche, zugespitzte Form und wiegen meist 1–3 g. Sie dienen zur lokalen Behandlung der Schleimhäute des Rektums oder zur rektalen Absorption von Arzneistoffen.

Als Suppositorienmassen werden Kakaobutter, gehärtete Fette, Glycerol-Gelatine-Massen,

Glycerol-Seifen-Gele und Polyethylenglykole verwendet. Die fetten Grundlagen schmelzen bei Körpertemperatur und sind besonders für die lokale Behandlung der Rektumschleimhaut geeignet. Die wasserlöslichen Zäpfchengrundlagen eignen sich zur Applikation systemisch wirkender Arzneistoffe. Hergestellt werden Zäpfchen durch Gießen oder Pressen mittels geeigneter Formen.

Globuli

Globuli (vaginalis) sind einzeln dosierte Arzneizubereitungen zur vaginalen Anwendung. Sie sind meist kugelförmig und bestehen aus den gleichen Grundlagen wie die Zäpfchen. Sie dienen hauptsächlich zur lokalen Behandlung.

1.8.4 Spezielle Arzneiformen

Augenarzneien (Ophthalmika)

Die zur Anwendung am Auge bestimmten Arzneistoffe werden meist lokal appliziert. Die wichtigsten Darreichungsformen sind Augentropfen und Augensalben. Wegen der großen Empfindlichkeit des Auges werden von diesen Arzneiformen besondere Verträglichkeit und Reizlosigkeit, Keimfreiheit und hinreichende Stabilität verlangt. Wässrige Augentropfen sollen mit der Tränenflüssigkeit isotonisch sein, einen pH-Wert zwischen 5,0 und 8,5 aufweisen sowie keine partikulären Verunreinigungen enthalten. Augentropfen werden in Tropffläschchen (oft aus Kunststoff), Augensalben in kleinen Tuben abgegeben. Sichere Keimfreiheit ist nur mit Einzeldosis-Behältnissen (Kapseln, Kunststoffampullen) zu erreichen. Die Zugabe von Konservierungsmitteln (z. B. Benzalkoniumchlorid) ist üblich.

Parenteralia

Parenteralia sind sterile Zubereitungen, die zur Injektion oder Implantation in den menschlichen Körper bestimmt sind. Injektionen sind Zubereitungen zur Applikation kleiner Volumina als Lösung, Suspension oder Emulsion. Bei Infusionen werden Volumina, die größer als 100 ml sind, infundiert. Lösungen zur intravenösen Injektion oder Infusion sollen Blut-isoton sein, einen physiologischen pH-Wert aufweisen und keine Pyrogene oder partikuläre Verunreinigungen enthalten. Abgegeben werden Injektionslösungen in Ampullen oder Durchstichflaschen, Infusionslösungen in Glas oder Kunststoffbehältern.

Sprays, Aerosole

Sprays (Staub- und Nebelaerosole) dienen zur lokalen Behandlung auf Haut- und Schleimhaut und eignen sich besonders zur Applikation von Flüssigkeiten (Nebel) bzw. Pulvern (Stäuben) in den Respirationstrakt. In Abhängigkeit von der Partikelgröße kann man obere oder tiefere Atemwege erreichen. Sprays werden aus geeigneten Druckbehältern appliziert. Spezielle Vorrichtungen erlauben das Einatmen von Pulvern aus Kapseln.

Retardformen

Retard-Arzneiformen geben den Arzneistoff mit dem Ziel einer verlängerten therapeutischen Wirkung über einen längeren Zeitraum ab und verringern dadurch die Einnahmefrequenz. Als perorale Retard-Arzneiformen werden verwendet:
- Retardkapseln, die den Arzneistoff aus verschiedenen Mikrokapseln unterschiedlich schnell freigeben,
- Retardtabletten, die aus einer unverdaulichen Matrix (schwammartiges Gerüst) bestehen, die den Arzneistoff verzögert freigibt oder die aus verschiedenen Granulaten gepresst sind, deren Zerfall nach verschiedenen Zeiten eintritt.

Als parenterale Retardarzneiformen werden verwendet:
- Wässrige Kristallsuspensionen,
- Makromoleküle,
- ölige Injektionssuspensionen,
- Implantate (Tabletten).

Transdermale therapeutische Systeme (TTS)

Transdermale therapeutische Systeme sind Pflaster, die, auf die Haut aufgebracht, den Arzneistoff langsam abgeben, welcher durch die Haut diffundiert und so über lange Zeit zu einem wirksamen

Blutspiegel führt. Wichtig für die Anwendung ist die Information, ob ein Pflaster teilbar ist (Matrix-Pflaster) oder nicht (Reservoir-System).

Transvaginale Systeme

Ein transvaginales System ist ein elastischer Ring, der empfängnisverhütende Hormone freisetzt. Er wird durch die Vagina vor den Uterus geschoben und dort für drei Wochen belassen. Für die letzte Woche des Zyklus wird der Ring entfernt.

Implantate

Empfängnisverhütende Hormone können auch mittels kleiner, zündholzähnlicher Stäbchen unter die Haut implantiert werden und sorgen über drei Jahre für Empfängnisverhütung.

Intrauterinsysteme, die sogenannte Hormonspirale, werden in den Uterus implantiert und sorgen durch Freisetzung empfängnisverhütender Hormone über 5 Jahre für sichere Kontrazeption.

Spezieller Teil

Vegetatives Nervensystem und Gewebshormone

© Springer-Verlag GmbH Deutschland 2018
E. Beubler, *Kompendium der Pharmakologie*,
https://doi.org/10.1007/978-3-662-54559-1_2

Das Verständnis der Funktionen des vegetativen Nervensystems ist von außerordentlicher Wichtigkeit für das Verständnis sowohl vieler Arzneimittelwirkungen als auch vieler Nebenwirkungen.

Das vegetative Nervensystem (autonomes Nervensystem) steuert die Funktion von Organen, Drüsen und der glatten Muskulatur (z. B. in Blutgefäßen). Es besteht aus dem parasympathischen und dem sympathischen Teil, die die Organe meist gegensinnig beeinflussen. Der Parasympathikus verlangsamt beispielsweise den Herzschlag und verengt die Bronchien, der Sympathikus beschleunigt den Herzschlag und erweitert die Bronchien.

Die Steuerungssignale werden vom Zentralnervensystem über das sogenannte 1. Neuron (präganglionäres Neuron) zu einer Schaltstelle geleitet (Ganglion) und bei Parasympathikus und Sympathikus mittels Acetylcholin auf das 2. Neuron übertragen. Der Rezeptor für Acetylcholin am 2. Neuron ist in beiden Ästen ein nikotinischer Rezeptor (► Abschn. 2.1), Nikotin kann also beide Äste des vegetativen Nervensystems erregen. Acetylcholin ist im parasympathischen System auch der Überträger zwischen 2. Neuron und Erfolgsorgan. Der Rezeptor am Erfolgsorgan ist ein muskarinischer Rezeptor $(M_{1\text{-}5})$ (◘ Abb. 2.1 und ◘ Tab. 2.1). Im sympathischen

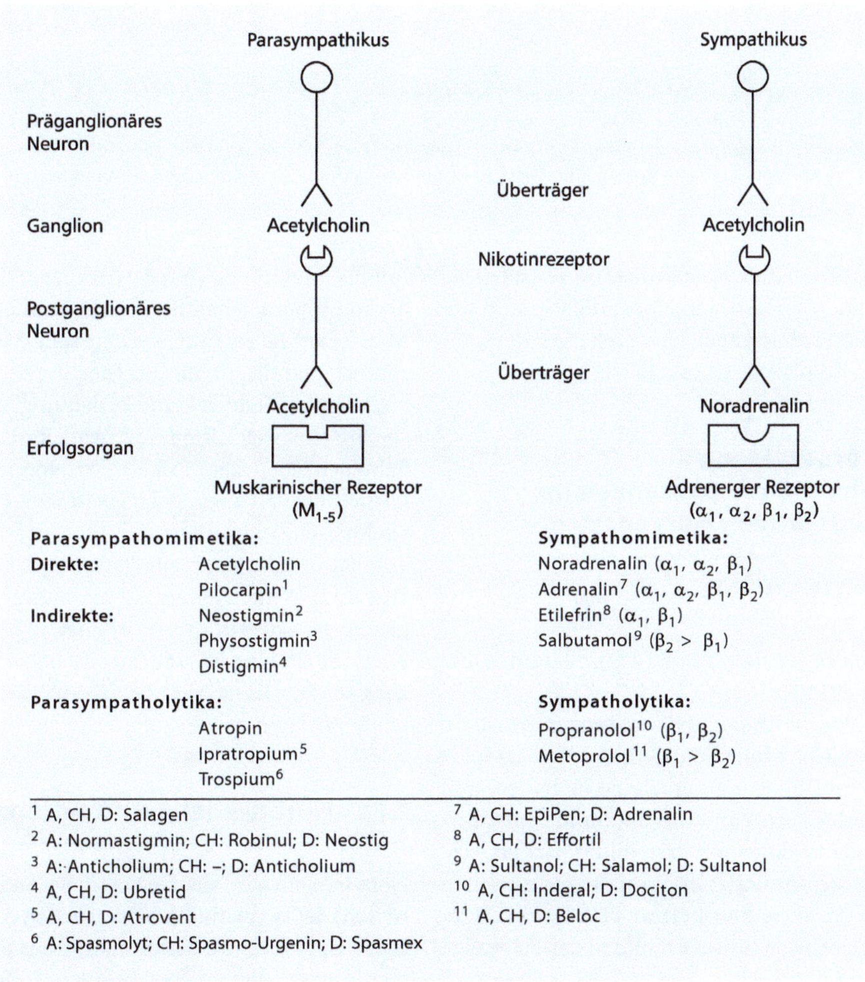

◘ **Abb. 2.1** Körpereigene Überträgersubstanzen und Arzneimittel mit Wirkung auf das vegetative Nervensystem

◻ Tab. 2.1 Wirkungen von Parasympathikus und Sympathikus (Auswahl im Hinblick auf wichtige Arzneimittelwirkungen und Nebenwirkungen)

Organ	Parasympathikus	Rezeptor	Sympathikus	Rezeptor
Herz	Hemmt[a] Herzqualitäten	M_2	Steigert[b] Herzqualitäten	β_1
Bronchien	Verengt[c]	M_3	Erweitert[d]	β_2
Blutgefäße	Erweitert	M_3	Verengt[e]	α_1
			Erweitert	β_2
Harnblase	Kontrahiert[f]	M_3	Erschlafft	β_2
Detrusor Sphinkter	Kontrahiert	M_3	Kontrahiert[f]	α_1
Darm	Steigert Motilität	M_3	Hemmt Motilität	alle
Speichelsekretion	Steigert[g]	M_1, M_3	Vermindert	α_1

Beispiele für Arzneimittelwirkungen bzw. Nebenwirkungen
[a] Atropin als Parasympatholytikum bewirkt Tachykardie
[b] β-Blocker als Sympatholytika hemmen Herzqualitäten
[c] Ipratropium als Parasympatholytikum erweitert Bronchien
[d] Salbutamol als Sympathomimetikum erweitert Bronchien
[e] α-Blocker (bei Prostatahyperplasie) führt zu Blutdruckabfall und Kopfschmerzen
[f] Oxybutinin als Parasympatholytikum führt zu Verbesserung der Harnblasenkapazität und zu Mundtrockenheit

System ist die Überträgersubstanz zwischen 2. Neuron und Erfolgsorgan Noradrenalin und der Rezeptor am Erfolgsorgan ein adrenerger Rezeptor ($\alpha_1, \alpha_2, \beta_1, \beta_2$) (◻ Abb. 2.1 und ◻ Tab. 2.1).

2.1 Körpereigene Überträgersubstanzen im vegetativen Nervensystem

2.1.1 Acetylcholin

Acetylcholin erregt Rezeptoren vom Nikotintyp und vom Muskarintyp.

Der **nikotinische Acetylcholinrezeptor** ist ein ligandgesteuerter Ionenkanal und ist der Rezeptor für die Impulsübertragung an den intermediären Ganglien des parasympathischen und sympathischen Systems. Einen weiteren nikotinischen Acetylcholinrezeptor findet man auf der motorischen Endplatte der Skelettmuskulatur. Hier bewirkt Acetylcholin eine Depolarisation und in der Folge eine Muskelkontraktion.

Der **muskarinische Acetylcholinrezeptor** ist ein G-Protein-gekoppelter Rezeptor, der an der Impulsübertragung vom 2. Neuron auf das Erfolgsorgan im parasympathischen System beteiligt ist. Man kennt heute fünf verschiedene Muskarinrezeptortypen (M_{1-5}), für die Therapie hat diese Differenzierung jedoch keine Bedeutung, da es keine spezifischen Agonisten oder Antagonisten für die Subtypen gibt. Über Muskarinrezeptoren führt Acetylcholin zur Steigerung der Drüsensekretion (Speicheldrüsen, Schweißdrüsen, Magensaftsekretion, Tränenflüssigkeit etc.), zur Abnahme der Herzqualitäten (M_2-Wirkungen) und zur Tonuserhöhung der glatten Muskulatur (M_3-Wirkungen). Ferner führt Acetylcholin über NO (Stickstoffmonoxyd)-Freisetzung aus dem Gefäßendothel zu einer vasodilatatorischen Wirkung.

2.1.2 Noradrenalin und Adrenalin

Noradrenalin wird aus den Speichergranula (Varikositäten) des sympathischen Nervenendes freigesetzt und wirkt lokal, Adrenalin stammt aus den Nebennierenmarkzellen und wirkt systemisch. Dementsprechend wird Noradrenalin als Überträgerstoff und Adrenalin als Hormon bezeichnet.

Wirkungsmechanismus   Die adrenergen Rezeptoren sind G-Protein-gekoppelte Rezeptoren, die je nach Typ unterschiedliche Wirkungen auslösen. Noradrenalin stimuliert α_1-, α_2-, β- und β_2-Rezeptoren während Adrenalin α_1-, α_2-, β_1- und β_2-Rezeptoren erregt. Die zellulären Mechanismen, die von den einzelnen Rezeptoren aktiviert werden, sind unterschiedlich.

Wirkungen:
- α_1- und α_2-Rezeptorstimulierung führt zur Erregung der glatten Muskulatur, in Blutgefäßen zu Konstriktion.
- α_2-Rezeptoren hemmen über präsynaptische Effekte die Noradrenalinfreisetzung aus den Speichergranula.
- β_1-Rezeptoren stimulieren die Herzqualitäten.
- β_2-Rezeptoren führen zu Erschlaffung der glatten Muskulatur in Bronchien und Uterus.
- (β_3-Rezeptoren aktivieren den Fettstoffwechsel.)

Noradrenalin hat nur lokale Wirkungen. Die wichtigste davon ist die Konstriktion von Blutgefäßen (α_1) und die Stimulation der Herzqualitäten (β_1).

Adrenalin wirkt nach seiner Freisetzung systemisch, die Hauptwirkungen sind Stimulation der Herzqualitäten und (β_1 und β_2), Erweiterung der Bronchien (β_2) und im Stoffwechsel eine Steigerung des Glykogen- und Fettabbaus (β_3). Die Blutgefäße werden durch die konstriktorische Wirkung der α_1-Rezeptoren und die vasodilatierende Wirkung der β_2-Rezeptoren unter Adrenalin uneinheitlich beeinflusst.

2.2 Arzneimittel mit Wirkung auf das vegetative Nervensystem

Substanzen, die einen muskarinischen Rezeptor erregen, heißen Parasympathomimetika, solche die ihn blockieren, Parasympatholytika. In Analogie erregen Sympathomimetika einen adrenergen Rezeptor, während dieser von Sympatholytika blockiert wird.

2.2.1 Direkte Parasympathomimetika

Parasympathomimetika sind Substanzen, die den muskarinischen Acetylcholin-Rezeptor erregen. Muskarinische Rezeptoren sind G-Protein-gekoppelte Rezeptoren. Eine systemische Gabe von Acetylcholin würde Bradykardie, Blutdruckabfall, Bronchokonstriktion, Erbrechen und Durchfall hervorrufen.

Pilocarpin

Pilocarpin ist das einzige direkte Parasympathomimetikum, das therapeutisch verwendet wird und zwar oral zur Anregung der Speichelsekretion[1] und in Form einer lokalen Verabreichung am Auge zur Therapie des Glaukoms[2]. Pilocarpin verengt die Pupille; in Folge der Erweiterung des Schlemm'schen Kanals, also der Abflusswege für das Kammerwasser, sinkt der Augeninnendruck.

Nebenwirkungen   Bei zu hoher Dosierung können Bradykardie, Blutdruckabfall, Bronchokonstriktion, Erbrechen und Durchfall auftreten. Mit intravenöser Injektion von 0,5–1 mg Atropin lassen sich die Nebenwirkungen beherrschen.

2.2.2 Indirekte Parasympathomimetika

Indirekte Parasympathomimetika sind Cholinesterase-Hemmstoffe und vermindern die Abbaugeschwindigkeit von Acetylcholin.

Distigmin[3], Neostigmin[4], Physostigmin[5] und Pyridostigmin[6]

Diese reversiblen Hemmstoffe der Acetylcholinesterase werden therapeutisch bei atonischer Obstipation und bei Myasthenia gravis eingesetzt, ferner können sie zur Antagonisierung nicht depolarisierender Muskelrelaxanzien vom Typ Tubocurarin verwendet werden. Als Nebenwirkungen sind die Wirkungen des nicht abgebauten Acetylcholins zu erwarten.

---

1   A, CH, D: Salagen

2   A: Pilocarpin; CH: Spersacarpine; D: Pilocarpin

3   A, CH, D: Ubretid

4   A: Normastigmin; CH: Robinul; D: Neostig

5   A, CH, D: Anticholium

6   A, CH, D: Mestinon

2.3   Antidementiva

Die Demenz ist eine Krankheit des höheren Lebensalters, deren häufigste Ursache die Alzheimer-Krankheit ist. Die klassischen Antidementiva wie Ginkgoextrakt, Secalealkaloide und Nootropika konnten bis heute keinen Wirkungsnachweis erbringen. Bescheidene Erfolge wurden mit Acetylcholinesterasehemmern und NMDA-Antagonisten verzeichnet.

Vertreter

Cholinesterasehemmer
- Donepezil[7]
- Galantamin[8]
- Rivastigmin[9]

NMDA-Antagonisten
- Memantin[10]

2.3.1   Cholinesterasehemmer

Wirkungsmechanismus   Demenz geht häufig mit einer Degeneration zentraler cholinerger Neurone einher. Cholinesterasehemmer vermindern die Abbaugeschwindigkeit von Acetylcholin.

Nebenwirkungen   Im Vordergrund stehen Wirkungen nicht abgebauten Acetylcholins: Durchfälle, Muskelkrämpfe, Müdigkeit, Übelkeit, Erbrechen, Appetitlosigkeit und Schlaflosigkeit.

2.3.2   NMDA-Antagonisten

Wirkungsmechanismus   NMDA-Antagonisten blockieren die bei degenerativen Hirnerkrankungen überaktivierten NMDA-Rezeptoren. Die normale glutamaterge Neurotransmission soll dabei nicht beeinflusst werden.

Nebenwirkungen   Schwindel, Kopfschmerzen, Halluzinationen, Müdigkeit und gelegentlich Angstzustände.

2.3.3   Phosphorsäureester

Phosphorsäureester wie Parathion und v. a. sind irreversible Hemmer der Cholinesterase und finden daher keine therapeutische Verwendung. Bei der Verwendung als Insektizid kann es zu Vergiftungen mit diesen Substanzen kommen. Das Gegenmittel ist Atropin, um die Acetylcholinrezeptoren zu blockieren (◘ Abb. 2.1).

2.4   Parasympatholytika

Vertreter
- Atropin
- N-Butylscopolamin[11]
- Ipratropium[12]
- Oxybutynin[13]
- Tolterodin[14]
- Trospium[15]
- Tiotropium[16]
- Darifenacin[17]
- Fesoterodin[18]
- Solifenacin[19]
- Propiverin[20]

---

7   A, CH, D: Aricept

8   A, CH, D: Reminyl

9   A, CH, D: Exelon

10   A, CH, D: Axura, Ebixa

11   A, CH, D: Buscopan

12   A, CH, D: Atrovent

13   A: Detrusan, Kentera; CH: Ditropan; D: Oxybutynin, Kentera

14   A, CH, D: Detrusitol

15   A: Spasmolyt; CH: Spasmo-Urgenin; D: Spasmex

16   A, CH, D: Spiriva

17   A, CH, D: Emselex

18   A, CH, D: Toviaz

19   A, CH: Vesicare; D: Vesikur

20   A: Mictonorm; CH: –; D: Propiverin

- Glycopyrronium[21]
- Tropicamid[22]
- Mebeverin[23]

Parasympatholytika verhindern die kontrahierende Wirkung von körpereigenem Acetylcholin auf die glatte Muskulatur und werden daher eingesetzt zur Erweiterung der Bronchien, bei Darmspasmen und bei Kontraktionen im Urogenitaltrakt.

2.4.1 Atropin

Atropin ist der Prototyp eines Parasympatholytikums. Es blockiert alle Muskarinrezeptoren unabhängig vom Subtyp. Therapeutisch wird Atropin hauptsächlich als Antidot bei Vergiftungen mit Cholinesterasehemmstoffen eingesetzt.

Wirkungsmechanismus   Atropin ist ein kompetitiver Hemmer der Muskarinrezeptoren.

Wirkungen   Atropin steigert die Herzfrequenz, vermindert den Tonus der glatten Muskulatur im Magen-Darm-Kanal (Obstipation), erweitert die Bronchien, führt zu Mundtrockenheit und hemmt auch die Schweißsekretion, die Schleimsekretion in Nase, Rachen und Bronchien sowie die Bildung der Tränenflüssigkeit.

Alle Arzneimittel, die parasympatholytische (= anticholinerge) Nebenwirkungen aufweisen (Neuroleptika, Antidepressiva u. v. a.) zeigen im Prinzip diese Nebenwirkungen, die auch als atropinartige Nebenwirkungen bezeichnet werden.

Atropinvergiftung   Bei einer Überdosis von Atropin kommt es zur Rötung der Haut, Trockenheit des Mundes, Akkommodationsstörungen, Tachykardie, Verwirrtheit und Halluzinationen. Der Tod tritt durch eine zentrale Atemlähmung ein.

2.4.2 N-Butylscopolamin

N-Butylscopolamin ist eine quarternäre Ammoniumverbindung und geht daher nicht ins Zentralnervensystem über. Es wird hauptsächlich als Spasmolytikum bei Krämpfen im Verdauungstrakt verwendet.

Wirkungsmechanismus   N-Butylscopolamin blockiert M_3-Rezeptoren.

Wirkung   Es besitzt eine krampflösende Wirkung auf die glatte Muskulatur des Magen-Darm-Trakts, der Gallenwege und des Urogenitalsystems.

Nebenwirkungen   Im Vordergrund stehen anticholinerge Nebenwirkungen wie Mundtrockenheit, Akkommodationsstörungen, Tachykardie, eventuell Harnverhaltung, Schwindel und Blutdruckabfall.

Wechselwirkungen   Die anticholinerge Wirkung anderer Arzneimittel wird verstärkt, ebenfalls die tachykarde Wirkung von β-Sympathomimetika.

Schwangerschaft und Stillzeit   N-Butylscopolamin ist in Schwangerschaft und Stillzeit unbedenklich.

Gegenanzeigen   Bei Glaukom, Prostatahyperplasie und Myasthenia gravis ist N-Butylscopolamin kontraindiziert.

Zur Pupillenerweiterung in der Augenheilkunde wird nicht mehr Atropin, sondern Tropicamid[24],das kürzer wirkt, verwendet.

2.4.3 Ipratropium[25]

Ipratropiumbromid wird als Hemmer der Bronchokonstriktion in ▶ Kap. 5 und als Hemmer einer Bradykardie bei den Antiarrhythmika (▶ Kap. 4) besprochen.

---

21   A, CH, D: Robinul

22   CH, A: Mydriaticum; D: Mydrum

23   A: Colofac; CH: Duspatalin; D: Buspatal

24   A, CH: Mydriaticum; D: Mydrum

25   A, CH, D: Atrovent

2.5 Arzneimittel bei Inkontinenz

Die Parasympatholytika Oxybutynin, Tolterodin und Trospium werden bei Dranginkontinenz der Harnblase angewendet. Oxybutynin ist liquorgängig, Tolterodin nur in sehr geringem Ausmaß, Trospium ist nicht liquorgängig. Dementsprechend sind zentralnervöse Nebenwirkungen bei Trospium und Tolterodin nicht zu erwarten, bei Oxybutynin häufig.

Eine neue Arzneiform ist das **Oxybutyninpflaster**[26], das wegen eines geringeren First-pass-Metabolismus geringere anticholinerge Nebenwirkungen, vor allem weniger Mundtrockenheit, aufweist. Neu sind ferner Solifenacin[27], Fesoterodin[28] und Darifenacin[29], alles selektive M_3-Rezeptorantagonisten.

Ein anderes Wirkprinzip weist **Duloxetin**[30] auf. Es ist ein Serotonin- und Noradrenalin-Wiederaufnahmehemmer und ist zur Behandlung von Frauen mit schwereren Formen einer Belastungsinkontinenz zugelassen. Als Antidepressivum hat es einen anderen Handelsnamen[31]. Nebenwirkungen sind Übelkeit, Mundtrockenheit und Schlaflosigkeit sowie Kopfschmerzen und Obstipation.

2.6 Direkte Sympathomimetika

Vertreter
- α_1-Agonisten, systemisch
  - Etilefrin[32]
- α_1-Agonisten, lokal
  - Naphazolin[33]
  - Oxymetazolin[34]
  - Tramazolin[35]
  - Xylometazolin[36]
  - Phenylephrin[37]
- β_1-β_2-Agonisten
  - Isoprenalin (keine therapeutische Verwendung)
- β_2-Agonisten
  - Salbutamol etc. (▶ Kap. 5)
- β_3-Agonisten
  - Mirabegron[38] ist ein urologisches Spasmolytikum zur Behandlung der sogenannten Reizblase. Mirabegron stimuliert sympathische β_3-Rezeptoren und führt zur Erschlaffung des Blasen-Detrusormuskels und zur Erhöhung des Füllungsvolumens und der Speicherkapazität. Der Effekt wird als bescheiden beschrieben. Nach Markteinführung kam es zu schwerwiegenden Fällen von Hypertonie.

Wirkungsmechanismus Sympathomimetika sind Substanzen, die die α_1-, α_2-, β_1-, β_2 (β_3)-Rezeptoren erregen. Adrenozeptoren sind G-Protein-gekoppelte Rezeptoren. Je nach der Rezeptoraffinität werden diese Substanzen bei verschiedenen Störungen eingesetzt.

2.6.1 α_1-Rezeptoragonisten, systemisch

Diese Substanzen werden zur Behandlung hypotoner Blutdruckstörungen verwendet. Die wichtigsten Vertreter sind Etilefrin und Norfenefrin. Der Unterschied liegt in der höheren Bioverfügbarkeit von Etilefrin. Bei Norfenefrin beträgt sie nur etwa 20–25 %, die Wirkung ist entsprechend unsicher.

Nebenwirkungen Bei höheren Dosen können Herzklopfen, Unruhe, Schwitzen oder pektanginöse Schmerzen auftreten.

---

26 A: Kentera; CH: –; D: Kentera

27 A, CH: Vesicare; D: Vesikur

28 A, CH, D: Toviaz

29 A, CH, D: Emselex

30 A, CH: –; D: Yentreve

31 A, CH, D: Cymbalta

32 A, CH, D: Effortil

33 A: Coldan; CH: Antistin; D: Proculin

34 A, CH, D: Nasivin

35 A, CH: Rhinospray; D: Biciron

36 A, CH: Otrivin; D: Olynth

37 A: Visadron; CH, D: Neosynephrin

38 A, CH, D: Betmiga

2.6.2 α_1-Agonisten zur lokalen Anwendung

Die wichtigsten Vertreter sind Naphazolin, Oxymetazolin und Phenylephrin. Die Substanzen werden zur Abschwellung der Schleimhäute bei Rhinitis bzw. unspezifischer Konjunktivitis eingesetzt.

Nebenwirkungen Bei Überdosierung können diese Substanzen zu Harnretention und Kreislaufstörungen führen. Wegen der zentral erregenden Wirkung kann es zu Schlafstörungen und bei längerer Anwendung auch zu Abhängigkeiten kommen. Eine nur vorübergehende Anwendung wird empfohlen.

2.6.3 β_1- und β_2-Rezeptoragonisten

Vertreter mit diesen Eigenschaften sind Isoprenalin und Orciprenalin, beide Substanzen haben keine therapeutische Bedeutung.

β_1-Rezeptoragonisten Hier ist Doputamin zu nennen, das einen positiv inotropen Effekt am Herzen hervorruft, keine Affinität zu den Dopaminrezeptoren hat wie Dopamin und beim akuten Herzversagen angewendet wird.

β_2-Rezeptoragonisten Dazu gehören Substanzen wie Salbutamol und andere Bronchodilatatoren. Diese Substanzen werden ▶ Kap. 5 besprochen.

Vertreter
- Salbutamol
- Fenoterol
- Terbutalin
- Formoterol
- Salmeterol
- Bambuterol (Prodrug von Terbutalin)
- Clenbuterol[39]
- Olodaterol[40]

2.7 Indirekte Sympathomimetika

Indirekte Sympathomimetika sind Substanzen, die Noradrenalin aus den Speichergranula der sympathischen Nervenendigungen freisetzen oder seine Wiederaufnahme hemmen. Der Sympathikustonus wird erhöht. Zu den indirekten Sympathomimetika gehören Amphetamin und seine Derivate, ferner Ephedrin und Kokain.

Amphetaminderivate (Methylphenidat) werden zur Behandlung des hyperkinetischen Syndroms bei Kindern eingesetzt. Ephedrin wird wegen seiner gefäßverengenden und dadurch schleimhautabschwellenden Wirkung in Kombination mit anderen Substanzen bei Erkältungskrankheiten bzw. bei Bronchitis eingesetzt.

Kokain wird wegen seiner lokalanästhetischen Wirkung vereinzelt im Hals-, Nasen-, Ohrenbereich verwendet.

2.8 Sympatholytika

Vertreter
- Nicht selektive α-Adrenozeptorantagonisten
  - Phenoxybenzamin (therapeutisch nicht verwendet)
  - Phentolamin (therapeutisch nicht verwendet)
- α_1-selektive Antagonisten
  - Doxazosin[41]
  - Terazosin[42]
  - Alfuzosin[43]
  - Tamsulosin[44]
  - Silodosin[45]
- α_2-selektive Antagonisten
  - Yohimbin (therapeutisch nicht verwendet)

---

39 A: Mucospas; CH: –; D: Clenbuterol

40 A, CH: Striverdi; D: Olodaterol

41 A, D: Doxazosin; CH: Cardura

42 A: Vicard; CH: Hytrin; D: Flotrin

43 A, CH, D: Xatral

44 A: Alna; CH: Pradif; D: Alfuzosin

45 A: Silodyx, CH: Urorec; D: Silodosin

2.8.1 α-Blocker zur Blutdrucksenkung

Die Blockade von sympathischen α_1-Rezeptoren in der Gefäßmuskulatur führt zur Gefäßerweiterung. α_1-Rezeptoragonisten wie Doxazosin oder Urapidil[46] sind nicht mehr Mittel der Wahl zur Behandlung von Bluthochdruck.

2.8.2 α-Blocker bei benigner Prostatahyperplasie

α_1-Blocker können bei benigner Prostatahyperplasie den Harnfluss steigern. Neben Terazosin und Doxazosin werden auch Alfuzosin und Tamsulosin verwendet.

Nebenwirkungen   Eine Blutdrucksenkung tritt selten auf. Nebenwirkungen können sein: Schwindel, orthostatische Hypotonie, Tachykardie, pektanginöse Beschwerden und migräneartige Kopfschmerzen durch Gefäßerweiterung im Kopf.

Wechselwirkungen   Eine Kombination mit anderen gefäßerweiternden Substanzen wie Kalziumantagonisten, ACE-Hemmern und β-Blockern kann die Nebenwirkungen verstärken.

2.8.3 β-Rezeptorantagonisten bei Bluthochdruck

β-Rezeptorantagonisten (β-Blocker) werden zur Therapie von Bluthochdruck sowie zur Therapie tachykarder Herzrhythmusstörungen verwendet. Diese Substanzen werden in ► Kap. 3 erörtert.

Vertreter
- β₁-selektive β-Blocker
  - Atenolol
  - Bisoprolol
  - Metoprolol
  - Esmolol[47]
  - Betaxolol[48]
  - Celiprolol[49]
- β-Blocker mit zusätzlich vasodilatierender Komponente sind
  - Nebivolol
  - Carvedilol
  - Celiprolol
- Nichtselektive β-Blocker
  - Propranolol[50]
  - Timolol[51]
  - Pindolol[52]

2.9 Histamin, Serotonin und Eicosanoide

2.9.1 Histamin

Vorkommen   Histamin ist ein basisches Amin und kommt in den meisten Geweben vor. Hohe Konzentrationen findet man in der Lunge, in der Haut und im Gastrointestinaltrakt. Im Gewebe findet sich Histamin in Mastzellen und basophilen Granulozyten.

Freisetzung   Freigesetzt wird Histamin durch Gewebszerstörung (Verletzungen), durch IgE-vermittelte allergische Reaktionen sowie durch chemische Substanzen, respektive Arzneimittel. Substanzen, die Histamin freisetzen sind Bienengift und Wespengift sowie die Arzneimittel Morphin, Tubocourarin, Chloroquin und jodhaltige Röntgenkontrastmittel.

Freisetzungshemmung   Die Arzneimittel Cromoglicinsäure[53], Nedocromil[54], aber auch

---

46   A, CH, D: Ebrantil

47   A, CH, D: Brevibloc

48   A, CH: Betoptic; D: Betoptima

49   A: –; CH: Selectol; D: Celipro

50   A, CH: Inderal; D: Dociton

51   A, CH: Timoptic; D: Timolol

52   A: –; CH: Viskaldix; D: –

53   A: Imigran; CH: Cromo Ophta; D: Cromoglicin

54   A: Tilade; CH: –; D: Irtan

Betasympathomimetika wie Salbutamol[55] können die Freisetzung von Histamin hemmen (▶ Kap. 3).

Rezeptoren Wir kennen drei verschiedene Histaminrezeptoren: H_1-, H_2- und H_3-Rezeptoren, alles G-Protein gekoppelte Rezeptoren. Die H_1-Rezeptoren sind hauptsächlich für die allergische Reaktion verantwortlich und die H_2-Rezeptoren für die Magensäuresekretion. Die H_3-Rezeptoren sind präsynaptische Rezeptoren, deren Erregung die Histaminfreisetzung hemmt (Autorezeptoren).

Funktionen

Die Magensäuresekretion wird über H_2-Rezeptoren durch Histamin stimuliert. Die Hemmung dieser Rezeptoren ist ein wichtiger therapeutischer Angriffspunkt, die Magensäure zu reduzieren. Die glatte Muskulatur in den Bronchien und Bronchiolen, aber auch andere glatte Muskel wie die Darmmuskulatur werden durch Histamin kontrahiert. Histamin ist einer der wichtigsten Auslöser der gehemmten Atemfunktion bei Bronchialasthma.

Blutgefäße werden von Histamin über H_1-Rezeptoren erweitert und am Herzen wird die Frequenz und das Auswurfvolumen über H_2-Rezeptoren gesteigert. In der Haut (nach Injektion) führt Histamin zu Rötung über Gefäßerweiterung, zu Blasenbildung durch Erhöhung der Permeabilität und zu Juckreiz durch Stimulierung sensibler Nerven.

Im Zentralnervensystem ist Histamin ein wichtiger Neurotransmitter. Blockade von H_1-Rezeptoren im Zentralnervensystem führt zur Sedierung, einer Nebenwirkung der H_1-Rezeptorantagonisten.

H_1-Antihistaminika

Wirkungsmechanismus H_1-Antihistaminika (◘ Tab. 2.2) blockieren neben H_1-Rezeptoren auch cholinerge Rezeptoren und besitzen eine lokalanästhetische Wirkung.

Wirkungen H_1-Antagonisten blockieren alle Wirkungen des Histamins wie Urtikaria, allergische Rhinitis, Bindehautentzündung, Juckreiz bei Insektenstichen und Reaktionen bei Arzneimittelallergien.

◘ **Tab. 2.2** H_1-Antihistaminika, wichtige Vertreter	
1. Generation	Diphenhydramin[a]
	Doxylamin[b]
	Pheniramin[c]
	Bamipin[d]
	Dimetinden[e]
	Ketotifen[f]
	Emedastin[g]
	Hydroxyzin[h]
	Ebastin[i]
	Rupatadin[j]
	Azelastin[k]
	Olopatadin[l]
	Epinastin[m]
2. Generation	Cetirizin[n]
	Fexofenadin[o]
	Loratadin[p]
	Levocabastin[q]
	Desloratadin[r]
	Levocetirizin[s]

[a] A: Calmaben; CH: Benocten; D: Betadorm
[b] A: Wick; CH: Sanalepsi; D: Gittalun
[c] A, CH: Neo Citran; D: –
[d] A, D: Soventol-Produkte; CH: –
[e] A, CH, D: Fenistil-Produkte
[f] A, CH, D: Zaditen-Produkte
[g] A, CH, D: Emadine Augentropfen
[h] A, CH, D: Atarax
[i] A, CH, D: Ebastel
[j] A, D: Rupafin; CH: –
[k] A, CH, D: Allergodil
[l] A, CH, D: Opatanol
[m] A, CH, D: Relestat
[n] A, CH, D: Zyrtec
[o] A, CH, D: Telfast
[p] A: Clarityn; CH: Claritine; D: –
[q] A, CH: Livostin; D: Livocab
[r] A, CH, D: Aerius
[s] A: Xyzall; CH: Xyzal; D: Xusal

Vertreter der ersten Generation wie Diphenhydramin oder Doxylamin werden wegen der stark sedierenden Nebenwirkung auch als Schlafmittel eingesetzt. Diphenhydramin und Meclozin finden auch als Antiemetika Verwendung (▶ Kap. 6). Die Antihistaminika der 2. Generation gelten als nichtsedierende H_1-Antihistaminika.

---

55 A: Sultanol; CH: Salamol; D: Sultanol

Nebenwirkungen   Anticholinerge Nebenwirkungen wie Mundtrockenheit und gastrointestinale Störungen sowie unspezifische Nebenwirkungen wie Kopfschmerz und Schwindel.

Schwangerschaft und Stillzeit H_1-Antihistaminika können in der Schwangerschaft zur Behandlung allergischer Erkrankungen eingesetzt werden. Für die Stillzeit empfehlen sich Loratadin und Cetirizin als Antiallergika.

H_2-Antihistaminika

H_2-Antihistaminika wie Ranitidin[56] oder Famotidin[57] sind einsetzbar bei Säureerkrankungen des Magens. Durch die Einführung der Protonenpumpenhemmer haben sie heute weitgehend an Bedeutung verloren (▶ Kap. 6).

2.9.2   Serotonin

Vorkommen   90 % des Gesamtkörper-Serotonins ist in den sogenannten enterochromaffinen Zellen der Darmschleimhaut gespeichert. Von dort gelangt Serotonin ins Blut, wo es sich in den Thrombozyten anreichert. Im Nervensystem des Darms und des Zentralnervensystems ist Serotonin in Nervenendigungen gespeichert, kann von dort freigesetzt und dort wiederaufgenommen werden.

Freisetzung   Im Darm wird Serotonin durch sympathische und parasympathische Nerven sowie intrinsische Neurone des Darm-Nerven-Systems freigesetzt. Auch Toxine und Chemotherapeutika wie Cisplatin können Serotonin aus den enterochromaffinen Zellen freisetzen. Im Zentralnervensystem wirken Amphetamin, eine zentral erregende Substanz, Fenfluramin, ehemals ein Appetitzügler und MDMA (Ecstasy), früher Appetitzügler, heute eine Discodroge, auch auf die Serotoninfreisetzung aus Neuronen.

Rezeptoren   Die bekanntesten Serotoninrezeptoren sind die $5\text{-}HT_{1\text{-}4}$-Rezeptoren, wobei der Serotonin-$5\text{-}HT_1$ Rezeptor 3 Subtypen und der Serotonin-$5\text{-}HT_2$-Rezeptor 2 Subtypen aufweist. Weniger bekannt sind die Serotoninrezeptoren 5, 6 und 7. Der Serotonin-$5\text{-}HT_3$-Rezeptor ist ein Ionenkanal, die anderen Serotoninrezeptoren sind G-Protein-gekoppelte Rezeptoren.

Funktionen   Im Gastrointestinaltrakt stimuliert Serotonin die Motilität. Über die Stimulierung von $5\text{-}HT_3$-Rezeptoren der Darmwand kann es über afferente Nerven zum Auslösen eines Brechreizes kommen. So lässt sich die brechenerregende Wirkung von Cisplatin erklären.

Die glatte Muskulatur im Uterus und im Bronchialbaum wird ebenfalls von Serotonin kontrahiert.

In den Blutgefäßen bewirkt Serotonin über verschiedene Rezeptoren eine Vasokonstriktion. Auch bei der Entstehung der Migräne ist Serotonin beteiligt. Moderne Migränetherapeutika, die Triptane, führen über Serotoninrezeptoren zu Gefäßverengung und damit zu Schmerzstillung bei der Migräne.

Aus den Thrombozyten wird Serotonin durch Aktivierung mit ADP oder Thromboxan A_2 freigesetzt.

Im Zentralnervensystem ist Serotonin an der Kontrolle der Emotion, des Schlaf-Wach-Rhythmus, des Blutdrucks, der Körpertemperatur und des Appetits beteiligt. Zahlreiche Antidepressiva erhöhen die Konzentration an Serotonin im synaptischen Spalt und beeinflussen so die Stimmung.

Die wichtigen Arzneimittel in ■ Tab. 2.3 werden in den entsprechenden Kapiteln abgehandelt. Im Folgenden soll nur auf die Therapie der Migräne, die später nicht mehr vorkommt, eingegangen werden.

Therapie der Migräne

Die während einer Migräneattacke ablaufenden Pathomechanismen sind noch immer nicht restlos geklärt. Über die Aktivierung serotoninerger Neurone kommt es zuerst zu Vasokonstriktion und zu einer perivaskulären Entzündung. In der Folge kommt es zu Vasodilatation, Prostaglandin- und Kininfreisetzung und zur Erregung nozizeptiver Nervenendigungen, die in Schmerz resultiert. Gleichzeitig kommt es zur Freisetzung von Neuropeptiden wie Substanz P, CGRP und VIP, die die perivaskuläre Entzündung aufrechterhalten.

---

56   A: Zantac; CH, D: Ranitidin

57   A: Ulcusan; CH: –; D: Famotidin

◻ Tab. 2.3 Arzneimittel die über Serotoninrezeptoren wirken

5-HT-Rezeptoragonisten	
Triptane (5-HT$_1$-Agonisten)	Sumatriptan[a]
	Naratriptan[b]
	Rizatriptan[c]
	Zolmitriptan[d]
	Almotriptan[e]
	Frovatriptan[f]
	Eletriptan[g]
	Buspiron[h] (Anxiolytikum ▶ Kap. 8)
	Urapidil[i] (Antihypertensivum, über präsynaptische 5-HT$_{1A}$-Rezeptoren)
Serotoninrückaufnahmeinhibitoren	Trizyklische Antidepressiva (▶ Kap. 8)
	Selektive Serotoninrückaufnahmeinhibitoren (SSRI) (▶ Kap. 8)
Serotoninantagonisten	Atypische Neuroleptika (▶ Kap. 8)
Serotonin-5-HT$_3$-Antagonisten	Antiemetika (▶ Kap. 6)

[a] A, CH: Imigran; D: Sumatriptan
[b] A, CH, D: Naramig
[c] A, CH, D: Maxalt
[d] A, CH: Zomig; D: AscoTop
[e] A, CH, D: Almogran

[f] A: Eumitan; CH: Menamig; D: Allegro
[g] A, CH, D: Relpax
[h] A, CH: –; D: Anxut
[i] A, CH, D: Ebrantil

Therapie eines akuten Migräneanfalls

Der akute Migräneanfall kann mit Nicht-Opioidanalgetika wie Acetylsalicylsäure und Paracetamol (▶ Kap. 9) behandelt werden. Da während eines Migräneanfalls die Magenentleerung verzögert ist, ist es sinnvoll, Metoclopramid[58] zur Motilitätssteigerung des Magens und damit zur Resorption der einzunehmenden Analgetika zu verabreichen. Eine neue Behandlungsmethode sind die Triptane.

Triptane

Wirkungsmechanismus Die Triptane sind Serotoninagonisten und führen über 5-HT$_{1D}$-Rezeptoren zu Vasokonstriktion, zu einer Hemmung der Freisetzung vasodilatatorisch wirkender Neuropeptide und zu einer direkten neuronalen Hemmung der nozizeptiven Nervenendigungen.

Wirkungen Die Wirkung ist eine rasche Schmerzlinderung nach Aufnahme eines Triptans.

Nebenwirkungen Schmerzen, Kribbeln, Hitze, Schweregefühl, Druck und Engegefühl im Brustraum und Hals können vorübergehend auftreten. Andere Symptome können Erröten, Schwindel, Schwächegefühl, Müdigkeit und Benommenheit sein. Das Herz-Kreislauf-System betreffen Hypotonie, Bradykardie, Tachykardie, Herzklopfen, vorübergehender Blutdruckanstieg und unter Umständen Herzarrhythmien. Selten treten Übelkeit und Erbrechen, visuelle Beeinträchtigung und geringfügige Veränderungen der Leberfunktion auf.

Kombinationsmöglichkeit Eine Kombination mit Metoclopramid ist empfehlenswert zur Magenentleerung.

Wechselwirkungen Triptane sollen nicht mit anderen gefäßverengenden Substanzen wie Ergotamin kombiniert werden. Bei einer Kombination mit Serotoninrückaufnahmeinhibitoren (SSRI) kann es zu einem Serotoninsyndrom kommen (siehe unten).

---

58 A, CH, D: Paspertin

◧ Tab. 2.4 Serotoninsyndrom

Arzneimittel, die allein oder in Kombination ein Serotoninsyndrom auslösen können	Selektive Serotoninrückaufnahmeinhibitoren (SSRI) Antiemetika (Serotonin-5-HT_3-Rezeptorantagonisten) Trizyklische Antidepressiva (TCA) Migränemittel (Triptane) Opiate (vor allem Tramadol) Hustenmittel (Dextromethorphan) MAO-Hemmer (Moclobemid) u. a.
Wichtige Symptome eines Serotoninsyndroms	Fieber Übelkeit Schüttelfrost Durchfall Zittern Unruhe Muskelzuckungen Verwirrung Hyperreflexie Blutdruckanstieg Klonische Krämpfe EKG-Veränderung Agitiertheit Nierenschädigung Schweißausbruch Leberschädigung

Schwangerschaft und Stillzeit   Schwere Anfälle während der Schwangerschaft können mit Sumatriptan behandelt werden und sind auch in der Stillzeit (wegen kurzzeitiger Behandlung) nicht gefährlich.

Gegenanzeigen   Gegenanzeigen sind ein überstandener Herzinfarkt, ischämische Herzerkrankungen, koronare Vasospasmen und andere periphere Gefäßerkrankungen; auch Schlaganfallpatienten sollen keine Triptane erhalten. Eine gleichzeitige Gabe von MAO-Hemmern ist kontraindiziert.

Therapie des Serotoninsyndroms

Das Serotoninsyndrom, ein Zusammentreffen verschiedener und spezifischer Symptome, wurde lange Zeit nicht erkannt. Es tritt als Nebenwirkung von Arzneimitteln oder als Wechselwirkung mehrerer Arzneimittel auf, die in irgendeiner Weise Serotonin erhöhen (◧ Tab. 2.4).

Das Serotoninsyndrom dauert nur etwa 12 bis 24 Stunden und kann am besten mit Benzodiazepinen beherrscht werden. Auch das atypische Neuroleptikum Olanzapin[59]hat sich bewährt.

2.9.3 Eicosanoide

Vorkommen   Eicosanoide sind wichtige Mediatoren und Modulatoren, die nicht gespeichert sind, aber in den meisten Geweben aus Phospholipiden gebildet werden und an zahlreichen physiologischen und pathophysiologischen Prozessen beteiligt sind.

Vertreter und ihre Synthese   Eicosanoide sind die Metaboliten der Arachidonsäure, einer ungesättigten Fettsäure mit 20 C-Atomen („eicosa" = griech. „zwanzig"). Die wichtigsten Vertreter sind die

---

59   A, CH, D: Zyprexa

Prostaglandine, die Thromboxane und die Leukotriene. Zahlreiche spezifische und unspezifische Reize können die Synthese in Gang setzen. Der erste Schritt ist die Freisetzung der Arachidonsäure aus Phospholipiden mittels Phospholipase A_2, ein Schritt, der durch Glucocorticoide gehemmt werden kann. Aus Arachidonsäure werden dann in mehreren Schritten über den Cyclooxygenase-Weg die Prostaglandine PGE_2, PGD_2, $PGF_{2\alpha}$, PGI_2 und Thromboxan A_2 (TXA_2) gebildet. Die Cyclooxygenase (COX) existiert in zwei Isoformen, COX-1 und COX-2. COX-1 ist konstitutiv in vielen Geweben vorhanden und verantwortlich für Magenschutz, Nierendurchblutung und Hämostase. COX-2 wird bei entzündlichen Prozessen induziert, kommt aber auch in konstitutiver Form in einzelnen Geweben vor. Über den Lipoxygenaseweg entsteht Leukotrien (LT) A_4, welches zu LTB_4 und den Cysteinyl-Leukotrienen LTC_4, LTD_4 und LDE_4 umgewandelt werden kann.

Rezeptoren　Die Rezeptoren für die Eicosanoide sind G-Protein-gekoppelte Rezeptoren und entsprechend den fünf Gruppen der Eicosanoide in fünf Gruppen eingeteilt:

- EP_{1-4} für PGE_2
- DP_{1-2} für PGD_2
- IP für Prostacyclin
- FP für $PGF_{2\alpha}$ und
- TP für Thromboxan A_2

Funktionen

PGE_2 bewirkt über
- EP_1-Rezeptoren Kontraktionen der Bronchien und der glatten Muskulatur im Darm,
- EP_2-Rezeptoren eine Erschlaffung der Bronchien und der glatten Muskulatur im Darm sowie Gefäßerweiterung und Stimulation der intestinalen Sekretion.
- EP_3-Rezeptoren eine Hemmung der Säuresekretion und eine Stimulation der Schleimsekretion im Magen sowie eine Hemmung der Lipolyse und Kontraktion des schwangeren Uterus.
- EP4-Rezeptoren Vasodilatation und Erhöhung der Nierendurchblutung.

Prostaglandin E_2 spielt eine wichtige Rolle bei der Entzündung und moduliert Schmerz ohne selbst Schmerz auszulösen.

PGD_2 bewirkt über
- PGD_1-Rezeptoren eine Hemmung der Plättchenaggregation und Vasodilatation.
- PGD_2-Rezeptoren Chemotaxis und Zytokinfreisetzung.

PGI_2 bewirkt über IP-Rezeptoren Vasodilatation, Hemmung der Plättchenaggregation, Renin-Freisetzung und Natriuresis.

$PGF_{2\alpha}$ bewirkt über FP-Rezeptoren Uteruskontraktion.

Thromboxan A_2 bewirkt über TP-Rezeptoren Vasokonstriktion und Plättchenaggregration.

Therapeutische Angriffspunkte
- Verminderung der PGE_2-Bildung durch COX-1- und COX-2-Hemmung mittels NSAR vermindert Schmerz und Entzündung. Blockade der COX-1 in Thrombozyten mit Acetylsalicylsäure hemmt die Plättchenaggregration und dient zur Thromboseprophylaxe.
- Verminderung der PGE_2-Bildung im Temperaturzentrum durch Paracetamol, Acetylsalicylsäure oder NSAR bewirkt Fiebersenkung.

Therapeutische Anwendung
- Die Prostaglandin-E-Derivate Iloprost[60] und Alprostadil[61] werden bei arterieller Verschlusskrankheit und letzteres auch bei erektiler Dysfunktion eingesetzt. Sulproston[62] und Dinoproston[63] dienen zur Wehenförderung.
- Latanoprost[64] und Bimatoprost[65] werden lokal bei Glaukom zur Senkung des Augeninnendrucks eingesetzt.
- Misoprostol[66] dient der Ulkusprophylaxe bei Verwendung nichtsteroidaler Antirheumatika.
- Lubiproston[67] ist zur Behandlung der chronisch-idiopatischen Verstopfung zugelassen.

60　A, CH, D: Ilomedin

61　A: Alprostadil; CH: Prostin VR; D. Miniprog, Caverject

62　A, CH, D: Nalador

63　A, CH: Prostin; D: Minproston

64　A, D: Latanoprost; CH: –

65　A, CH, D: Lumigan

66　A: Cyprostol; CH: Cytotec D: Arthotec

67　A: –; CH, D: Amitiza

Nebenwirkungen der PG-Derivate   Übelkeit, Durchfall, Flush, Kopfschmerzen und Bauchkrämpfe.

Leukotriene

Rezeptoren   Auch die Leukotrien-Rezeptoren sind G-Protein-gekoppelte Rezeptoren.

LTB_4 bewirkt über den Inositol-Stoffwechsel Chemotaxis, Zytokin-Produktion und Proliferation in Makrophagen und Lymphozyten. Die Cysteinyl-Leukotriene LTC_4, LTD_4 und LTE_4 verursachen Verengung der Bronchien und bewirken Schleimsekretion, Hyperreaktivität und Husten.

Therapeutische Angriffspunkte   Blockade der Cysteinyl-Leukotrien-Rezeptoren mit Montelukast[68] findet Anwendung bei der Therapie des Asthma bronchiale. Neuere Substanzen sind Zafirlukast und Pranlukast.

Renin-Angiotensin-Aldosteron-System

Das RAA-System ist maßgeblich an der Blutdruckregulation beteiligt. Renin ist ein Glykoprotein, das bei Abfall des renalen Perfusionsdruckes, bei Abnahme der Natriumkonzentration im Organismus und über β_1-Rezeptoren durch den Sympathikus freigesetzt wird. Renin spaltet aus dem Angiotensinogen aus der Leber das Dekapeptid Angiotensin I ab. Dieses bildet unter Einwirkung des Angiotensinkonversionsenzyms (ACE) das Octapeptid Angiotensin II. Angiotensin II verursacht über AT_1-Rezeptoren Vasokonstriktion, Aldosteronbildung und Sympathikusaktivierung.

Therapeutische Anwendung   Drei Begriffspunkte im RAA-System erlauben eine wirksame Behandlung des Bluthochdrucks. Der sogenannte Renin-Inhibitor Aliskiren bindet direkt an die Protease Renin und verhindert dadurch die Umwandlung von Angiotensinogen in Angiotensin I. Die ACE-Hemmer wie Captopril, Enalapril, Lisinopril u. a. hemmen die Bildung von Angiotensin II aus Angiotensin I. Die AT_1-Antagonisten, die sogenannten Sartane wie Losartan, Irbesartan, Valsartan u. a. hemmen über den AT_1-Rezeptor die Wirkung von Angiotensin II vor allem auf die Gefäßkontraktion. Diese Therapieprinzipien sind heute aus der Behandlung des Bluthochdrucks nicht mehr wegzudenken.

---

68   A, CH, D: Singulair

Blut, Blutdruck und Durchblutung

© Springer-Verlag GmbH Deutschland 2018
E. Beubler, *Kompendium der Pharmakologie*,
https://doi.org/10.1007/978-3-662-54559-1_3

3.1   Blutstillung (Hämostasis) und Thrombose

Blut besteht aus Blutplasma, zusammengesetzt aus Blutserum und Fibrinogen, und den Blutkörperchen mit den roten (Erythrozyten) und weißen Blutkörperchen (Leukozyten) sowie den Blutplättchen (Thrombozyten). Für die Blutstillung verantwortlich sind das mit dem Fibrinogen in Verbindung stehende Blutgerinnungssystem und die Blutplättchen. Blutgerinnung ist lebensnotwendig für den Verschluss beschädigter Blutgefäße. Dabei spielen die Plättchenaggregation und die Blutkoagulation zusammen. Eine Thrombose ist ein pathologischer Zustand, der im venösen Schenkel durch Koagulation des Plasmas unter geringer Beteiligung der Blutplättchen und im arteriellen Schenkel in Verbindung mit Atherosklerose und einem großen Anteil an Blutplättchen abläuft. Ein Thrombus kann mit dem Blut weggespült werden und dann die Blutzufuhr zur Lunge (Lungenembolie) oder die Herzkranzgefäße (Herzinfarkt) verstopfen. In dieses Geschehen kann man mit Antikoagulanzien bzw. mit Thrombozytenaggregationshemmern eingreifen (◘ Tab. 3.1).

◘ **Tab. 3.1** Arzneimittel für das Blut

Injizierbare Antikoagulanzien	Niedermolekulares Heparin wie z. B.
	Dalteparin[a]
	Enoxaparin[b]
	Argatroban[c]
Orale Antikoagulanzien	Phenprocoumon[d]
	Dabigatran[e]
	Rivaroxaban[f]
	Edoxaban[g]
	Apixaban[h]
Fibrinolytika	Tenecteplase[i]
	Alteplase[j]
Thrombozytenaggregationshemmer	Acetylsalicylsäure
	Clopidogrel[k]
	Prasugrel[l]
	Ticagrelor[m]

[a] A, CH, D: Fragmin
[b] A: Lovenox; CH, D: Clexane
[c] A, D: Argatra; CH: –
[d] A, CH: Marcoumar; D: Marcumar
[e] A, D: Pradaxa; CH: –
[f] A, CH, D: Xarelto
[g] A, CH, D: Lixiana
[h] A, CH, D: Eliquis
[i] A, CH, D: Metalyse
[j] A, CH, D: Actilyse
[k] A, CH, D: Plavix
[l] A, CH, D: Efient
[m] A: Brilique; CH, D: Brilinta

3.1.1 Antikoagulanzien

Vertreter
- Injizierbare Antikoagulanzien
  - Unfraktioniertes Heparin[1]
  - Niedermolekulares Heparin
  - Heparinoide (topisch)[2]
  - Fondaparinux[3]
  - Argatroban[4]
- Orale Antikoagulanzien
  - Phenprocoumon[5]
  - Acenocoumarol[6]
  - Warfarin[7]
  - Dabigatran[8]
  - Rivaroxaban[9]
  - Apixaban[10]
  - Edoxaban[11]

Injizierbare Antikoagulanzien
Heparin
Heparin ist ein körpereigenes Gemisch aus verschiedenen Mucopolysacchariden. Es hemmt Blutgerinnungsfaktoren, sodass es nicht zur Thrombenbildung kommt. Der Mechanismus der Wirkung ist eine Antithrombin-III-Aktivierung und in der Folge eine Hemmung von Thrombin. Unfraktioniertes Heparin bindet sowohl an Antithrombin III als auch an Thrombin, während niedermolekulares Heparin nur an Antithrombin III bindet, das in der Folge direkt den Faktor Xa hemmt.

Unfraktioniertes Heparin
Wirkungsmechanismus Unfraktioniertes Heparin aktiviert Antithrombin III, welches in der Folge Thrombin und Faktor Xa hemmt.

Wirkung Unfraktioniertes Heparin weist eine stark antithrombotische und antikoagulatorische Wirkung auf.

Dosierung Je nach Indikation 5 000–20 000 IE alle 6 bis 12 Stunden

Wirkungseintritt und -dauer Die Wirkung tritt sehr rasch ein und hält, in Abhängigkeit von der Dosis, 6 bis 12 Stunden an.

Applikationsform Durchstichflaschen zur mehrmaligen Entnahme und intravenösen oder subkutanen Injektion.

Unfraktionierte Heparine sind heute weitgehend von niedermolekularen Heparinen aus der Therapie verdrängt und sollen daher nicht genauer besprochen werden.

Niedermolekulare Heparine

Vertreter
- Certoparin[12]
- Dalteparin[13]
- Danaparoid[14]
- Enoxaparin[15]
- Nadroparin[16]
- Reviparin[17]
- Tinzaparin[18]
- Bemiparin[19]

---

1   A, CH, D: Heparin

2   A, CH, D: Hirudoid

3   A, CH, D: Arixtra

4   A, CH, D: Argatra; CH: –

5   A, CH: Marcoumar; D: Marcumar

6   A, CH: Sintrom; D: –

7   A: –; CH: –; D: Coumadin

8   A, CH, D: Pradaxa

9   A, CH, D: Xarelto

10   A, CH, D: Eliquis

11   A, CH, D: Lixiana

12   A, CH: Sandoparin; D: Mono-Embolex

13   A, CH, D: Fragmin

14   A, CH, D: Orgaran

15   A: Lovenox; CH, D: Clexane

16   A: Fraxiparin; CH: Fraxiparine; D: Fraxiparin

17   A, CH: –; D: Clivarin

18   A, CH: –; D: Innohep

19   A: Ivor; CH, D: –

Wirkungsmechanismus   Niedermolekulare Heparine entfalten ihre Wirkung hauptsächlich über den Faktor Xa.

Wirkung   Sie besitzen in erster Linie eine ausgeprägte antithrombotische Wirkung, die antikoagulatorische Potenz ist geringer.

Unerwünschte Wirkungen   Die wichtigsten Nebenwirkungen sind Blutungen, die nach der Therapie wieder verschwinden bzw. durch Protaminsulfat antagonisiert werden können. Eine gefährliche Nebenwirkung ist die Heparin-induzierte Thrombozytopenie (HIT). Weitere Nebenwirkungen sind allergische Reaktionen, Hautnekrosen, reversible Haarausfälle und bei Langzeittherapie Osteoporose. An der Einstichstelle kann es zu Hautblutungen kommen.

Dosierung   Je nach Indikation etwa 2 500–5 000 IE pro Tag.

Wirkungseintritt und -dauer   Die Wirkung von niedermolekularem Heparin tritt ebenfalls sofort ein, hält aber länger an, sodass nur 1 bis 2 Gaben pro 24 Stunden nötig sind.

Applikationsformen   Hauptsächlich Spritzampullen (fertige, den Wirkstoff enthaltende Injektionsspritzen für einmalige subkutane Applikation), ferner Ampullen und Durchstichflaschen zur mehrmaligen Entnahme.

Wechselwirkungen   Gleichzeitige Gabe von Thrombozytenaggregationshemmern verstärkt die Blutungsgefahr. Zahlreiche wirkungsverstärkende und wirkungshemmende Wechselwirkungen mit anderen Arzneimitteln sind bekannt und müssen den jeweiligen Fachinformationen entnommen werden.

Schwangerschaft und Stillzeit   Heparine können in der Schwangerschaft bedenkenlos angewendet werden und gehen auch nicht in die Muttermilch über.

Gegenanzeigen   Bei bestehenden Blutungen, Magen- und Darmgeschwüren, schweren Leber-, Nieren- und Pankreaserkrankungen sowie diabetischer Retinopathie sind Heparine kontraindiziert.

Fondaparinux[20]

Fondaparinux ist ein vollsynthetisch hergestelltes Pentasaccharid mit hoch selektiver Wirkung auf die Blutgerinnung auf der Stufe Faktor Xa. Die Wirkung ist gut steuerbar, eine Dosis von 2,5 mg ist für alle Patienten ausreichend. Der selektive Angriffspunkt an einer zentralen Stelle der Gerinnungskaskade bedingt wenig Nebenwirkungen hinsichtlich Blutungen und Hämatomen. Von besonderer Bedeutung ist das Fehlen einer Thrombozytopenie.

Heparinoide

Heparinoide sind Substanzen mit Heparin-artiger Wirkung, die zur Behandlung von Patienten mit Heparin-induzierter Thrombozytopenie eingesetzt werden. Ein Vertreter ist Danaparoidnatrium[21], das zur Thromboseprophylaxe bei Patienten mit Heparin-induzierter Thrombozytopenie II verwendet wird.

Darüber hinaus gibt es eine Reihe synthetisch gewonnener Heparinoide zur topischen Anwendung, deren Wirksamkeit aber umstritten ist.

Hirudine

Hirudin ist das antikoagulierende Prinzip aus dem Blutegel. Mithilfe rekombinanter DNA-Techniken wurden synthetische Hirudine wie Desirudin[22] und Bivalirudin[23] erzeugt und zur Antikoagulanzientherapie bei Heparin-induzierter Thrombozytopenie, respektive zur Prophylaxe tiefer Beinvenenthrombosen bei Hüft- und Kniegelenkersatzoperationen zugelassen. Hirudine sind im Gegensatz zu den Heparinen direkte Thrombinhemmer, d. h. sie wirken ohne Beteiligung von Antithrombin.

---

20   A, CH, D: Arixtra

21   A, CH, D: Organan

22   A: Revasc; CH, D: –

23   A, CH, D: Angiox

Orale Antikoagulanzien
Cumarine

Vertreter
- Phenprocoumon[24]
- Acenocoumarol[25]
- Warfarin[26]

Wirkungsmechanismus　Cumarine hemmen die Vitamin-K-Synthese und damit die Synthese wichtiger Gerinnungsfaktoren. Der Wirkungseintritt ist entsprechend langsam.

Wirkung　Vitamin K ist für die Synthese einer Reihe von Blutgerinnungsfaktoren notwendig. Die Cumarine hemmen die Vitamin-K-Synthese und werden daher auch als Vitamin-K-Antagonisten bezeichnet. Die Wirkung tritt erst auf, wenn alle bereits synthetisierten Gerinnungsfaktoren verbraucht sind. Cumarine sind daher für die Langzeitprophylaxe und für die Therapie von Thromboembolien indiziert. Andererseits erhöhen Cumarine die Plättchenaggregation.

Dosierung　Phenprocoumon: 1,5–3 mg pro Tag; Acenocoumarol: 2–12 mg pro Tag; Warfarin: 5–10 mg pro Tag

Wirkungseintritt und -dauer　Wegen des Wirkungsmechanismus gibt es einen verzögerten Wirkungseintritt (1 bis 3 Tage). Die Dosierung erfolgt einmal täglich, eine Überprüfung der Blutgerinnung ist in regelmäßigen Abständen notwendig. Der dafür verwendete Quicktest wurde nunmehr durch die International-normalized-Ratio (INR) abgelöst. Ein INR von 4,5 (entspricht etwa einem Quick-Wert von 15 %) soll nicht überschritten werden.

Applikationsformen　Zur genauen individuellen Dosierung gibt es Tabletten mit Kreuzbruchrillen.

Unerwünschte Wirkungen　Ähnlich wie bei Heparinen kann es zu Blutungen kommen.

Wechselwirkungen　Cumarine haben eine sehr geringe therapeutische Breite und weisen eine große Anzahl an Wechselwirkungen mit anderen Arzneimitteln auf. In jedem Fall ist zu überprüfen, ob ein Arzneimittel zusammen mit Cumarinen gegeben werden darf. Vor allem zu beachten ist, dass nichtsteroidale Antirheumatika (NSAR) die Gefahr gastrointestinaler Blutungen extrem verstärken können. Auch Allopurinol, Fibrate und trizyklische Antidepressiva können die Gefahr von Blutungen unter Cumarinen erhöhen. Carbamazepin, Diuretika und Glucocorticoide können die Wirkung von Cumarinen vermindern.

Schwangerschaft und Stillzeit　In der Schwangerschaft sind Cumarine kontraindiziert, da sie die Plazentaschranke überschreiten und die Frucht gefährden. In der Stillzeit sind Phenprocoumon[27] und Acenocoumarol[28] unbedenklich.

Gegenanzeigen　Erhöhte Blutungsbereitschaft, Lebererkrankungen, Niereninsuffizienz und Thrombozytopenie. Ferner Ulzera im Magen-Darm-Bereich, Traumen oder chirurgische Eingriffe am ZNS und TBC.

Aufhebung der Wirkung　Durch Gabe von Vitamin-K-Präparaten wie **Phytomenadion**[29] kann die Wirkung der Cumarine aufgehoben werden.

24　A, CH: Marcoumar; D: Marcumar

25　A, CH: Sintrom; D: –

26　A, CH: –; D: Coumadin

27　A, CH: Marcoumar; D: Marcumar

28　A, CH: Sintrom; D: –

29　A, CH, D: Konakion

30　A, D: Pradaxa; CH: –

Andere orale Antikoagulanzien
Dabigatran[30]

Verabreicht wird die Prodrug Dabigatranextexilat, das in der Leber die wirksame Form Dabigatran bildet. Dabigatran blockiert kompetitiv und reversibel Thrombin und hemmt dadurch die Umwandlung von Fibrinogen zu Fibrin. Da es auch Fibringebundenes Thrombin hemmt, wird zusätzlich die Thrombin-induzierte Plättchenaggregation verhindert. Wechselwirkungen mit anderen Arzneimitteln über das Cytochrom-P-450-System werden weitgehend ausgeschlossen. Die häufigste Nebenwirkung ist die Blutung. Besondere Vorsicht ist geboten bei Kombination mit anderen Hemmern der Blutgerinnung wie Cumarinen, NSAR, aber auch Verapamil, Rifampicin, Clarithromycin, Johanniskraut und Amiodaron. Indiziert ist Dabigatran zur venösen Thromoembolieprophylaxe nach selektivem Knie- oder Hüftgelenkersatz.

Aufhebung der Wirkung   Durch Gabe von **Idarucizumab**[31] kann die Wirkung von Dabigatran innerhalb weniger Minuten aufgehoben werden.

Faktor-Xa-Hemmstoffe

- Rivaroxaban[32]
- Apixaban[33]
- Edoxaban[34]

Rivaroxaban ist ein direkter Faktor-Xa-Hemmstoff, kann ebenfalls peroral gegeben werden und dient zur postoperativen Prophylaxe tiefer Beinvenenthrombosen sowie zur primären Thromboseprophylaxe nach selektiver Hüft- und Kniegelenkersatzoperation. Im Vergleich zu Enoxaparin gibt es unter Rivaroxaban weniger Thromoembolien bei gleichen Nebenwirkungen, was Blutungen betrifft. Inhibitoren von CYP3A4 und von P-Glykoprotein können den Blutspiegel von Rivaroxaban, Apixaban und Edoxaban erhöhen.

3.1.2 Fibrinolytika

Vertreter
- Körpereigene Substanzen
  - Urokinase
  - Gewebeplasminogenaktivator bzw. Reteplase[35]
  - Alteplase[36]
  - Tenecteplase[37]
- Körperfremde Stoffe
  - Streptokinase

Fibrinolytika lösen Thromben auf. Wichtig ist es, die Therapie möglichst rasch nach der Thrombenbildung zu beginnen. Wegen der Blutungsgefahr soll die Behandlung mit Fibrinolytika an einer Klinik durchgeführt werden.

Wirkungsmechanismus   Fibrinolytika fördern die Umwandlung des körpereigenen Plasminogen in Plasmin, das dann als Protease Fibrin in lösliche Bruchstücke abbaut.

Wirkung   Fibrinolytika lösen das Fibrinnetzwerk frischer Thromben auf.

Applikationsformen   Injektions- oder Infusionslösungen

Wirkungseintritt und Wirkungsdauer   Abhängig von der Größe des Thrombus. Je schneller nach Thrombenbildung die Therapie begonnen wird, desto erfolgreicher wird sie verlaufen.

Unerwünschte Wirkungen   Es treten Blutungen an den Punktionsstellen sowie im Gastrointestinaltrakt, in der Lunge und im ZNS auf. Bei zu starker Hemmung der Blutgerinnung kann die Wirkung der Fibrinolytika durch Aprotinin aufgehoben werden.

---

31   A, D: Praxbind; CH: –

32   A, CH, D: Xarelto

33   A, CH, D: Eliquis

34   A, CH, D: Lixiana

35   A, CH: –; D: Rapilysin

36   A, CH, D: Actilyse

37   A, CH, D: Metalyse

Schwangerschaft und Stillzeit Fibrinolytika dürfen in der Schwangerschaft bei vitalen Indikationen eingesetzt werden. Nach Anwendung von Fibrinolytika darf weiter gestillt werden.

Gegenanzeigen Die gleichen wie bei einer Antikoagulationstherapie.

3.1.3 Antifibrinolytika

Vertreter
- Aprotinin[38]
- Tranexamsäure[39]

Bei bestimmten pathologischen Zuständen und nach Operationen im Urogenitaltrakt ist eine gesteigerte Fibrinolyse zu beobachten. In solchen Fällen werden unter strenger Kontrolle Hemmstoffe der Fibrinolyse (Antifibrinolytika) verabreicht.

3.1.4 Thrombozytenaggregationshemmer

Vertreter
- Acetylsalicylsäure (ASS)
- Clopidogrel[40]
- Prasugrel[41]
- Abciximab[42]
- Tirofiban[43]
- Eptifibatid[44]

---

38   Trasylol; CH, D: –

39   A, CH, D: Cyklokapron

40   A, CH, D: Plavix

41   A, CH, D: Efient

42   A, CH, D: ReoPro

43   A, CH, D: Aggrastat

44   A, CH, D: Integrilin

- Ticagrelor[45]
- Vorapaxar[46]
- Ticlopidin (2. Wahl)[47]

Thrombozytenaggregationshemmer werden zur Prophylaxe und Therapie thromboembolischer Erkrankungen eingesetzt. Besonders wirksam sind sie zur Verhinderung arterieller Thrombosen, da diese sich an atherosklerotischen Veränderungen vorwiegend durch Plättchenthromben bilden.

Umgangssprachlich werden Thrombozytenaggregationshemmer wie auch die Antikoagulanzien fälschlicherweise als „Blutverdünner" bezeichnet.

Acetylsalicylsäure (ASS)

Acetylsalicylsäure ist der wichtigste Thrombozytenaggregationshemmer.

Wirkungsmechanismus Acetylsalicylsäure azetyliert irreversibel die Cyklooxygenase-1 (COX-1) in den Blutplättchen, die dieses Enzym nicht nachbilden können und deren Aggregationsfähigkeit über Thromboxan A2 (TXA2) daher zeitlebens gehemmt bleibt. Daneben azetyliert Acetylsalicylsäure auch die Cyclooxygenasen im Gefäßendothel und verhindert dort die Bildung von Prostacyclin (PGI2), dem Gegenspieler von TXA2. Da im Gefäßendothel die Cyclooxygenasen wieder synthetisiert werden können, bleibt als Summeneffekt ein thrombozytenaggregationshemmender Effekt übrig.

Wirkungen Für die Sekundärprophylaxe thromboembolischer Ereignisse wie Schlaganfall oder Herzinfarkt ist die Gabe von niedrig dosierter Acetylsalicylsäure (30–100 mg/Tag) äußerst wirksam. Vor einer Anwendung von Acetylsalicylsäure bei

---

45   A, CH, D: Brilique

46   A: Zontivity; CH, D: –

47   A: Tiklid; CH: –; D: Tiklyd

gesunden Menschen wird abgeraten, da die Nebenwirkungsrate höher ist als der zu erwartende Nutzen.

Dosierung   30–100 mg pro Tag

Wirkungseintritt und Wirkungsdauer   Nach oraler Applikation werden die Blutplättchen bereits in der Pfortader azetyliert, sodass für die Azetylierung der Cyclooxygenasen in peripheren Gefäßsystemen und damit der Hemmung der PGI2-Bildung nur noch wenig Acetylsalicylsäure zur Verfügung steht. Die Wirkung auf die Blutplättchen hält etwa 8 bis 10 Tage an.

Nebenwirkungen   Die wichtigsten Nebenwirkungen sind Blutungen im oberen und unteren Gastrointestinaltrakt. Daneben kann es noch zu vermehrter Leukotrienbildung und damit zu asthmaartigen Zuständen kommen. Andere Nebenwirkungen sind bei dieser geringen Dosis nicht zu erwarten.

Kombinationen   In schweren Fällen ist eine Kombination mit Clopidogrel sinnvoll.

Wechselwirkungen   Die gleichzeitige Einnahme von Acetylsalicylsäure mit anderen Arzneimitteln kann zu Verstärkung oder Abschwächung ihrer Wirkung führen. Acetylsalicylsäure hemmt z. B. die blutdrucksenkende Wirkung der ACE-Hemmer. Bei gleichzeitiger Einnahme blutgerinnungshemmender Stoffe steigt die Blutungsgefahr. Bei gleichzeitiger Einnahme von Antirheumatika (NSAR) steigt die Nebenwirkungsrate im Magen-Darm-Trakt. Gleichzeitige Gabe von Ibuprofen verhindert die aggregationshemmende Wirkung von Acetylsalicylsäure. Bei Kombination mit selektiven COX-2-Hemmern geht die Selektivität dieser Arzneimittel verloren.

Schwangerschaft und Stillzeit   In den letzten 3 Schwangerschaftsmonaten soll Acetylsalicylsäure nicht angewendet werden. Während der ersten 6 Monate der Schwangerschaft und während der Stillzeit soll Acetylsalicylsäure nur bei zwingender Indikation verwendet werden.

Kontraindikationen   Nicht angewendet werden darf Acetylsalicylsäure bei bestehenden Magen- und Darmulzera sowie bei Niereninsuffizienz.

Clopidogrel[48]

Clopidogrel bzw. sein aktiver Metabolit blockiert die Bindung von Adenosindiphosphat (ADP) an den purinergen Rezeptor des Subtyps P2Y12 am Thrombozyten und kann bei Unverträglichkeit von Acetylsalicylsäure oder in schweren Fällen in Kombination mit Acetylsalicylsäure verwendet werden.

Wirkungsmechanismus   Clopidogrel hemmt die ADP-induzierte Vernetzung der Thrombozyten über den Glykoprotein-IIb/IIIa-Rezeptorkomplex.

Wirkung   Clopidogrel wird bei Patienten mit Unverträglichkeit gegen Acetylsalicylsäure zur Vorbeugung von Schlaganfällen und Herzinfarkten sowie nach koronaren Stent-Implantationen eingesetzt.

Wirkungseintritt und Wirkungsdauer   Die Wirkung ist irreversibel und hält daher nach Absetzen etwa 5–10 Tage an.

Nebenwirkungen   Aufgrund der Wirkung treten vermehrt Blutungen auf, gastrointestinale Nebenwirkungen sind seltener als unter Acetylsalicylsäure.

Kombinationsmöglichkeiten   Eine Kombination mit Acetylsalicylsäure ist möglich. Die Kombination mit anderen Arzneimitteln hat keine Auswirkung auf den Effekt.

Wechselwirkungen   Bei Kombination mit blutgerinnungshemmenden Stoffen wird die Blutungsneigung erhöht, ebenfalls bei Kombination mit NSAR.

Kalziumantagonisten wie Nifedipin, Nitrendipin und Amlodipin hemmen die Wirkung von Clopidogrel.

Schwangerschaft und Stillzeit   Wegen eines Mangels an Daten ist in Schwangerschaft und Stillzeit Vorsicht geboten.

Prasugrel[49]

Prasugrel ist wie Clopidogrel eine Vorstufe und wird in der Leber in den aktiven Metaboliten umgewandelt.

---

48   A, CH, D: Plavix

49   A, CH, D: Efient

Dieser bindet am P2Y12-Adenosinrezeptor der Thrombozyten. In der Folge unterbleibt die Thrombozytenaktivierung über den Glykoprotein-IIb/IIIa-Rezeptorkomplex. Die Blockade ist wie bei Acetylsalicylsäure irreversibel. Prasugrel wird allein oder in Kombination mit Acetylsalicylsäure beim akuten Koronarsyndrom oder nach Stent-Implantation eingesetzt. Die häufigsten Nebenwirkungen sind schwere Blutungen.

Abciximab[50]

Abciximab besteht aus Fragmenten von Antikörpern, die das Bindeprotein Glykoprotein IIb/IIIa blockieren, sodass sich Thrombozyten nicht verbinden können. Abciximab wird intravenös verabreicht. Seine Anwendung ist nur dem erfahrenen Therapeuten vorbehalten. Eine Kombination mit Acetylsalicylsäure oder blutgerinnungshemmenden Stoffen ist möglich.

Ticagrelor[51]

Ticagrelor ist wie Clopidogrel und Prasugrel ein Hemmstoff des Adenosinrezeptors am Thrombozyten. Es ist keine Prodrug, wirkt also ohne Metabolisierung und die Bindung ist reversibel. Die Plättchen sind also nach 2 bis 3 Tagen wieder funktionsfähig. Nebenwirkungen können sein: Dyspnoe, Herzrhythmusstörungen und erhöhte Harnsäure; die Blutungshäufigkeit wird als gering eingeschätzt.

Tirofiban[52] und Eptifibatid[53]

Sie blockieren ebenfalls das Bindeprotein Glykoprotein IIb/IIIa, sind aber keine Antikörper. Sie werden intravenös zugeführt. Sie werden bei instabiler Angina pectoris zur Reduktion von Zwischenfällen angewendet.

Vorapaxar[54]

Vorapaxar ist ein Thrombin-Rezeptor-Antagonist und hemmt die Thrombin-induzierte Thrombozytenaggregation und die durch das Thrombinrezeptor-aktivierende Peptid (TRAP) induzierte Thrombozytenaggregation, ohne Koagulationsparameter zu beeinflussen.

3.2   Anämien

Man unterscheidet Eisenmangelanämien, perniziöse Anämien, makrozytäre Anämien und renale Anämien (◨ Tab. 3.2).

3.2.1   Eisenmangelanämie

Die Eisenmangelanämie ist die häufigste Anämieform, bei der der Hämoglobingehalt stärker erniedrigt ist als die Erythrozytenzahl (hypochrome Anämie). Die Ursachen können erhöhter Eisenbedarf (in der Schwangerschaft), ein erhöhter Eisenverlust (Blutungen) oder eine verminderte Eisenzufuhr (Eisengehalt der Nahrung) sein. Die Therapie besteht in oraler oder – als Ausnahme – in parenteraler Zufuhr von Eisen.

- **Eisenpräparate**

Zur oralen Zufuhr gibt es eine Reihe von Eisen-2-Salzen, die mehr oder minder gleichwertig sind. Eine Retardform ist nicht sinnvoll, da die Resorption nur

◨ **Tab. 3.2** Arzneimittel zur Behandlung von Anämien	
Eisenmangelanämien	Eisen-2-Salze (oral) Eisen-3-Verbindungen (parenteral)
Pernizöse Anämien	Cyanocobalamin (Vitamin B 12)
Macrocytäre Anämien	Folsäure
Renale Anämien	Erythropoetin

50   A, CH, D: ReoPro

51   A, CH, D: Brilique

52   A, CH, D: Aggrastat

53   A, CH, D: Integrilin

54   A: Zontivity; CH, D: –

im oberen Dünndarm erfolgt. Auch eine Kombination mit Vitaminen ist überflüssig. Eine parenterale Zufuhr von Eisen-3-Komplex-Verbindungen ist nur in Ausnahmenfällen notwendig.

3.2.2 Perniziöse Anämie

Diese Form der Anämie entsteht durch lang andauernden Vitamin-B12-Mangel. Dieser entsteht durch einen Mangel am Intrinsic-factor, der für die Resorption von Vitamin B12 notwendig ist. Die Therapie reduziert sich auf die parenterale Applikation von Vitamin-B12-Präparaten. Dies ist die einzig gesicherte Indikation für Vitamin B12.

3.2.3 Folsäuremangelanämie

Folsäure gehört wie Vitamin B12 zu den Vitaminen der B-Gruppe. Zur Therapie werden Folsäurepräparate in einer Dosierung von 10–20 mg oral oder 1–5 mg parenteral täglich verabreicht.

3.2.4 Renale Anämien

Bei Nierenerkrankungen kann es zu einer Anämie kommen, die auf einem Mangel an Erythropoetin beruht. Erythropoetin regt im Knochenmark die Bildung der roten Blutkörperchen an. Ein Mangel an Erythropoetin wird durch intravenöse und subkutane Zufuhr ausgeglichen. Als Nebenwirkung ist eine Zunahme des Blutdrucks und der Gerinnungsneigung zu beachten.

3.3 Bluthochdruck

Die häufigste chronische Hypertonieform ist die sogenannte essenzielle Hypertonie, bei der zu Beginn der Erkrankung im Allgemeinen das Herzzeitvolumen erhöht ist, später der periphere Widerstand in Folge einer Vasokonstriktion steigt und das Herzzeitvolumen wieder in den Normbereich zurückgeht. Die Risiken einer unbehandelten Hypertonie liegen in einer erhöhten Anfälligkeit für Schlaganfall, koronare Herzkrankheit, Myokardinfarkt und Niereninsuffizienz. Nichtmedikamentöse Maßnahmen zur Vorbeugung sind ausreichende Bewegung, Reduktion von Kochsalz und gesättigten Fettsäuren, reichlich Früchte und Pflanzenfasern sowie Reduktion von Gewicht, Alkohol- und Zigarettenkonsum. Die Arzneitherapie folgt einem Stufenplan, beginnend mit Saluretika oder β-Blockern, respektive der Kombination, ferner ACE-Hemmern, Angiotensin-Rezeptorantagonisten und als Ausweichpräparate Kalziumantagonisten. Antihypertensiva sollen nicht hoch dosiert werden, eine Kombination verschiedener Wirkprinzipien ist zu bevorzugen. Ein großes Problem in der Therapie ist die Compliance, da Blutdrucksenkung subjektiv unangenehm ist. Regelmäßige Kontrollen erleichtern eine optimale Einstellung (◘ Tab. 3.3).

◻ Tab. 3.3 Arzneimittel für die Behandlung von Bluthochdruck

Saluretika	Hydrochlorothiazid[a]
	Chlortalidon[b]
β-Blocker	Atenolol[c]
	Metoprolol[d]
ACE-Hemmer	Captopril[e]
	Enalapril[f]
	Lisinopril[g]
AT_1-Rezeptorant-agonisten (Sartane)	Losartan[h]
	Valsartan[i]
Reninantagonist	Aliskiren[j]
Kalziumantago-nisten	Amlodipin[k]
	Nifedipin[l]
$α_1$-Blocker	Doxazosin[m]
	Urapidil[n]
$α_2$-Rezeptoragon-isten	Clonidin[o]
	Moxonidin[p]
	Methyldopa[q]
Andere Vasodilata-toren	Dihydralazin[r]
	Minoxidil[s]
	Diazoxid[t]

[a] In vielen Kombinationen
[b] In vielen Kombinationen
[c] A, CH, D: Tenormin
[d] A, CH, D: Beloc
[e] A, CH, D: Captopril
[f] A: Renitec; CH: Reniten; D: Xanef
[g] A: Acemin; CH, D: Lisinopril
[h] A, CH: Cosaar; D: Lorzaar
[i] A, CH, D: Diovan
[j] A, CH, D: Rasilez
[k] A, CH, D: Norvasc
[l] A, CH, D: Adalat
[m] A: Supressin; CH: Cardura; D: Cardular PP
[n] A, CH, D: Ebrantil
[o] A, CH, D: Catapresan
[p] A: Moxonidin; CH: Physiotens; D: Cynt
[q] A: Aldometil; CH: Aldomet D: Presinol
[r] A: -; CH: -; D: Nepresol
[s] A, CH: Loniten; D: Lonolox
[t] A: -; CH, D: Proglicem

3.3.1 Diuretika

Wirkungen   Die Basis jeder Hochdrucktherapie ist die Verminderung des Kochsalzbestandes des Körpers, der durch Saluretika wirksam gesenkt werden kann. Der Wirkungsmechanismus der Saluretika ist nicht wirklich geklärt. Am Anfang kommt es zu Natrium- und Flüssigkeitsausscheidung und damit zur Verminderung des extrazellulären und des Herzzeitvolumens. Während sich das Herzzeitvolumen nach einiger Zeit normalisiert, bleibt der periphere Widerstand abgesenkt. Verwendet werden hauptsächlich die langwirksamen Saluretika, Hydrochlorothiazid und Chlorthalidon. Schleifendiuretika wie Furosemid sind mit Triamteren kombiniert, um dem Kaliumverlust entgegen zu wirken (▶ Kap. 7).

Nebenwirkungen   Die wichtigste Nebenwirkung ist der Kaliumverlust, eine damit verbundene verminderte Glukosetoleranz und in Einzelfällen Impotenz.

Wechselwirkungen   NSAR können die Wirkung der Diuretika aufheben.

3.3.2 β-Blocker

Vertreter
— $β_1$-selektive β-Blocker
  – Atenolol[55]
  – Bisoprolol[56]
  – Metoprolol[57]
  – Esmolol[58]
  – Betaxolol[59]

55   A, CH, D: Tenormin

56   A, CH, D: Concor

57   A, CH, D: Beloc

58   A, CH, D: Brevibloc

59   A, CH: Betoptic; D: Betoptima

- β-Blocker mit zusätzlich vasodilatierender Komponente
  - Celiprolol[60]
  - Nebivolol[61]
  - Carvedilol[62]

β-Blocker senken über β_1-Rezeptoren die Kontraktionskraft des Herzens, die Herzfrequenz und das Herzminutenvolumen. Die Blockade von β_2-Rezeptoren in den peripheren Gefäßen führt zur Erhöhung des peripheren Widerstandes. Es werden also β-Blocker mit einer gewissen β_1-Selektivität bevorzugt, die bei höherer Dosierung verschwindet. Weitere Wirkungen der β-Blocker sind Verringerung der Reninausschüttung und damit eine verminderte Bildung von Angiotensin II, eine Blockade präsynaptischer Rezeptoren und eine dadurch verminderte Noradrenalinfreisetzung. Mit zunehmendem Alter nimmt die Wirksamkeit von β-Blockern ab.

Nebenwirkungen   Kardial kommt es zur Hemmung der Herzqualitäten und peripher zu Durchblutungsstörungen mit kalten Extremitäten, Potenzstörungen und bei Patienten mit Atemwegserkrankungen zu Bronchospasmen. Bei mit Insulin behandelten Diabetikern können β-Blocker zu Hypoglykämie führen. Über das ZNS kann es zu Müdigkeit, Alpträumen und depressiven Verstimmungen kommen.

Kombinationsmöglichkeiten   Kombinationen mit Diuretika, ACE-Hemmern bzw. Kalziumantagonisten sind durchaus üblich.

Wechselwirkungen   Zahlreiche Wechselwirkungen mit anderen Mitteln sind bekannt und müssen beachtet werden. Gleichzeitige Gabe von Antiarrhythmika kann gefährliche Herzwirkungen nach sich ziehen und gleichzeitige Gabe von gefäßerweiternden Substanzen führt zu Hypotonie. β-Sympathomimetika wie Salbutamol antagonisieren die β-blockierende Wirkung.

Schwangerschaft und Stillzeit   Metoprolol[63] gilt als Mittel der Wahl bei der antihypertensiven Behandlung in der Schwangerschaft, Atenolol sollte eher nicht verwendet werden. Während der Stillzeit gibt es keine Einschränkungen.

Gegenanzeigen   Bei schweren Herzrhythmusstörungen, schweren peripheren Durchblutungsstörungen und Asthma bronchiale sollen β-Blocker nicht angewendet werden.

3.3.3 ACE-Hemmer

Die wichtigsten Vertreter
- Captopril[64]
- Enalapril[65]
- Lisin[66]
- Ramipril[67]
- Cilazapril[68]
- Fosinopril[69]
- Perindopril[70]
- Quinapril[71]

Wirkungsmechanismus   Angiotensin-konvertierendes Enzym (ACE) bildet aus Angiotensin I Angiotensin II, eine der am stärksten gefäßverengenden Substanzen des Körpers. ACE-Hemmstoffe reduzieren daher die Angiotensin-II-Bildung und senken den diastolischen und systolischen Blutdruck.

Wirkungen   Die Blutdrucksenkung durch ACE-Hemmer beruht auf einer Verminderung des peripheren Gefäßwiderstandes, dies auch bei normalen Reninwerten.

---

60   A: –; CH: Selectol; D: Celipro

61   A: Nomexor; CH: Nebilet; D: Nebivolol

62   A, CH, D: Dilatrend

63   A, CH, D: Beloc

64   A, CH, D: Captopril

65   A: Renitec; CH: Reniten; D: Pres

66   A: Acemin; CH, D: Lisinopril

67   A: Hypren; CH: Ramipril; D: Delix

68   A, CH: Inhibace; D: Dynorm

69   A, CH: Fosinopril; D: Fosinorm

70   A, CH, D: Coversum

71   A, CH, D: Accupro

Nebenwirkungen   Die wichtigste Nebenwirkung ist ein Reizhusten; am Anfang der Therapie kann es unter bestehender Diuretikatherapie zu orthostatischen Beschwerden kommen.

Kombinationsmöglichkeit   Die Kombination mit klassischen Saluretika verbessert die Wirkung der ACE-Hemmer. Eine Kombination mit kaliumsparenden Diuretika soll vermieden werden, da ACE-Hemmer selbst zu einem Anstieg der Kaliumkonzentration im Plasma führen.

Wechselwirkungen   Die Kombination mit kaliumsparenden Diuretika oder Kaliumsubstitution ist zu vermeiden. Zu beachten ist, dass auch nichtsteroidale Antirheumatika (NSAR) zu einer Kaliumretention führen können. In Kombination können Acetylsalicylsäure und NSAR die blutdrucksenkende Wirkung von ACE-Hemmern aufheben. Die blutdrucksenkende Wirkung anderer Arzneimittel kann durch ACE-Hemmer verstärkt werden. Lithiumspiegel können durch ACE-Hemmer gefährlich erhöht werden.

Schwangerschaft und Stillzeit   ACE-Hemmer sind während der gesamten Schwangerschaft kontraindiziert. Eine unbeabsichtigte Exposition rechtfertigt jedoch keinen Schwangerschaftsabbruch. Verabreichung der ACE-Hemmer während der Stillzeit ist möglich.

3.3.4 AT$_1$-Rezeptorantagonisten (Sartane)

Die wichtigsten Vertreter
- Losartan[72]
- Valsartan[73]
- Candesartan[74]
- Eprosartan[75]
- Irbesartan[76]
- Olmesartan[77]
- Telmisartan[78]
- Azilsartan[79]

Angiotensin-1-Rezeptoren (AT$_1$) vermitteln die gefäßkontrahierende Wirkung von Angiotensin II. AT$_1$-Rezeptoren können sehr selektiv durch Sartane blockiert werden. Dadurch verringert sich der periphere Gefäßwiderstand und der Blutdruck senkt sich ähnlich wie bei β-Blockern oder ACE-Hemmern.

Nebenwirkungen   Nebenwirkungen sind selten, eine Hyperkaliämie kann durch kaliumsparende Diuretika und Kaliumeinnahme verstärkt werden.

Kombinationsmöglichkeiten   Eine Kombination von AT$_1$-Rezeptorantagonisten mit ACE-Hemmstoffen wird nicht empfohlen.

Wechselwirkungen   Lithiumspiegel können durch Sartane in einem gefährlichen Ausmaß erhöht werden.

Schwangerschaft und Stillzeit   Sartane sind in der Schwangerschaft kontraindiziert und sollen auch in der Stillzeit vermieden werden.

3.3.5 Kalziumantagonisten

Vertreter
- Nifedipin[80]
- Amlodipin[81]
- Felodipin[82]

---

72 A, CH: Cosaar; D: Lorzaar

73 A, CH, D: Diovan

74 A, CH, D: Blopress

75 A, CH: Teveten: D: Eprosartan

76 A, CH, D: Aprovel

77 A: Mencord; CH, D: Olmetec

78 A, CH, D: Micardis

79 A, CH, D: Etarbi

80 A, CH, D: Adalat

81 A, CH, D: Norvasc

82 A, CH: Plendil; D: Felodipin

- Nitrendipin[83]
- Lercanidipin[84]
- Nimodipin[85]
- Isradipin[86]
- Nisoldipin[87]
- Nilvadipin[88]

Wirkungsmechanismus   Kalziumantagonisten, auch Kalziumkanalblocker genannt, hemmen den Kalziumeinstrom in die Zellen der Gefäßmuskulatur und bewirken so eine Gefäßerweiterung.

Wirkungen   Es kommt zum Absinken des peripheren arteriellen Widerstandes. Die kardiodepressive Komponente bewirkt eine Abnahme von Herzfrequenz, Reizleitung und Kontraktionskraft des Herzens. Kalziumantagonisten sind heute Ausweichpräparate, wenn β-Blocker nicht verwendet werden können bzw. bei älteren Patienten. Da Kalziumantagonisten mit kurzer Halbwertszeit zu Reflextachykardien führen können (z. B. Nifedipin), werden bevorzugt Kalziumantagonisten mit langer Halbwertszeit oder Retardpräparate verwendet.

Nebenwirkungen   Häufig Tachykardie, Kopfschmerzen, Gesichtsrötung, Wärmegefühl und Übelkeit.

Wechselwirkungen   Hemmer des Cytochrom-P450 3A4-Isoenzyms wie Erythromycin, Itraconazol und Grapefruitsaft können die Wirkung der Kalziumantagonisten verstärken und Enzyminduktoren wie Carbamazepin oder Phenytoin können die Wirkung der Kalziumantagonisten vermindern.

3.3.6   α₂-Rezeptoragonisten

α_2-Adrenozeptoragonisten stimulieren präsynaptische α_2-Rezeptoren und hemmen so die Noradrenalinfreisetzung und postsynaptische α_2-Rezeptoren und senken über diese die Sympatikusaktivität. Beide Effekte resultieren in einer Blutdrucksenkung. Clonidin und Moxonidin stimulieren zusätzlich sogenannte Imidazolinrezeptoren, die ebenfalls zu einer Hemmung der Sympathikusaktivität führen. Die blutdrucksenkende Wirkung dieser Substanzen ist sehr stark, bei plötzlichem Absetzen können erhebliche Blutdrucksteigerungen auftreten.

3.3.7   Andere Vasodilatatoren

Dihydralazin, Minoxidil und Diazoxid werden mit anderen blutdrucksenkenden Stoffen kombiniert, wenn deren Wirkung allein nicht ausreicht.

3.3.8   Hypertone Krise

Zur Behandlung der hypertonen Krise stehen als Mittel der Wahl Urapidil[89] und Furosemid[90] intravenös zur Verfügung. Weitere Möglichkeiten der Intervention sind Glyceroltrinitrat[91] sublingual sowie Clonidin[92] oder Labetalol[93] intravenös. Letztere Arzneimittel sollen nur unter sorgfältiger Blutdruckkontrolle eingesetzt werden.

3.3.9   Pulmonale Hypertonie (PAH)

Bei der pulmonalarteriellen Hypertonie kommt es durch Vasokonstriktion zu einem Druckanstieg und später zu einer Zellvermehrung in den Gefäßen

---

83   A, CH: Baypress; D: Bayotensin

84   A, CH: Zanidip; D: Carmen

85   A, CH, D: Nimotop

86   A: –; CH: Lomir; D: Vascal

87   A: Syscor; CH, D: –

88   A: Tensan; CH: –; D: Escor

89   A, CH, D: Ebrantil

90   A, CH: Lasix; D: Furosemid

91   A, CH, D: Nitrolingual

92   A, CH, D: Catapresan

93   A, CH: Trandate, D: –

der Lungenstrombahn. Das Lumen verengt sich auf 10–20 % vom Ausgangswert. Therapeutische Gefäßerweiterung wird erreicht durch Iloprost[94] oder Sildenafil[95].

3.3.10 Endothelinantagonisten

Die wichtigsten Vertreter
- Bosentan[96]
- Ambrisentan[97]

Bosentan

Wirkungsmechanismus Bosentan blockiert die Wirkung des starken körpereigenen Vasokonstriktors Endothelin. Es ist ein dualer Antagonist an den beiden Endothelinrezeptoren ETA und ETB.

Ambrisentan

Ambrisentan bindet sich bevorzugt an den ETA-Rezeptor. Der Vorteil dieser Spezifität muss erst bewiesen werden.

Nebenwirkungen Durch Hemmung der Wirkung des Endothelins kommt es zu Kopfschmerz und Flush. Reversible, symptomlose Anstiege der Leberenzyme sind häufig.

3.3.11 Andere Mechanismen

Sildenafil[98] (▶ Abschn. 3.4) wird in einer Dosis von 3-mal täglich 20 mg verabreicht; für die Behandlung der erektilen Dysfunktion werden Dosen von

50–100 mg benötigt. Sildenafil hemmt den Abbau der löslichen Guanylatcyclase.

Riociguat[99] stimuliert die Aktivität der löslichen Guanylatcyclase.

3.4 Durchblutungsstörungen

Die häufigsten Ursachen für Durchblutungsstörungen sind Arteriosklerose, Verschlüsse und Fehlsteuerungen im Gefäßsystem. Bei der erektilen Dysfunktion können ein verminderter arterieller Zustrom, ein verstärkter venöser Abfluss, eine hormonelle Störung, Diabetes oder verschiedene Arzneimittel die Ursachen sein. Arzneimittel, die häufig zu Impotenz führen, sind Kalziumkanalblocker, Betablocker, selektive Serotoninrückaufnahmeinhibitoren (SSRI), andere Antidepressiva, Neuroleptika, Tranquillanzien u. a. (◘ Tab. 3.4).

◘ **Tab. 3.4** Arzneimittel gegen Durchblutungsstörungen

Erektile Dysfunktion	Sildenafil[a]
	Tadalafil[b]
	Vardenafil[c]
	Alprostadil[d]
Periphere Durchblutungsstörungen	Nifedipin[e]
	Alprostadil
Verbesserte Fließeigenschaften des Blutes	Pentoxifyllin[f]
	Naftidrofuryl[g]
Zentrale Durchblutungsstörungen	Naftidrofuryl
	Ginkgo biloba[h]

[a] A, CH, D: Viagra
[b] A, CH, D: Cialis
[c] A, CH, D: Levitra
[d] A, CH, D: Caverject
[e] A, CH, D: Adalat
[f] A, D: Trenta; CH: Pentoxi
[g] A, D: Dusodril; CH: Praxilene
[h] A: Tebofortan; CH: Tebokan; D: Tebonin

94 A, CH, D: Ilomedin

95 A, CH, D: Revatio

96 A, CH, D: Tracleer

97 A, CH, D: Volibris

98 A, CH, D: Revatio

99 A, CH, D: Adempas

3.4.1   **Erektile Dysfunktion**

Erst seit der Einführung von sogenannten Phosphodiesterase-5 (PDE5) -Inhibitoren gibt es klinisch geprüfte und wirksame Arzneimittel gegen die erektile Dysfunktion. Es sind Substanzen, die den Abbau von zyklischem GMP hemmen, dessen relaxierende Wirkung der glatten Muskulatur des Schwellkörpers damit verlängert wird.

Sildenafil[100], Tadalafil[101], Vardenafil[102]

Wirkungsmechanismus   Bei sexueller Stimulation kommt es in den Neuronen und im Endothel der Blutgefäße des Schwellkörpers zu NO-Freisetzung, welches eine lösliche Guanylatcyklase aktiviert, die dann zyklisches GMP bildet, das eine Gefäßerweiterung und damit die Füllung des Schwellkörpers bewirkt. Die drei Substanzen hemmen den Abbau von zyklischem GMP und verlängern damit die relaxierende Wirkung auf die Gefäße im Schwellkörper.

Wirkungen   Wenn eine sexuelle Stimulation die lokale Ausschüttung von Stickstoffoxid (NO) verursacht, erhöhen sich die zyklischen GMP-Spiegel im Schwellkörper und Blut fließt in das Penisgewebe. Durch die Abbauhemmung von zyklischem GMP wird dieser Vorgang erleichtert, wodurch eine Erektion hervorgerufen wird. Ohne sexuelle Stimulation haben die Substanzen keine Wirkung.

Wirkungseintritt und Wirkungsdauer   Der Wirkungseintritt ist nach oraler Gabe relativ rasch, also nach etwa 15 bis 20 Minuten zu erwarten, die Wirkungsdauer von Sildenafil und von Vardenafil wird mit 4 bis 5 Stunden und von Tadalafil mit etwa 36 Stunden angegeben.

Dosierung   Diese Substanzen werden im Bedarfsfall eingenommen. Unter bestimmten Bedingungen werden PDE5-Inhibitoren in niedriger Dosierung auch regelmäßig verabreicht.

Nebenwirkungen   Die wichtigsten Nebenwirkungen sind Kopfschmerzen und Flush. Andere Nebenwirkungen können sein: Schwindel, Sehstörungen, Dyspepsie und Priapismus mit anhaltenden, schmerzhaften Erektionen.

Kombinationen   Eine Kombination mit Acetylsalicylsäure beeinflusst nicht deren Wirkung.

Wechselwirkungen   Die Kombination dieser Substanzen mit blutdrucksenkenden Mitteln verstärkt deren blutdrucksenkende Wirkung. Substanzen, die Inhibitoren des Cytochrom-P450 3A4-Isoenzyms sind, können die Konzentrationen dieser Substanzen erhöhen.

Schwangerschaft und Stillzeit   Phosphodiesterase5-Inhibitoren sind nicht zur Anwendung bei Frauen bestimmt.

Gegenanzeigen   Vor einer Kombination mit Nitraten wird abgeraten, da die blutdrucksenkende Wirkung verstärkt wird. Männer mit kardialen Erkrankungen, Patienten mit vorangegangenem Herzinfarkt oder Schlaganfall, Patienten mit instabiler Angina pectoris, mit Herzinsuffizienz Schweregrad II und solche mit unkontrollierten Arrhythmien sollten diese Wirkstoffe nicht erhalten.

Alprostadil[103]

Alprostadil ist ein Prostaglandin-E1-Derivat und muss zur Behandlung der erektilen Dysfunktion in den Schwellkörper injiziert oder in die Harnröhre eingebracht werden. Alprostadil führt zur Gefäßerweiterung und ermöglicht dadurch die Blutfüllung und die Erektion.

Nebenwirkungen sind lokale Schmerzen, fibrotische Veränderungen und Hämatome. Auch bei Alprostadil kann es zu Priapismus über 4 bis 6 Stunden kommen.

---

100 A, CH, D: Viagra

101 A, CH, D: Cialis

102 A, CH, D: Levitra

103 A, CH, D: Caverject

3.4.2 Periphere Durchblutungsstörungen

Die Therapie peripherer Durchblutungsstörungen durch gefäßerweiternde Mittel ist insofern problematisch, als sich die großen Gefäße besser erweitern und den schlechter durchbluteten Arterien und Arteriolen weniger Blut zukommen lassen (Steal-Effekt). Dennoch werden Kalziumantagonisten wie Nifedipin (▶ Abschn. 3.3), der α_1-Adrenozeptorantagonist Prazosin (▶ Kap. 2) und das Prostaglandin-E1-Derivat Alprostadil[104] eingesetzt.

Sehr oft verwendet werden auch Substanzen, die die Flusseigenschaften des Blutes verbessern sollen. Dazu gehören Pentoxifyllin[105] und Naftidrofuryl[106]. In klinischen Studien wurden Wirkungen dieser Substanzen auf die Durchblutung indirekt durch Verlängerung der Gehstrecke bei arteriellen Verschlusserkrankungen gezeigt. Die Effekte sind nicht dramatisch, es gibt jedoch keine besseren Alternativen.

3.4.3 Zentrale Durchblutungsstörungen

Auch zentrale Durchblutungsstörungen sind therapeutisch nicht wirklich zugänglich. Versuche mit Naftidrofuryl und dem sehr häufig verordneten Ginkgo-biloba-Extrakt[107] werden zwar gemacht, eine Sinnhaftigkeit solcher Therapien wird jedoch in Zweifel gestellt.

Alprostadil steigert die Durchblutung in ischämischen Extremitäten. Es muss infundiert werden, da es sofort in der Lunge abgebaut wird. Zahlreiche Nebenwirkungen wie Fieber und Hitzegefühl, Schüttelfrost und Schweißausbruch, Übelkeit und Durchfall sowie Herz-Kreislauf-Beeinträchtigungen machen die Therapie problematisch.

Pentoxifyllin ist ein Methylxanthin und wird bei peripheren und zentralen Durchblutungsstörungen angewendet. Die Wirkung gilt als eher unsicher.

Nebenwirkungen sind Flush, Übelkeit, Erbrechen und Durchfälle sowie gelegentlich Tachykardie. Auch zentrale Nebenwirkungen wie Schwindel, Kopfschmerz, Unruhe und Schlafstörungen können auftreten. Die mäßige Verträglichkeit bei unsicherer Wirkung rechtfertigt nicht die massenhafte Verordnung.

Naftidrofuryl ist eine unspezifisch gefäßerweiternde Substanz und wird bei peripheren und zentralen Durchblutungsstörungen angewendet. Die Nebenwirkungen sind ähnlich wie bei Buflomedil.

---

104 A: Prostavasin; CH: Prostin; D: Prostavasin

105 A, D: Trental; CH: Pentoxi

106 A: Dusodril; CH: Praxilene; D: Dusodril

107 A: Tebofortan; CH: Tebokan; D: Tebonin

Herzerkrankungen

© Springer-Verlag GmbH Deutschland 2018
E. Beubler, *Kompendium der Pharmakologie*,
https://doi.org/10.1007/978-3-662-54559-1_4

4.1   Herzinsuffizienz

Stark vereinfacht ist die chronische Herzinsuffizienz auf Störungen der neurohumoralen Steuerung der Herztätigkeit zurückzuführen. Diese neurohumorale Steuerung umfasst:

- **Sympathisches Nervensystem**

Seine Aktivierung bewirkt:
- Erhöhte Kontraktionskraft (positiv inotroper Effekt),
- erhöhte Herzfrequenz (positiv chronotroper Effekt),
- erhöhte Reizleitung (positiv bathmotroper Effekt),
- Repolarisation nach erfolgter Depolarisation und
- verminderte Sauerstoffökonomie.

Diese Effekte werden durch Aktivierung von β_1-Rezeptoren hervorgerufen, die einen Anstieg an zyklischem AMP und einen Kalziumeinstrom bewirken.

- **Parasympathisches Nervensystem**

Seine Aktivierung wirkt dem sympathischen System entgegen, das bedeutet:
- Verminderte Herzfrequenz und
- verminderte Überleitungsgeschwindigkeit.

Diese Effekte werden über sogenannte muskarinische M_2-Rezeptoren vermittelt, deren Aktivierung die Bildung von zyklischem AMP vermindert und über Öffnung von K^+-Kanälen zu Hyperpolarisation führt.

- **Renin-Angiotensin-Aldosteron (RAA)-System**

Seine Aktivierung führt zu Gefäßverengung, Salz- und Wasserretention und gesteigerter Noradrenalinfreisetzung

Daraus ergeben sich die therapeutischen Möglichkeiten wie folgt (Tab. 4.1):
- Verminderung der neurohumoralen Aktivierung mit ACE-Hemmern, β-Blockern und Aldosteronrezeptorantagonisten,
- Senkung der Vor- und Nachlast des Herzens mit ACE-Hemmern oder AT_1-Rezeptorantagonisten und Diuretika und
- Steigerung der Kontraktionskraft des Herzens mit Herzglykosiden.

 Tab. 4.1 Arzneimittel für die Behandlung der Herzinsuffizienz

ACE-Hemmer	Captopril[a] Enalapril[b]
AT_1-Rezeptorantagonisten	Losartan[c] Candesartan[d] Valsartan[e] Valsartan + Sacubitril[f]
β-Blocker	Bisoprolol[g] Metoprolol[h]
Diuretika	Hydrochlorothiazid[i]
Aldosteronrezeptorantagonisten	Spironolacton[j]
Herzglykoside	Acetyldigoxin[k] Digitoxin[l]

[a] A, CH, D: Captopril
[b] A: Renitec, CH: Reniten, D: Xanef
[c] A, CH: Cosaar D: Lorzaar
[d] A, CH, D: Blopress
[e] A, CH, D: Diovan
[f] A, CH, D: Entresto
[g] A, CH, D: Concor
[h] A, CH, D: Beloc
[i] In vielen Kombinationen
[j] A, CH, D: Aldactone
[k] A, D: Novodigal; CH: –
[l] A: –; CH: –; D: Digimerck

4.1.1   ACE-Hemmer

Die Therapie der chronischen Herzinsuffizienz mit ACE-Hemmern ist mit Studien gut belegt. Der Therapiebeginn soll mit dem kurz wirksamen Captopril[1] erfolgen, nach Einstellung wird auf einen länger wirksamen ACE-Hemmer umgestellt.

Angaben zu Vertretern, Wirkungen und Nebenwirkungen ▶ Kap. 3.

4.1.2 AT_1-Rezeptorantagonisten

Bei Unverträglichkeit von ACE-Hemmern (Husten, Allergie) können AT_1-Rezeptor-Antagonisten verwendet werden. Eine Kombination mit

---

1   A, CH, D: Captopril

ACE-Hemmern wird nicht empfohlen. Ein neues Prinzip zur Behandlung der Herzinsuffizienz ist die Kombination von Valsartan und Sacubitril. Ersteres hemmt das Renin-Angiotension-System und letzteres das gegen dieses wirkende natriuretische Peptidsystem. In der Folge kommt es nachhaltig zu Senkung von Vor- und Nachlast.

Angaben zu Vertretern, Wirkungen und Nebenwirkungen ▸ Kap. 3.

4.1.3 β-Blocker

β-Blocker haben bei der chronischen Herzinsuffizienz in Kombination mit ACE-Hemmern, Diuretika oder Herzglykosiden einen nachgewiesenen lebensverlängernden Effekt. Zur Therapie der Herzinsuffizienz zugelassen sind: Carvedilol[2], Bisoprolol[3] und Metoprolol[4].

Angaben zu Vertretern, Wirkungen und Nebenwirkungen ▸ Kap. 3.

4.1.4 Diuretika

Thiazide wie Hydrochlorothiazid und Schleifendiuretika wie Furosemid[5] dienen zur Verminderung des Blutvolumens und zur Ausschwemmung von Ödemen bei chronischer Herzinsuffizienz. Sie können auch in schweren Fällen kombiniert eingesetzt werden. Auch die Kombination mit kaliumsparenden Diuretika, vor allem bei bestehender Herzglykosidtherapie ist sinnvoll. In Frage kommen Triamteren[6] oder Amilorid[7].

4.1.5 Aldosteronrezeptorantagonisten

Der Aldosteron-Rezeptor-Antagonist Spironolacton[8] kann bei schwerer Herzinsuffizienz in Kombination mit ACE-Hemmern, Saluretika oder Herzglykosiden unter Beachtung des Kaliumspiegels verabreicht werden. Bei eingeschränkter Nierenfunktion ist eine Hyperkaliämie besonders zu beachten.

4.1.6 Herzglykoside

Herzglykoside sind nicht mehr Mittel der ersten Wahl zur Therapie der chronischen Herzinsuffizienz. Klinische Studien zeigen keinen Einfluss auf die Überlebenszeit, Herzglykoside werden jedoch wegen der Verbesserung der Lebensqualität und der Belastbarkeit der Patienten nach wie vor verwendet.

Wirkungsmechanismus Herzglykoside hemmen die magnesiumabhängige Na^+/K^+-ATPase und vermindern so den Natriumausstrom und den Kaliumeinstrom an der Herzmuskelzelle. Die intrazelluläre Natriumzunahme bewirkt, dass der Na/Ca_2^+-Austauscher weniger Natrium in die Zelle und weniger Kalzium aus der Zelle transportieren kann und so die intrazelluläre Kalziumkonzentration ansteigt. Letztlich ist es die Zunahme des intrazellulären Kalziums, die die Verbesserung der Kontraktionskraft des Herzmuskels bewirkt.

Wirkungen Herzglykoside
- steigern die Kontraktionskraft des Herzmuskels (positiv inotrope Wirkung),
- verlangsamen die Frequenz (negativ-chronotrope Wirkung),
- setzen die Erregungsleitung herab (negativ-dromotrope Wirkung) und
- senken die Reizschwelle der Erregungsbildung (positiv-bathmotrope Wirkung).

Unterschiede zwischen den einzelnen Herzglykosiden gibt es nur hinsichtlich ihrer pharmakokinetischen Eigenschaften.

Dosierung In den meisten Fällen kann man die Einstellung bereits mit der Erhaltungsdosis beginnen, d. h. dass es einige Tage bis zur vollen Wirksamkeit dauert. Die Erhaltungsdosen in mg/Tag betragen:
- Digoxin 0,25
- β-Acetyldigoxin 0,3

---

2   A, CH, D: Dilatrend

3   A, CH, D: Concor

4   A, CH, D: Beloc

5   A, CH: Lasix; D: Furosemid

6   A: Dytide; CH: –; D: Dytide

7   A: Amilostad; CH: in Kombinationen; D: Amilorid

8   A, CH, D: Aldactone

— Metildigoxin 0,2
— Digitoxin 0,1

Die therapeutischen Plasmakonzentrationen müssen bestimmt werden.

Wirkungseintritt und -dauer   Nur wenn ein rascher Wirkungseintritt erforderlich ist, muss mit einer intravenösen Therapie begonnen werden. In den meisten Fällen kann man den wirksamen Plasmaspiegel, der bei Gabe der Erhaltungsdosis von Anfang an nach etwa 3 Tagen eintritt, erwarten.

Nebenwirkungen   Die wichtigsten Nebenwirkungen sind Herzarrhythmien, gastrointestinale Störungen wie Übelkeit und Erbrechen, meist bereits Zeichen einer Überdosierung und neurotoxische Reaktionen wie Kopfschmerzen, Müdigkeit und Schlaflosigkeit.

Kombinationsmöglichkeiten   Herzglykoside können gut mit ACE-Hemmern und Diuretika, wenn nötig auch mit β-Blockern und Kalziumantagonisten kombiniert werden.

Wechselwirkungen   Das Absinken von Kalium und der Anstieg von Kalzium im Plasma kann die Toxizität von Herzglykosiden verstärken.

Schwangerschaft und Stillzeit   Herzglykoside können in der Schwangerschaft bei Herzinsuffizienz oder als Antiarrhythmika eingesetzt werden. Auch in der Stillzeit sind sie unbedenklich.

Gegenanzeigen   Bei Herzrhythmusstörungen sollen Herzglykoside nicht angewendet werden.

4.1.7   Andere positiv inotrop wirkende Substanzen

Milrinon[9] ist ein Hemmstoff der kardialen Phosphodiesterase und steigert die zelluläre Konzentration an cAMP und damit die Kontraktionskraft des Herzens. Bei schwerer akuter Herzmuskelinsuffizienz wird Milrinon parenteral appliziert.

Levosimendan[10] steigert die Ca-Empfindlichkeit der Herzmuskulatur und wirkt positiv inotrop und zusätzlich vasodilatatorisch. Indikation ist die Herzmuskelinsuffizienz.

4.2   Koronare Herzkrankheit

Bei der koronaren Herzkrankheit ist das Sauerstoffangebot für die Herzarbeit nicht ausreichend. Die häufigste Form ist die Koronarsklerose mit einer asymptomatischen Verlaufsform, der sogenannten Angina pectoris (stabile, instabile und Prinzmetal-Angina). Risikofaktoren für die koronare Herzkrankheit sind Rauchen, Übergewicht, Bluthochdruck, erhöhte Blutfette, Diabetes mellitus und Bewegungsmangel.

Mit der medikamentösen Therapie versucht man die Herzarbeit zu vermindern und so Sauerstoffverbrauch und Sauerstoffangebot aufeinander abzustimmen. Die wichtigsten Arzneimittelgruppen zur Therapie der koronaren Herzkrankheit sind: Nitrate, β-Blocker und Kalziumantagonisten (◻ Tab. 4.2).

---

9   A, CH: Corotrop; D: –

10   A, CH: Simdax; D: Levosimendan

⊡ Tab. 4.2 Arzneimittel für die Behandlung der koronaren Herzkrankheit	
Nitrate	Nitroglycerin[a]
	Isosorbiddinitrat[b]
	Isosorbidmononitrat[c]
	Molsidomin[d]
	Nicorandil[e]
Senkung der Herzfrequenz	Ivabradin[f]
Senkung der Kontraktilität	Ranolazin[g]
β-Blocker	Atenolol[h]
	Metoprolol[i]
Kalziumantagonisten	Amlodipin[j]
	Nifedipin[k]

[a] A, CH, D: Nitrolingual
[b] A, CH, D: Isoket
[c] A: Isomonat; CH, D: –
[d] A: Molsidolat; CH: Corvaton; D: Molsidanin
[e] A, CH: Dancor; D: –
[f] A, CH, D: Procoralan
[g] A, CH, D: Ranexa
[h] A, CH, D: Tenormin
[i] A, CH, D: Beloc
[j] A, CH, D: Norvasc
[k] A, CH, D: Adalat

4.2.1 Nitrate

Vertreter
- Kurzwirkend
  - Nitroglycerin[11]
- Langwirkend
  - Isosorbiddinitrat[12]
  - Isosorbidmononitrat[13]
  - Molsidomin[14]

11   A, CH, D: Nitrolingual

12   A, CH, D: Isoket

13   A: Isomonat; CH, D: –

14   A: Molsidolat; CH: Corvaton; D: Molsidamin

Wirkungsmechanismus   Nitrate wie Glyceroltrinitrat (Nitroglycerin) oder Isosorbiddinitrat setzen im Organismus NO, das eigentliche Wirkprinzip, frei. NO stimuliert die zytosolische Guanylatcyclase und in der Folge die Bildung von zyklischem Guanosinmonophosphat (zyklischem GMP). Dieses senkt die intrazelluläre Kalzium-Konzentration und führt dadurch zur Gefäßerweiterung.

Wirkungen   Nitrate führen zu Gefäßerweiterung vor allem im venösen Teil des Gefäßsystems und reduzieren so den venösen Rückstrom zum Herz. Gleichzeitig wird durch Erweiterung großer Arterien der periphere Widerstand und die systolische Wandspannung gesenkt. Über Erweiterung sogenannter Kollateralen gelangt auch eine größere Blutmenge in unterversorgte Gebiete der Herzmuskulatur. Durch Verringerung der Herzarbeit wird der Sauerstoffbedarf verringert und durch Gefäßerweiterung das Sauerstoffangebot verbessert.

Dosierung   Da Nitrate bei Dauerapplikation ihre Wirkung verlieren (Nitrattoleranz), wird eine intermittierende Gabe empfohlen. Meist genügt es, ein Nitrat-freies Intervall von 6 bis 8 Stunden in der Nacht einzuhalten. Allerdings können in diesem Intervall vermehrt Angina-pectoris-Anfälle auftreten. Ein anderer NO-Donator, z. B. Molsidomin, kann dies verhindern.

Applikationsformen, Wirkungseintritt und -dauer
Für Glyceroltrinitrat gibt es Zerbeißkapseln und Sublingual-Sprays zur raschen Resorption im Mundrachenraum. Dabei tritt die Wirkung innerhalb von Sekunden bis wenigen Minuten ein. Die orale Gabe von Glyceroltrinitrat ist wenig sinnvoll. Mittels Pflaster kann Glyceroltrinitrat perkutan prophylaktisch eingesetzt werden. Es ist sinnvoll, das Pflaster während der Nacht zu entfernen. Isosorbiddinitrat und Isosorbidmononitrat werden oral verabreicht und wegen ihrer langen Halbwertzeit zur Prophylaxe eingesetzt.

Nebenwirkungen   Die Nebenwirkungen der Nitrate sind auf die gefäßerweiternde Wirkung zurückzuführen. Es können Kopfschmerzen sowie Blutdruckabfall auftreten. Ferner ist mit Schwindel, Übelkeit, Schwächegefühl und Hautrötung zu rechnen.

Kombinationsmöglichkeiten   Nitrate können mit β-Blockern oder mit Kalziumantagonisten kombiniert werden. In Einzelfällen wird es notwendig sein, Nitrate mit β-Blockern und Kalziumantagonisten zu kombinieren. Eine weitere Kombinationsmöglichkeit ist die mit Acetylsalicylsäure, die selbst schon die Inzidenz eines Infarktes bei chronisch stabiler Angina pectoris herabsetzt.

Wechselwirkungen   Bei der gleichzeitigen Gabe anderer gefäßerweiternder bzw. blutdrucksenkender Arzneimittel ist mit einer verstärkten Wirkung auf den Blutdruck zu rechnen. Dies gilt vor allem für Kalziumantagonisten, ACE-Hemmer, β-Blocker, Diuretika, trizyklische Antidepressiva, Neuroleptika und Sildenafil[15] bzw. auch für Alkohol.

Schwangerschaft und Stillzeit   Nitrate dürfen in der Schwangerschaft verabreicht werden. Bei strenger Indikation sind sie auch in der Stillzeit anwendbar.

Gegenanzeigen   Ausgeprägte Hypotonie und chronische Herzinsuffizienz erfordern sorgfältige Abwägung.

4.2.2   Molsidomin[16]

Molsidomin ist die inaktive Vorstufe eines aktiven Metaboliten und führt über Vasodilatation von venösen Kapazitätsgefäßen und Kollateralen zu einer besseren Blutversorgung des Herzens bei reduziertem Sauerstoffbedarf.

Wirkungsmechanismus   Die NO-Freisetzung aus dem aktiven Metaboliten von Molsidomin erfolgt nichtenzymatisch und es tritt daher keine Toleranz auf.

Wirkung   Die Wirkung von Molsidomin ist sehr ähnlich der von Glyceroltrinitrat.

Dosierung und Wirkungsdauer   Die Dosierung beträgt 1- bis 2-mal 8 mg/Tag und die Dauer ist wesentlich länger als die von Glyceroltrinitrat.

Nebenwirkungen und Wechselwirkungen entsprechen denen der anderen Nitrate.

Schwangerschaft und Stillzeit   Molsidomin ist in der Schwangerschaft kontraindiziert, für die Stillzeit gibt es keine Daten.

4.2.3   Nicorandil[17]

Nicorandil ist eine Nitroverbindung, die zusätzlich Kaliumkanäle öffnet. Beide Eigenschaften führen zu einer Erweiterung arterieller und venöser Gefäße. Die Nebenwirkungen sind ähnlich denen anderer Nitrate.

4.2.4   Ivabradin[18]

Ivabradin hemmt selektiv und spezifisch den Ionenstrom durch den sogenannten HCN-Kanal (Hyperpolarisations-aktivierter durch zyklisches Nukleotid gesteuerter Kanal). HCN-Kanäle steuern in den Schrittmacherzellen im Sinusknoten die langsame diastolische Depolarisation und regulieren so die Herzfrequenz.

Ivabradin senkt die Herzfrequenz ohne Beeinflussung der anderen Herzqualitäten wie Kontraktilität oder atrioventrikuläre Überleitung. Eine häufige Nebenwirkung ist eine lichtbedingte Sehstörung.

4.2.5   Ranolazin[19]

Ranolazin vermindert den Einstrom von Na-Ionen und setzt die Aktivität Na-abhängiger Ca-Kanäle auf der Oberfläche der Herzmuskelzellen herab. Über eine Herabsetzung der Kontraktionskraft kommt es zu einer besseren Blutzufuhr. Ranolazin beeinflusst auch den Zellstoffwechsel in Richtung Glukoseoxidation, sodass ein Sauerstoffmangel weniger Schaden

---

15   A, CH, D: Viagra

16   A: Molsidolat; CH: Corvaton; D: Molsidamin

17   A, CH: Dancor; D: –

18   A, CH, D: Procoralan

19   A, CH, D: Ranexa;

anrichtet. Ranolazin verlängert die QT-Zeit, d. h. eine Kombination mit anderen Arzneimitteln, die QT-Zeit-Verlängerung bewirken, soll unterbleiben.

4.2.6 β-Blocker

β-Blocker reduzieren Herzfrequenz, Kontraktionskraft und Schlagvolumen und vermindern dadurch den myokardialen Sauerstoffbedarf.

Vertreter, Wirkungen, Nebenwirkungen und Wechselwirkungen ► Kap. 3.

4.2.7 Kalziumantagonisten

Kalziumantagonisten vom Verapamil[20]-Typ haben vornehmlich antiarrhythmische Wirkungen während Kalziumantagonisten vom Nifedipin[21]-Typ vornehmlich einen vasodilatatorischen Effekt, hauptsächlich auf die Widerstandsgefäße, ausüben. Kalziumantagonisten senken auch den Sauerstoffverbrauch des Herzens durch Senkung der Herzfrequenz (Verapamil-Typ) und verbessern die myokardiale Sauerstoffzufuhr durch Senkung des Koronarwiderstandes.

Wirkungen, Nebenwirkungen und Wechselwirkungen ► Kap. 3.

4.3 Herzrhythmusstörungen

Herzrhythmusstörungen sind auf eine Änderung der Erregungsbildung oder der Erregungsleitung zurückzuführen. Die häufigsten Änderungen sind **beschleunigte Herzfrequenz** (Tachykardie), **verminderte Herzfrequenz** (Bradykardie) oder **unregelmäßige Herzschlagfolge** (Arrhythmie). Da die Antiarrhythmika ihrerseits starke arrhythmogene Eigenschaften aufweisen, ist ihre Verwendung heute sehr stark eingeschränkt. Dementsprechend werden Herzrhythmusstörungen ohne Krankheitswert nicht mit Arzneimitteln behandelt (◘ Tab. 4.3).

◘ **Tab. 4.3** Arzneimittel für die Behandlung von Herzrhythmusstörungen (Einteilung nach Vaughan Williams)

Na^+-Kanalblocker (Klasse I)	Chinidin[a] (Ia)
	Lidocain[b] (Ib)
	Propafenon[c] (Ic)
	Flecainid[d]
β-Blocker (Klasse II)	Atenolol[e]
	Metoprolol[f]
K^+-Kanalblocker (Klasse III)	Amiodaron[g]
	Sotalol[h]
	Ibutilid[i]
	Dronedaron[j]
Ca_2^+-Kanalblocker (Klasse IV)	Verapamil[k]

[a] A: Nuedexa, CH: –; D: Cordichin
[b] A, CH, D: Xylocain
[c] A: Rytmonorma; CH: Rytmonorm; D: Propafenon
[d] A: Aristocor; CH, D: Tambocor
[e] A, CH, D: Tenormin
[f] A, CH, D: Beloc
[g] A: Sedacoron; CH: Cordarone; D: Amiodaron
[h] A: Sotacor; CH: Sotalol; D: Sotalex
[i] A, CH: Corvert; D: -
[j] A, CH, D: Multaq
[k] A, CH: Isoptin; D: Verapamil

4.3.1 Klasse-I-Antiarrhythmika

Wirkungsmechanismus Diese Substanzen sind Natriumkanalblocker ähnlich wie Lokalanästhetika.

Wirkungen Sie bewirken eine Abnahme der Leitungsgeschwindigkeit und wurden auch als Membran-stabilisierende Antiarrhythmika bezeichnet.

Klasse-Ia-Antiarrhythmika

Vertreter
− Ajmalin[22]

---

20 A, CH: Isoptin; D: Verapamil

21 A, CH, D: Adalat

22 A: Gilurytmal; CH: –; D: Gilurytmal

Wirkungsmechanismus   Diese Substanzen blockieren den schnellen Natriumeinstrom und verlängern die Dauer des Aktionspotenzials.

Klasse-Ib-Antiarrhythmika

> **Vertreter**
> — Lidocain[23]

Wirkungsmechanismus   Diese Substanzen greifen hauptsächlich an den Kammern an, verringern die Depolarisationsgeschwindigkeit bei niedrigem Membranruhepotenzial und verlängern die Erholungszeit der Natriumkanäle bei hohen Frequenzen.

Klasse-Ic-Antiarrhythmika

> **Vertreter**
> — Flecainid[24]
> — Propafenon[25]

Wirkungsmechanismus   Diese Substanzen blockieren den schnellen Natriumeinstrom in der Phase 0 des Aktionspotenzials, haben aber kaum Einfluss auf die Dauer des Aktionspotenzials.

Nebenwirkungen   Eine Fülle von Nebenwirkungen im Gastrointestinaltrakt, im Zentralnervensystem und vor allem die arrhythmogenen Wirkungen dieser Substanzen haben ihre Verwendung stark eingeschränkt. Zudem wurde eine lebensverlängernde Wirkung der Gruppe nicht nachgewiesen.

4.3.2 Klasse-II-Antiarrhythmika

β-Blocker

Die β-Blocker eignen sich vor allem für Therapie von Sinustachykardien, supraventrikulären paroxysmalen Tachykardien und ventrikulären Extrasystolen.

Vertreter, Wirkungen, Nebenwirkungen und Wechselwirkungen ▸ Kap. 3.

4.3.3 Klasse-III-Antiarrhythmika

> **Vertreter**
> — Amiodaron[26]
> — Sotalol[27]
> — Ibutilid[28]
> — Dronedaron[29]

Wirkungsmechanismus   Diese Substanzen blockieren Kaliumkanäle und verlängern durch Hemmung des Kaliumausstromes die Repolarisationsphase.

Amiodaron

Wirkungen   Amiodaron wirkt bei therapieresistentem Vorhofflimmern und schweren ventrikulären Rhythmusstörungen.

Nebenwirkungen   Die starken Nebenwirkungen von Amiodaron schränken seine Verwendbarkeit ein. Nebenwirkungen sind Beeinträchtigung des Sehvermögens durch Niederschläge in der Hornhaut, Lungen- und Leberfibrose, periphere Neuropathien und Störungen der Schilddrüsenfunktion.

23   A, CH, D: Xylocain

24   A: Aristocor; CH, D: Tambocor

25   A, CH: Rytmonorm (a); D: Propafenon

26   A: Sedacoron; CH: Cordarone; D: Amiodaron

27   A: Sotacor; CH: Sotalol; D: Sotalex

28   A, CH: Corvert; D: –

29   A, CH, D: Multaq

Dronedaron[30]

Strukturähnlich dem Amiodaron ist Dronedaron. Es besitzt keine Jodkomponente wie Amiodaron, hat daher keine Nebenwirkungen auf die Schilddrüsenfunktion und geringere extrakardiale Nebenwirkungen wegen einer geringeren Gewebeakkumulation.

Wirkungen   Dronedaron blockiert Na-, K- und Ca-Kanäle („multi channel blocker") und wirkt antiadrenerg. Es ist zugelassen bei paroxysmalem oder persistierendem Vorhofflimmern, um ein Wiederauftreten von Vorhofflimmern zu verhindern oder die ventrikuläre Herzfrequenz zu senken. Es reduziert ferner die kardiovaskulär bedingte Morbidität und Mortalität sowie das Schlaganfallrisiko.

Nebenwirkungen   Eine Wirkung auf die Schilddrüse wie bei Amiodaron entfällt wegen des Fehlens der Jod-Komponente. Andere Nebenwirkungen sind Bradykardie, Verdauungsbeschwerden, Müdigkeit, Schwächegefühl und Hautreizungen.

Sotalol[31]

Sotalol ist ein β-Blocker, der zusätzlich Kaliumkanäle blockiert. Auch seine Verwendung ist stark eingeschränkt.

4.3.4 Klasse-IV-Antiarrhythmika

Vertreter

Kalziumantagonisten
- Verapamil[32]

Wirkungen   Kalziumkanalblocker aus der Verapamil-Gruppe werden bei supraventrikulären Tachykardien, sowie bei Vorhofflattern und Vorhofflimmern eingesetzt.

Nebenwirkungen   Zahlreiche Nebenwirkungen im Gastrointestinaltrakt (Obstipation), zentralnervöser Natur wie Schwindel, Kopfschmerzen, Nervosität und reversible Leberschäden schränken die Verwendung von Verapamil stark ein.

Gegenanzeigen   Herzmuskelinsuffizienz und ventrikuläre Arrhythmien.

4.3.5 Andere Antiarrhythmika

Bei Bradykardien kann die parasympatholytische Substanz Ipratropium[33] und bei supraventrikulären Tachykardien Adenosin[34] eingesetzt werden.

Die Verwendung von oralen Magnesiumpräparaten bei verschiedenen Arrhythmieformen ist umstritten.

---

30   A, CH, D: Multaq

31   A: Sotacor; CH, D: Sotalex

32   A, CH, D: Isoptin

33   A, CH, D: Atrovent

34   A: Adenosin; CH: Krenosin; D: Adenoscan

Atemwege

© Springer-Verlag GmbH Deutschland 2018
E. Beubler, *Kompendium der Pharmakologie*,
https://doi.org/10.1007/978-3-662-54559-1_5

■ **Regulation der Atemtätigkeit**
— Stimulation des **Parasympathikus** (Nervus vagus) führt zu Bronchokonstriktion und Schleimsekretion durch Aktivierung von Muskarinrezeptoren.
— Stimulation des **Sympathikus** führt zu einer Konstriktion von Blutgefäßen und hemmt die Sekretion, aber nicht die glatte Muskulatur.
— Zirkulierendes **Adrenalin** bewirkt über β_2-Adrenozeptoren eine Relaxation der glatten Muskulatur der Atemwege.
— Der wichtigste nicht-adrenerge, nicht-cholinerge (NANC) kontraktionshemmende Transmitter ist **Stickstoffmonoxid** (NO).
— Auch **Neuropeptide** wie Substanz P und Neurokinin A sind an der lokalen Regulation der Atmung beteiligt, aber nicht Ziel einer therapeutischen Intervention.

Die wichtigsten Erkrankungen der Atemwege, die mit Arzneimitteln behandelt werden können, sind Asthma bronchiale, chronisch-obstruktive Atemwegerkrankung (COPD) und Husten. Andere Erkrankungen, wie die chronische Bronchitis und das Emphysem sind einer Arzneitherapie nicht gut zugänglich (■ Tab. 5.1).

5.1 Asthma bronchiale

Asthma bronchiale ist eine entzündliche Erkrankung der Atemwege und geht einher mit Spasmus der Bronchialmuskulatur, ödematöser Schwellung der Bronchialwand und gesteigerter Sekretion von zähem Schleim. Typische Symptome sind anfallweise auftretende Atemnot mit pfeifenden Geräuschen und Abhusten von zähem Schleim.

Man unterscheidet:
— Exogen allergisches Asthma,
— Intrinsisches Asthma.

■ Tab. 5.2 zeigt, welche Arzneimittel zur Therapie des Asthma bronchiale eingesetzt werden.

■ **Tab. 5.1** Arzneimittel für den Atemtrakt

β-Sympathomimetika	Salbutamol[a]
	Terbutalin[b]
Topische Glucocorticoide	Beclometason[c]
Parasympatholytika	Ipratropium[d]
Xanthin-Alkaloid	Theophyllin[e] (2. Wahl)
Prophylaxe	Cromoglicinsäure[f]
Leukotrienantagonisten	Montelukast[g]
Antitussiva	Codein

[a] A: Sultanol; CH: Salamol, D: Sultanol
[b] A, CH, D: Bricanyl
[c] A: Becotide; CH: Beconase; D: Sanasthmax
[d] A, CH, D: Atrovent
[e] A: Theospirex; CH: Eophyllin; D: Theophyllin
[f] A: Cromoglin; CH: Chromodyn; D: Cromoglicin
[g] A, CH, D: Singulair

■ **Tab. 5.2** Arzneimittel zur Therapie des Asthma bronchiale

Bronchodilatatoren	β_2-Sympathomimetika, z. B. Salbutamol[a,] Theophyllin[b]
	Muskarinrezeptorantagonisten (Parasympatholytika), z. B. Ipratropium[c], Tiotropium[d]
Entzündungshemmende Arzneimittel	Glucocorticoide, z. B. Beclometason[e]
	Hemmstoffe der Mediatorfreisetzung, z. B. Cromoglicinsäure[f]
	IgE-Antikörper: Omalizumab[g]
	IL-5-Antagonist: Mepolizumab[h]
Arzneimittel, die bronchodilatatorisch und entzündungshemmend wirken	Cysteinyl-Leukotrien$_1$-Rezeptorantagonisten, z. B. Montelukast[i]

[a] A: Sultanol; CH: Salamol; D: Sultanol
[b] A: Euphyllin; CH: Theolair; D: Theophyllin
[c] A, CH, D: Atrovent
[d] A, CH, D: Spiriva
[e] A: Beclomet; CH: Beconase; D: Beclometason
[f] A: Cromoglin; CH: Cromosol; D: Gromoglicin
[g] A, CH, D: Xolair
[h] A, CH, D: Singulair
[i] A, CH, D: Nucala

5.1.1 Bronchodilatatoren

β_2-Sympathomimetika

Vertreter
- Kurzwirkend
  - Salbutamol
  - Fenoterol[1]
  - Terbutalin[2]
  - Clenbuterol[3]
- Langwirkend
  - Formoterol[4]
  - Salmeterol[5]
  - Bambuterol[6]
  - (Prodrug von Terbutalin)
  - Vilanterol[7] (mit Fluticason)
  - Olodaterol[8]

Wirkungsmechanismus β_2-Sympathomimetika stimulieren β_2-Rezeptoren. Das sind G-Protein-gekoppelte Rezeptoren, deren Stimulation intrazellulär über Aktivierung der Adenylatzyklase zu einem Anstieg von zyklischem AMP führt. Über Phosphorylierungsreaktionen kommt es in der Folge zur Erschlaffung der glatten Muskulatur.

Wirkung β-Sympathomimetika führen durch Erregung der β_2-Rezeptoren zu einer Erschlaffung der Bronchialmuskulatur, erhöhen die Wasser- und Schleimsekretion und verbessern die mukoziliäre Clearance. Bei allen Schweregraden des Asthma bronchiale gelten β_2-Sympathomimetika als wichtigste Bedarfmedikation.

Wirkungseintritt und -dauer   Je nach Substanz ist ein Wirkungseintritt nach topischer Applikation

zwischen 3 und 10 Minuten zu erwarten. Die Wirkungsdauer beträgt (je nach Substanz) 4- bis 6 Stunden, für Salmeterol, Formoterol und Bambuterol ist eine Wirkdauer von ca. 12 Stunden angegeben.

Applikationsformen   Hauptsächlich Dosieraerosol, Lösungen mit Vernebler oder Pulverinhalationssysteme zur topischen Applikation im Atmungstrakt.

Unerwünschte Wirkungen   Zu den wichtigsten unerwünschten Wirkungen gehören Kopfschmerzen, Tremor, Herzrhythmusstörungen (Tachykardien), Unruhe, Muskelkrämpfe, Angina-pectoris-Symptomatik, Blutdruckabfall und Hypokaliämie.

Wechselwirkungen β-Blocker verringern die Wirkung von β_2-Sympathomimetika. Wechselwirkungen sind bekannt mit Chinidin, Phenothiazinen, Antihistaminika und trizyklischen Antidepressiva (QT-Zeit-Verlängerung). Weitere Wechselwirkungen mit L-Dopa, L-Thyroxin, Oxytocin und Alkohol senken die kardiale Toleranz. Diuretika verstärken den hypokalämischen Effekt, und Herzglykoside das arrhythmogene Potenzial.

Schwangerschaft und Stillzeit β_2-Sympathomimetika sollen nicht im 1. Trimenon, nicht während der Geburt (wehenhemmend) und womöglich nicht während der Stillzeit angewendet werden. Während der übrigen Zeit der Schwangerschaft ist eine strenge Indikationsstellung zu beachten.

Gegenanzeigen   Herzrhythmusstörungen, Herzinsuffizienz, Vorsicht bei Diabetes (β-Rezeptoraktivierung steigert die Glykogenolyse und so den Blutzucker), bei schweren Herz- und Koronarerkrankungen, Bluthochdruck und Hyperthyreose.

Theophyllin

Theophyllin wirkt schwächer bronchodilatatorisch als β_2-Sympathomimetika, hat aber darüber hinaus noch andere positive Wirkungen, wie Steigerung der mukoziliären Clearance, Steigerung der Atemmuskelkontraktilität und es ist entzündungshemmend. Theophyllin ist besonders indiziert bei nächtlichen Asthmaanfällen und parenteral beim Status asthmaticus.

---

1   A, CH, D: Berotec

2   A, CH, D: Bricanyl

3   A, CH, D: Dilaterol; CH: –; D: Spiropent

4   A, CH, D: Foradil, Oxis

5   A, CH, D: Serevent

6   A: Bambec, CH: –; D: Bambec

7   A, CH, D: Relvar

8   A, CH, D: Striverdi

Wirkungsmechanismus   Der Wirkungsmechanismus von Theophyllin ist nicht vollständig geklärt. Über die Hemmung der Phosphodiesterase führt es wie β_2-Sympathomimetika zu einem intrazellulären Anstieg von zyklischem AMP. Darüber hinaus blockiert Theophyllin Adenosin-Rezeptoren. Adenosin steigert den Tonus der Bronchialmuskulatur.

Dosierung   2-mal täglich 250 mg

Wirkungen   Theophyllin ist ein wirksamer Bronchodilatator, wirkt ähnlich wie Coffein erregend auf das Zentralnervensystem, stimuliert die Herztätigkeit über positiv inotrope und positiv chronotrope Wirkungen, führt in den meisten Blutgefäßen zu Gefäßerweiterung und hat einen milden diuretischen Effekt.

Wirkungseintritt und Wirkungsdauer   Der Wirkungseintritt normaler Arzneiformen ist nach 1–2 Stunden zu erwarten, die Wirkungsdauer beträgt etwa 8 Stunden. Retardierte Arzneiformen garantieren eine Wirkung von 12 Stunden. Nach intravenöser Gabe ist mit sofortigem Wirkungseintritt zu rechnen.

Nebenwirkungen   Nebenwirkungen sind zentral nervöse Störungen wie Unruhe, Schlaflosigkeit, Übelkeit und Kopfschmerz, Herzrhythmusstörungen und gastrointestinale Beschwerden.

Kombinationsmöglichkeiten   Die Kombination mit lokalen Glucocorticoiden ist möglich.

Wechselwirkungen   Die Theophyllin-Plasmaspiegel werden erhöht durch Makrolidantibiotika, Cimetidin, Ciprofloxacin, Kalziumkanalblocker und Antimykotika und werden erniedrigt durch Enzyminduktoren wie Johanniskraut, Rifampicin und Carbamazepin.

Kontraindikationen   Vorsicht ist geboten bei Patienten mit Epilepsie, Hyperthyreose, Herzrhythmusstörungen und Lebererkrankungen.

Muskarinrezeptorantagonisten

Wichtige Vertreter sind die quartären Verbindungen Ipratropiumbromid als Dosieraerosol und Tiotropium als Inhalationspulver.

Weitere neue Muskarinrezeptorantagonisten sind Aclidinium[9], Glycopyrronium[10] und Umaclidinium[11], anzuwenden allein oder in Kombination mit β-Sympathomimetika.

Wirkungsmechanismus   Ipratropiumbromid und Tiotropium wirken selbst nicht bronchodilatierend, hemmen aber die bronchokonstriktorische Wirkung von körpereigenem Acetylcholin an M_3-Rezeptoren der glatten Muskulatur. Sie hemmen ferner die erhöhte Schleimsekretion, die bei Asthma auftritt und erhöhen die mukoziliäre Clearance.

Wirkungseintritt und Wirkungsdauer   Der Wirkungseintritt nach Inhalation ist nach 30 Minuten zu erwarten, die Wirkung hält 3–5 Stunden an.

Nebenwirkungen   Anticholinerge Nebenwirkungen wie Mundtrockenheit können auftreten.

Kombinationsmöglichkeit   Eine Kombination mit β_2-Sympathomimetika ist möglich.

Wechselwirkungen   Ipratropiumbromid verstärkt die parasympatholytischen Wirkungen anderer Arzneimittel.

5.1.2 Entzündungshemmende Substanzen

Glucocorticoide

Vertreter
- Beclometason[12]
- Budesonid[13]
- Flunisolid[14]

---

9 A, D: Bretaris; CH: Eklira

10 A, CH, D: Seebri

11 A, CH, D: Incruse

12 A: Beclomet; CH: Beconase, D: Beclometason

13 A, CH, D: Pulmicort

14 A, CH: –; D: Syntaris

- Fluticason[15]r
- Ciclesonid[16]
- Mometason[17]

Topisch appliziert sind Glucocorticoide heute die Mittel der Wahl für die Langzeittherapie des Asthma bronchiale.

Der Vorteil der lokalen Anwendung liegt in der geringen systemischen Verfügbarkeit und damit den weitgehend fehlenden systemischen Nebenwirkungen.

Systemisch werden Glucocorticoide bei Asthma nur verabreicht, wenn eine inhalative Applikation nicht möglich ist, bzw. zu keinem Erfolg führt. Beim Status asthmaticus werden hohe Dosen von Glucocorticoiden intravenös verabreicht.

Wirkung Glucocorticoide gelten als stärkste entzündungshemmende Substanzen und weisen einen starken immunsupressiven Effekt auf. Der Erfolg der Wirkung bei topischer Applikation hängt vor allem von der korrekten Verabreichung ab.

Wirkungseintritt und Wirkungsdauer Nach Inhalation ist ein maximaler Plasmaspiegel innerhalb von 5–10 Minuten erreicht. Wesentlich für das Erreichen einer entzündungshemmenden Wirkung ist die regelmäßige Verabreichung.

Nebenwirkungen Lokale Nebenwirkungen sind Heiserkeit und Husten beim Inhalieren, sowie eine Candidiasis im Mund- und Rachenbereich. Die typischen systemischen Glucocorticoid-Nebenwirkungen sind bei der lokalen Applikation nicht zu erwarten.

Wechselwirkungen Die gleichzeitige Verabreichung des Antimykotikums Itraconazol führte über Abbauhemmung von topisch verabreichtem Budesonid zu einem Cushing-Syndrom.

Hemmstoffe der Mediatorfreisetzung

Vertreter dieser Arzneimittelgruppe sind Cromoglicinsäure[18] und Nedocromil[19].

Wirkungsmechanismus Der Mechanismus dieser Substanzen ist nicht gänzlich geklärt. Die ursprüngliche Ansicht, dass es sich um eine Mastzellenstabilisierung handle, ist für die Erklärung der Wirkung nicht ausreichend.

Wirkung Diese Substanzen werden vor allem bei allergischem Asthma zur Prophylaxe verabreicht. Die antientzündlichen Wirkungen sind schwach und diese Arzneistoffe sind keine Bronchodilatatoren.

Wirkungseintritt und Wirkungsdauer Prophylaktisch verabreicht unterdrücken sie die Sofort- und die Spätreaktion nach Allergenexposition und damit auch die folgende Beeinträchtigung der mukoziliären Clearance-Funktion. Da die orale Resorption schlecht ist, müssen diese Substanzen lokal appliziert bzw. inhaliert werden.

Wechselwirkungen Wechselwirkungen sind nicht bekannt.

Nebenwirkungen Unerwünschte Wirkungen sind Husten nach Inhalation, Halstrockenheit, Nasenreizung, Übelkeit und selten Bronchospasmen.

5.1.3 Bronchodilatatorisch und entzündungshemmend wirkende Arzneimittel

Antileukotriene

Leukotriene spielen bei der Entzündung der Atemwege eine wichtige Rolle und wirken bronchokonstriktorisch, stimulieren die Sekretion von Bronchialschleim und führen zu vermehrtem Bronchialödem. Die Wirkung der Leukotriene lässt sich durch Hemmung der 5-Lipoxygenase oder durch Antagonismus am Leukotrienrezeptor

---

15   A: Flixotide; CH: Flutinase; D: Flutide

16   A, CH, D: Alvesco

17   A: Asanex; CH: Elocom; D: Mometason

18   A: Cromoglin; CH: Cromosol; D: Intal

19   A: Tilade; CH: –; D: Irtan

(Cysteinyl-Leukotrien$_1$-Rezeptor) vermindern. Leukotrienrezeptorantagonisten sind Montelukast[20] und Zafirlukast[21].

Wirkungsmechanismus Leukotrienrezeptorantagonisten hemmen den sogenannten Cysteinyl-Leukotrien$_1$-Rezeptor.

Wirkung Die Leukotrienrezeptorantagonisten hemmen Aspirin-Asthma, Anstrengungsasthma und Asthma nach Provokation mit kalter Luft oder Allergenen. Sie sind indiziert als Zusatzbehandlung bei Patienten, die unter einem leichten bis mittelgradig persistierenden Asthma leiden.

Kombinationen Leukotrienantagonisten werden mit inhalierbaren Glucocorticoiden und kurzwirksamen β_2-Sympathomimetika kombiniert.

Nebenwirkungen Unerwünschte Wirkungen sind Kopfschmerzen, Bauchschmerzen, Husten, Durchfall, Dyspepsie und Fieber.

Hemmer der 5-Lipoxygenase

Substanzen wie Zileuton, die die 5-Lipoxygenase hemmen, befinden sich zurzeit in klinischer Prüfung.

IgE-Antikörper

Bei schweren Verlaufsformen von Asthma, bei denen auch erhöhte IgE-Spiegel gemessen wurden, kann heute der IgE-spezifische monoklonale Antikörper Omalizumab 3 verabreicht werden. Omalizumab reduziert das freie IgE innerhalb von 24 Stunden auf ca. 1 % des Ausgangswertes. Es verhindert die Bindung von IgE an Entzündungszellen und unterdrückt dadurch die Freisetzung von Histamin, Leukotrienen, Chemokinen und Zytokinen. Omalizumab wird alle 2–4 Wochen subkutan verabreicht. Häufige Nebenwirkungen sind Reizungen an der Einstichstelle und Kopfschmerzen.

IL-5-Antikörper

Die neuen IL-5-Antikörper Reslizumab[22] und Mepolizumab[23] führen zu einer Reduktion der Exazerbationsrate, zu einer Verbesserung der Krankheitskontrolle und zu einem Anstieg der Lebensqualität bei schwerem Asthma.

5.2 Chronisch obstruktive Atemwegerkrankungen (COPD)

Leichtere Verlaufsformen der COPD können mit Tiotropium, langwirksamen β_2-Sympathomimetika wie Olodaterol[24] oder inhalativen Glucocorticoiden behandelt werden. In schweren Fällen werden Kombinationen wie Budesonid plus Formoterol[25] oder Fluticason plus Salmeterol[26] eingesetzt. Eine weitere gut wirksame Kombination ist die mit Vilanterol, einem langwirksamen β_2-Sympathomimetikum mit Umeclidinium, einem langwirksamen Anticholinergikum[27]. Vilanterol wird auch mit Tiotropium[28], einem anderen Anticholinergikum, kombiniert

Die besonders lang wirksamen β_2-Sympathomimetika Indacaterol[29] und Carmeterol[30] müssen nur einmal am Tag appliziert werden.

Bei COPD-Verläufen mit sekundärer pulmonaler Hypertonie werden spezifische Inhibitoren für die Phosphodiesterase IV wie Cilomilast[31] und Roflumilast[32] eingesetzt.

5.3 Husten

Husten ist ein Schutzreflex, der die Lunge von Schleim und Fremdkörpern befreien soll. Arzneimittel, die den Husten beeinflussen sind:

---

20 A, CH, D: Singulair

21 A: –, CH: Accolate; D: –

22 A, D, Cinqaero; CH: –

23 A, CH, D: Nucala

24 A, CH, D: Striverdi

25 A, CH, D: Symbicort

26 A, CH: Seretide, D: Viani

27 A, CH, D: Anoro

28 A, CH, D: Spiolto

29 A, CH, D: Onbrez

30 Noch nicht im Handel

31 A, CH, D: nicht im Handel

32 A, CH, D: Daxas

= Hustensedativa (Antitussiva)
= Expektoranzien (auswurffördernde Mittel)

5.3.1 Antitussiva

Antitussiva unterdrücken den Hustenreflex über eine Hemmung des Hustenzentrums im Stammhirn und eventuell durch Blockade sensibler Hustenrezeptoren im Bronchialtrakt. Sie sind indiziert bei trockenem Reizhusten. Bei starker Schleimproduktion soll der Hustenreiz eher nicht gedämpft werden.

Vertreter
- Codein[33]
- Dihydrocodein[34]
- Noscapin[35]
- Dextromethorphan[36]
- Pentoxyverin[37]

Wirkung Codein, ein Alkaloid des Schlafmohns, Dihydrocodein und in höherer Dosierung auch Dextrometorphan weisen neben ihrer hustendämpfenden Wirkung auch eine analgetische Wirkung auf. Noscapin, wie Codein ein Alkaloid des Schlafmohns, hat keine analgetische Wirkung.

Wirkungseintritt und Wirkungsdauer Die Substanzen werden gut resorbiert und entsprechend ist eine rasche Wirkung zu erwarten. Die Wirkungsdauer beträgt etwa 4 Stunden, in retardierter Form verabreicht 12 Stunden.

Nebenwirkungen Unerwünschte Wirkungen von Codein und Dihydrocodein sind Kopfschmerzen, Müdigkeit, Übelkeit, Erbrechen und Obstipation. Als Opiate hemmen sie auch den Gallenfluss und sind daher nicht mit fetter Nahrung zu kombinieren. Codein und Dihydrocodein wirken auch atemdepressiv und bei chronischem Lungenleiden ist

daher Vorsicht geboten. Weitere Nebenwirkungen können Miktionsbeschwerden, Bradykardie, Orthostase und Unruhe sein. Noscapin ist nicht sedierend, gelegentlich können Brustschmerzen und Erbrechen auftreten. Dextrometorphan wirkt sedierend.

Wechselwirkungen Die sedierende Wirkung von Alkohol, Benzodiazepinen und anderen Sedativa und Psychopharmaka oder Antihistaminika kann durch Codein und Dihydrocodein verstärkt werden.

Schwangerschaft und Stillzeit Eine gelegentliche Einnahme von Codein oder Dihydrocodein während der Schwangerschaft ist unbedenklich. Auch während der Stillzeit ist eine gelegentliche Einnahme dieser Opiate erlaubt. Noscapin sollte während der Schwangerschaft nicht verordnet werden. Dextrometorphan: 1. Trimenon nicht, 2. und 3. Trimenon strenge Indikation.

Gegenanzeigen Die gelegentliche Einnahme von Antitussiva ist unbedenklich.

5.3.2 Expektoranzien

Vertreter mit einigermaßen belegter Wirksamkeit sind
- Bromhexin[38]
- Ambroxol[39]
- Acetylcystein[40]

Expektoranzien sollen das Bronchialsekret verflüssigen und das Abhusten erleichtern. Bei vielen unter diesem Titel gehandelten Arzneimitteln fehlt der klinische Beweis für die Wirksamkeit.

Wirkungen Bromhexin und sein biologisch aktiver Hauptmetabolit Ambroxol regen die Drüsenzellen zu Schleimbildung an. Acetylcystein vermindert

---

33   A: Codipertussin; CH: Makatussin, D: Makatussin u. a.

34   A, CH, D: Paracodin

35   A: Tuscalman; CH: Tussanil-N; D: Capval

36   A: Wick; CH: Vicks; D: Wick

37   A, CH, D: Silomat

38   A, CH, D: Bisolvon

39   A: Mucosolvan; CH: Mucosolvon; D: Mucosolvan

40   A: Mucobene; CH, D: Fluimucil

die Viskosität des Bronchialschleims und erleichtert dadurch ein Abhusten.

Nebenwirkungen   Bromhexin und Ambroxol können Magen-Darm-Beschwerden, Überempfindlichkeitsreaktionen an der Haut und Schleimhaut sowie Atemnot und Temperaturanstieg mit Schüttelfrost verursachen. Für Acetylcystein wurden als seltene Nebenwirkungen gastrointestinale Störungen, Kopfschmerzen, Tinnitus und allergische Reaktionen berichtet. Bei einer gleichzeitigen Antibiotikatherapie soll auf eine zeitversetzte Einnahme (mindestens 2 Stunden) geachtet werden.

Wechselwirkungen   Expektoranzien sollen nicht gleichzeitig mit Antitussiva verordnet werden, da das mobilisierte Sekret dann nicht abgehustet werden kann. Bei gleichzeitiger Antibiotikagabe ist auf zeitversetzte Einnahme zu achten, da es zu Wirkungsabschwächung der Antibiotika kommen kann.

Der Mangel an **Surfactant** bei unreifen Neugeborenen kann zu einem gefährlichen Atemnotsyndrom führen. Das körpereigene Surfactant soll die Grenzflächenspannung in den Alveolen herabsetzen. Bei einem Mangel wird Colfoscerilpalmitat[41] intratracheal instilliert und so die Mortalität von Frühgeborenen deutlich gesenkt. Als Nebenwirkungen können vorübergehende Verlegung der Atemwege und pulmonale Blutungen auftreten.

---

41   A: Visudyne; CH, D: –

Verdauungstrakt

© Springer-Verlag GmbH Deutschland 2018
E. Beubler, *Kompendium der Pharmakologie*,
https://doi.org/10.1007/978-3-662-54559-1_6

6.1   Säurebedingte Erkrankungen

Die wichtigsten Erkrankungen des oberen Gastrointestinaltrakts, die mit Arzneimitteln (◘ Tab. 6.1) behandelt werden können sind:

- Refluxösophagitis („gastroesophagal reflux desease", GERD),
- Gastritis und
- Magen- bzw. Zwölffingerdarmgeschwür.

Es gilt heute als gesichert, dass bei diesen Erkrankungen (Ausnahme: GERD) eine Infektion mit *Helicobacter pylori* eine zentrale Rolle spielt. Bei nachgewiesener Helicobacter-pylori-Infektion ist die Eradikation dieses Keimes die wirksamste Methode. Da die Salzsäure als aggressiver Faktor eine wichtige Rolle spielt, sind Methoden zur Reduktion der Säuresekretion die wichtigste und effizienteste Maßnahme.

Arzneimittel, die zu Gastritis, respektive Magen- und Darmulzera führen können sind: nichtsteroidale Antiphlogistika (NSAR), neue Antidepressiva (SSRI) und. Ein wichtiger Faktor ist ferner das Rauchen. Darüber hinaus können Stresssituationen wie großflächige Verbrennungen, Polytraumen und schwere chirurgische Eingriffe zu Erkrankungen des Magens und des Zwölffingerdarmes führen.

■ **Maßnahmen zur Helicobacter-pylori-Elimination**

Die Eradikation des *Helicobacter pylori* erfolgt mit einer Dreierkombination aus einem Protonenpumpen-Hemmstoff und zwei Chemotherapeutika (Amoxicillin[1] und Clarithromycin[2]). Metronidazol ist schlecht verträglich. Nach einer erfolgreichen Elimination des *Helicobacter pylori* ist mit Schmerzfreiheit und einer Abheilung von Magen- und Zwölffingerdarmgeschwüren zu rechnen.

■ **Regulation der Säuresekretion**

Die Magensäure wird in den sogenannten Belegzellen der Magenschleimhaut gebildet, die Stimulation erfolgt über Histamin-H_2-Rezeptoren, Acetylcholin- und Gastrinrezeptoren. Die Hemmung der beiden letzteren hat sich therapeutisch nicht bewährt. Die Hemmung der Histamin-H_2-Rezeptoren war therapeutisch ein großer Erfolg, wurde aber von den noch wirksameren Protonenpumpenhemmern überholt. Diese hemmen das Enzym H^+/K^+-ATPase, auch Protonenpumpe genannt.

6.1.1   Protonenpumpenhemmstoffe

Vertreter
- Omeprazol[3]
- Pantoprazol[4]
- Lansoprazol[5]
- Rabeprazol[6]
- Esomeprazol[7]

◘ **Tab. 6.1** Arzneimittel bei säurebedingten Erkrankungen

Protonenpumpenhemmer	Omeprazol[a]
	Pantoprazol[b]
	Lansoprazol[c]
	Rabeprazol[d]
	Esomeprazol[e]
Histamin-H_2-Rezeptorantagonisten	Ranitidin[f]
	Famotidin[g]
Antazida	Magaldrat[h]
Schleimhautschützende Mittel	Sucralfat[i]

[a] A: Losec; CH, D: Antra
[b] A: Pantoloc; CH, D: Pantozol
[c] A, CH, D: Agopton
[d] A, CH, D: Pariet
[e] A, CH, D: Nexium
[f] A: Zantac; CH, D: Rovitidin
[g] A: Ulcusan; CH: –; D: Famotidin
[h] A, CH, D: Riopan
[i] A, CH, D: Ulcogant

1   A: Augmentin; CH: Clamoxyl; D: Amoxicillin

2   A, CH, D: Klacid

3   A: Losec; CH, D: Antra

4   A: Pantoloc; CH, D: Pantozol

5   A, CH, D: Agopton

6   A, CH, D: Pariet

7   A, CH, D: Nexium

Protonenpumpenhemmstoffe (Protonenpumpen-inhibitoren, PPI) sind heute die Mittel der Wahl zur Behandlung säurebedingter Erkrankungen und haben die H_2-Rezeptorantagonisten weitgehend verdrängt.

Wirkungsmechanismus Protonenpumpenhemm-stoffe sind als irreversible Hemmstoffe der Protonen-pumpe der Belegzelle die derzeit stärksten Hemm-stoffe der basalen und stimulierten Säuresekretion.

Wirkung Unter der Therapie mit Protonenpumpen-hemmstoffen heilen Magen- und Zwölffingerdarm-geschwüre schnell ab, treten aber wieder auf, wenn keine Elimination des *Helicobacter pylori* vorgenom-men wird.

Wirkungseintritt und -dauer Protonenpumpen-hemmstoffe werden erst im sauren Milieu aktiviert, der Wirkungseintritt ist entsprechend verzögert. Nach Absetzen der Therapie hält die säurehemmende Wirkung noch tagelang an. Protonenpumpenhemm-stoffe eignen sich daher nur für eine konsequente, längerfristige Therapie.

Unerwünschte Wirkungen Protonenpumpen-hemmstoffe sind gut verträglich und außer gelegent-lichem Auftreten von Kopfschmerzen oder Durch-fällen sind keine spezifischen Nebenwirkungen gut dokumentiert.

Wechselwirkungen Protonenpumpenhemmer werden von einem wichtigen Leberenzym aus der Gruppe der Cytochrom-P450-Enzyme abgebaut, das auch für den Abbau anderer Arzneimittel wie Diazepam, Citalopram, Imipramin, Clomipramin und andere verantwortlich ist. Unter der Therapie mit Protonenpumpenhemmern kann es daher zu Blutspiegelerhöhungen der genannten Substanzen und zur Zunahme ihrer Wirkungen und Nebenwir-kungen kommen. Vor allem bei der Kombination von Protonenpumpenhemmern mit Benzodiazepi-nen, selektiven Serotoninrückaufnahmeinhibitoren (SSRI) oder Cumarinen ist auf Wechselwirkungen zu achten.

Schwangerschaft und Stillzeit Protonenpumpen-hemmer sollen in der Schwangerschaft nur dann

angewendet werden, wenn Antazida oder H_2-Reze-ptorantagonisten nicht wirksam sind. Am längsten erprobt ist Omeprazol.

Gegenanzeigen Es sind keine gravierenden Gegen-anzeigen bekannt.

6.1.2 Histamin-H_2-Rezeptorantagonisten

Vertreter
- Ranitidin[8]
- Famotidin[9]

Der Vorteil der H_2-Rezeptorantagonisten gegen-über Protonenpumpenhemmern ist ein rascher Wirkungseintritt und damit die Verwendbarkeit bei akuter Symptomatik.

Wirkungsmechanismus Histamin H_2-Reze-ptorantagonisten hemmen einen Rezeptor der Säu-resekretion und vermindern dadurch die stimulierte Säure- und Pepsinsekretion.

Wirkung Histamin H_2-Rezeptorantagonisten beschleunigen die Abheilung von Magen und Duo-denalulzera, lindern Beschwerden und sind, wenn die Einnahme fortgesetzt wird, zur Rezidivprophy-laxe des Ulcus ventriculi et duodeni geeignet.

Wirkungseintritt und -dauer Der Wirkungsein-tritt ist rasch, die Wirkungsdauer beträgt etwa 12 Stunden.

Nebenwirkungen H_2-Rezeptorantagonisten wer-den allgemein gut vertragen. Nebenwirkungen wie Kopfschmerzen, Schwindel, Müdigkeit, Schlaflosig-keit und Verdauungsstörungen bessern sich ohne Unterbrechung der Behandlung.

---

8 A: Zantac; CH, D: Ranitidin
9 A: Ulcusan; CH: –; D: Famotidin

Wechselwirkungen   Aufgrund der Hemmung der Säuresekretion kann es zu Beeinflussung der Resorption anderer Arzneimittel kommen. Ein Einnahmeabstand von 2 Stunden kann dieses Problem beseitigen.

Schwangerschaft und Stillzeit H_2-Rezeptorantagonisten dürfen bei strenger Indikationsstellung verordnet werden, wenn Antazida nicht ausreichend wirken. Bevorzugt ist das gut untersuchte Ranitidin. Während der Stillzeit ist Famotidin zu bevorzugen.

Gegenanzeigen   Es sind keine wichtigen Gegenanzeigen bekannt.

6.1.3   Antazida

Antazida sind Substanzen, die Salzsäure im Magen neutralisieren. Ihre therapeutische Bedeutung ist weitgehend zurückgegangen. Als Indikationen sind die symptomatische Behandlung von Sodbrennen, und anderen säurebedingten Erkrankungen während der Schwangerschaft geblieben.

Als optimal hat sich die Kombination von $Al(OH)_3$ und $Mg(OH)_2$ erwiesen. Eine Komplexverbindung der beiden Hydroxide findet sich in Magaldrat[10]. Die optimale Wirkung von Antazida wird dann erzielt, wenn sie etwa 1 bis 2 Stunden nach der Mahlzeit eingenommen werden.

6.1.4   Schleimhautschützende Mittel

Schleimhautschützende Mittel sind Sucralfat[11] und Misoprostol[12].

Sucralfat ist das Aluminiumsalz von Saccarosesulfat. Sein Wirkungsmechanismus ist bisher nicht geklärt. Sowohl für das Duodenalulkus wie für das Magenulkus liegen kontrollierte klinische Studien vor, die zeigen, dass Sucralfat die Heilung der Ulzera beschleunigt.

Misoprostol ist ein PGE_1-Derivat. Es wird zur Ulkusprophylaxe bei der Gabe von NSAR eingesetzt. Eine wichtige Nebenwirkung ist schwerer Durchfall.

6.2   Funktionelle Erkrankungen

- Achalasie und Ösophagusspasmen
- Übelkeit und Erbrechen
- Durchfall
- Verstopfung

6.2.1   Achalasie und Ösophagusspasmus

Bei diesen Erkrankungen ist die für den normalen Schluckreflex nötige Erschlaffung des unteren Ösophagussphinkters gestört. Es treten Dysphagie, Druckgefühl und Schmerzen ähnlich einer Angina pectoris auf. Therapeutisch versucht man, kontraktionsvermindernde Substanzen zu verabreichen. Geeignet sind Nitrate wie Isosorbiddinitrat[13] oder Nitroglycerin[14]. Die Pharmakologie dieser Substanzen wird in ▶ Kap. 4 besprochen.

6.2.2   Übelkeit und Erbrechen

Die wichtigsten Ursachen von Übelkeit und Erbrechen sind die therapeutische Verabreichung von radioaktiven Strahlen, Zytostatika, Opioiden und anderen Arzneimitteln, eine Vestibularisreizung (Reisekrankheit), Schwangerschaft, postoperative Zustände und Vergiftungen (z. B. mit Alkohol). Erbrechen ist ein unspezifisches Symptom, an dessen Auslösung Dopamin- (D_2), Serotonin- ($5\text{-}HT_3$) und Histamin-(H_1)-Rezeptoren sowie muskarinische Acetylcholinrezeptoren beteiligt sind. Arzneimittel, die antiemetisch wirken sollen, sind daher Antagonisten an den genannten Rezeptoren (▯ Tab. 6.2).

---

10   A, CH, D: Riopan

11   A, CH, D: Ulcogant

12   A: Cyprostol; CH: Cytotec; D: Arthotec

13   A: –; CH, D: Isoket

14   A, CH, D: Nitrolingual

◘ Tab. 6.2 Vertreter der Antiemetika und ihre Indikationsgebiete

Stoffgruppe	Arzneistoff	Hauptindikation
Histamin-H_1-Rezeptorantagonisten	Dimenhydrinat[a]	Kinetosen
Dopamin-D_2-Rezeptorantagonisten	Alizaprid[b] Haloperidol[c] Metoclopramid[d]	Zentral ausgelöstes Erbrechen (Schwangerschafts-erbrechen) Opiat-induziertes Erbrechen Gastrointestinal bedingtes Erbrechen
Serotonin-5-HT_3-Rezeptorantagonisten	Ondansetron[e] Granisetron[f] Tropisetron[g] Palonosetron[h]	Zytostatika-induziertes Erbrechen
Neurokinin-1-Rezeptorantagonisten	Aprepitant[i] Fosaprepitant[j] Netupitant[k]	

[a] A: Vertirosan; CH: Trawell; D: Vomex
[b] A: Decentan; CH: Trilafon; D: Decentan
[c] A, CH, D: Haldol
[d] A, CH, D: Paspertin
[e] A, CH, D: Zofran
[f] A, CH: Kytril, D: Kevatril

[g] A, D: Navoban CH: –
[h] A, CH: Aloxi; D: –
[i] A, CH, D: Emend
[j] A, CH, D: Ivemend
[k] A, CH, D: Akynzeo

Histamin-H_1-Rezeptorantagonisten

Diese Substanzen sind vor allem bei Kinetosen wirksam sowie bei Erbrechen, das durch Substanzen hervorgerufen wird, die direkt auf den Magen wirken. Verwendet werden Dimenhydrinat und Meclozin. Sie wirken am besten prophylaktisch. Die wichtigste Nebenwirkung ist Müdigkeit.

Dopaminrezeptorantagonisten: Metoclopramid und Neuroleptika

Metoclopramid blockiert Dopamin D_2-Rezeptoren in der Area postrema und hebt die Dopamin-bedingte Hemmung der Magenmotorik auf. In hoher Dosis blockiert es auch 5-HT_3-Rezeptoren. Metoclopramid ist verwendbar bei gastrointestinal bedingter Übelkeit, bei Schwangerschaftserbrechen und in hoher Dosierung zur Prophylaxe von Zytostatika-induziertem Erbrechen.

Nebenwirkungen Metoclopramid führt vor allem bei Kindern zu extrapyramidalen Störungen und soll daher bei diesen nicht eingesetzt werden. Weitere Nebenwirkungen sind Stimulation der Prolaktinfreisetzung und über seine motilitätsfördernde Wirkung Durchfall.

Serotonin-5-HT_3-Rezeptorantagonisten

Serotonin ist ein wichtiger Transmitter bei der Entstehung von Übelkeit und Erbrechen. 5-HT_3-Rezeptorantagonisten wie Ondansetron, Granisetron und Tropisetron werden vor allem gegen Zytostatika- oder Strahlen-induziertes Erbrechen eingesetzt, sind aber auch wirksam gegen Opiat-induziertes Erbrechen.

Palonosetron[15] unterscheidet sich von den anderen 5-HT_3-Antagonisten durch die lange Halbwertzeit von 40 Stunden. Die intravenöse Verabreichung von 0,25 mg einmal pro Woche ist ausreichend.

Nebenwirkungen Kopfschmerzen, Mundtrockenheit, Wärmegefühl und Obstipation.

---

15 A, CH: Aloxi; D: Palonosetron

Wechselwirkungen   Serotonin-5-HT_3-Rezeptorantagonisten hemmen die analgetische Wirkung von Paracetamol (▶ Kap. 9).

Neuroleptika

Diese Substanzen hemmen viele Funktionen des zentralen Nervensystems und sind in schweren Fällen auch als Antiemetika einsetzbar.

Aus der Gruppe der Phenothiazine werden Triflupromazin, Perphenazin und Thiethylperazin, aus der Gruppe der Butyrophenone Haloperidol verwendet. Ihre Anwendung ist gerechtfertigt bei unstillbaren Fällen von Hyperemisis gravidarum sowie zur Prophylaxe von opiatbedingtem Erbrechen.

Steroide

Hohe Dosen von Glucocorticoiden wie Dexamethason[16] oder Methylprednisolon[17] haben ebenfalls antiemetische Eigenschaften und können allein, häufiger aber in Kombination mit 5-HT_3-Rezeptor-Antagonisten, mit Metoclopramid oder Neuroleptika eingesetzt werden. In besonders schweren Fällen haben sich auch Dreifach-Kombinationen bewährt.

Neurokinin-1-Rezeptorantagonisten

Aprepitant[18], Fosaprepitant[19] und Netupitant[20] sind NK-1-Rezeptorantagonisten und können in Kombination mit „Setronen" und Glucocorticoiden verabreicht werden. Sie vermindern Früherbrechen und verzögertes Erbrechen bei Chemotherapie.

Nebenwirkungen   Schluckauf, Müdigkeit, Obstipation und Kopfschmerzen.

6.2.3 Durchfall

Durchfall ist definiert als Entleerung flüssigen Stuhls, häufiger als 3-mal täglich bzw. über 250 g/Tag.

▣ **Tab. 6.3** ORS (Oral rehydration solution, WHO)[21]	
NaCl	3,5 g/l
Trinatrium-Citrat-Dihydrat	2,9 g/l
KCl	1,5 g/l
Glukose	20,0 g/l

Durchfall ist keine Erkrankung an sich, sondern ein Symptom. Kennzeichen von Durchfall sind Verlangsamung der Wasserresorption, gestörter Wasser- und Elektrolyttransport oder Passagestörungen. Die häufigsten Ursachen von Durchfall sind infektiöse Erkrankungen, entzündliche Erkrankungen, funktionelle Störungen, irritables Colon, Neoplasmen, Toxine, Verdauungs- und Resorptionsstörungen, Nahrungsmittelallergien und verschiedene Arzneimittel.

Wenn möglich sollte die Behandlung des Grundleidens im Vordergrund stehen. Für die Reisediarrhö ist die strikte Einhaltung hygienischer Maßnahmen die wichtigste Prophylaxe. Für die symptomatische Behandlung der Diarrhö ist die orale Rehydratationstherapie die Methode der Wahl. Die orale Rehydratationstherapie kann mit einer Lösung erfolgen, deren Zusammensetzung nach den Empfehlungen der WHO und der UNICEF wie folgt (▣ Tab. 6.3) sein sollte:

Bei bakteriell bedingten Durchfällen, vor allem wenn sie länger als drei Tage dauern bzw. wenn sie mit blutigen Stühlen einhergehen, sind Antibiotika angezeigt. Zur Prophylaxe und Therapie einer Reise-Sommerdiarrhö haben sich Doxycyclin[22], Trimethoprim[23] und Gyrasehemmstoffe wie z. B. Norfloxacin[24] als wirksam erwiesen.

Zur Behandlung von Durchfällen mit nicht-bakterieller und nicht-toxischer Genese ist die Gabe von Opioiden eine wirksame Therapiemöglichkeit. Verwendet werden Tinctura opii simplex in einer Einzelmenge von 8 bis 10 Tropfen und Loperamid[25]. Bei Kleinkindern sollte Loperamid nicht verwendet werden.

---

16   A, CH, D: Fortecortin

17   A: Urbason; CH: Advantan; D: Urbason

18   A, CH, D: Emend

19   A, CH, D: Ivemend

20   A, CH, D: Akynzeo

21   A: Normhydral; CH, D: Elotrans

22   A: Vibramycin; CH: Supracyclin; D: Doxycyclin

23   A: Solotrim; CH: Bactrim; D: Infectotrimet

24   A: Zoroxin; CH: Norfloxin; D: Norflox

25   A, CH, D: Imodium

Zur Vorbeugung respektive Behandlung Antibiotika-assoziierter Diarrhö können heute Probiotika eingesetzt werden. Verwendet werden vornehmlich sogenannte Multi-Spezies-Probiotika[26] die aus Stämmen verschiedener probiotischer Arten meist auch mehrerer Gattungen bestehen.

6.2.4 Verstopfung

Verstopfung ist die seltene oder schwierige Entleerung eines trockenen und harten Stuhls. Die Ursachen sind in unvernünftiger Ernährung, mangelnder Bewegung, Stress, anderen Erkrankungen oder anderen Arzneimitteln zu suchen. Nicht in jedem Fall sollten von vornherein Arzneimittel zur Behebung der Störung angewendet werden.

Laxanzien werden vor allem zur Darmentleerung vor chirurgischen Eingriffen oder vor bildgebender Diagnostik im Gastrointestinaltrakt, zum Aufweichen des Stuhls bei schmerzhaften Analleiden und bei hartnäckiger Verstopfung über mehrere Tage verwendet. Eine vernünftige Therapie beinhaltet eine adäquate Ernährung und psychische Führung des Patienten. Der Patient muss informiert werden, dass die Stuhlentleerung ein physiologischer Vorgang ist und dieser Vorgang einer biologischen Variabilität unterliegt.

> **Die wichtigsten Laxanzien**
> - Füll- und Quellmittel
>   - Weizenkleie, Leinsamen
> - Hydragoge Abführmittel
>   - Bisacodyl[27]
>   - Natriumpicosulfat[28]
>   - Sennaglykoside[29]
> - Salinische Abführmittel
>   - Natriumsulfat
>   - Magnesiumsulfat
>   - Karlsbadersalz
> - Osmotische Abführmittel
>   - Lactulose[30]
>   - Macrogol 3350[31]
> - Verstärkung der propulsiven Motorik
>   - Prucaloprid[32]

Füll- und Quellmittel wie Weizenkleie und Leinsamen sind eher für die Prophylaxe als für die Therapie geeignet. Falls Quellmittel mit unzureichenden Mengen mit Flüssigkeit eingenommen werden, besteht die Gefahr eines Obstruktionsileus.

Hydragoge Abführmittel sind dann anzuwenden, wenn eine weitgehende Darmentleerung erwünscht ist, z. B. bei der Vorbereitung von radiologischen, endoskopischen oder chirurgischen Maßnahmen am Gastrointestinaltrakt. Sie sollten nicht zur Behandlung einer funktionellen Obstipation eingesetzt werden, sind jedoch bei älteren Menschen gelegentlich nicht zu vermeiden. Die Wirkung beruht auf einer Umkehr des Wassernettofluxes in Richtung Darmlumen. Von den zahlreichen Anthrachinonderivaten, die in der Natur vorkommen, sollen ausschließlich die **Sennoside** aus Folia Sennae verwendet werden. Die Wirkung tritt nach 6–10 Stunden auf. Die Pigmentierung der Colonschleimhaut nach längerfristiger Einnahme ist harmlos und reversibel.

Natriumpicosulfat hat einen Wirkungseintritt nach 2–4 Stunden, während nach **Bisacodyl** die Wirkung nach 6–10 Stunden eintritt.

Salze wie Natriumsulfat und Magnesiumsulfat, in isotoner Lösung verabreicht, führen sicher und schnell zur Darmentleerung. Bei bestimmungsgemäßem Gebrauch sind beide Salze ohne Nebenwirkungen.

Lactulose ist ein Disaccharid, das im Magendarmkanal nicht resorbiert und im Colon gespalten wird. Dort wird auch osmotisch Wasser zurückgehalten und die Peristaltik angeregt. Nach hohen Dosen können Übelkeit, Erbrechen und Blähungen auftreten.

---

26 wie z. B. Omniflora, Trevis oder OmniBiotic 10

27 A, CH, D: Dulcolax

28 A: Agaffin; CH: Laxoberon; D: Lactulose

29 A: Pursennid; CH: Bekunis; D: Agiolax

30 A: Laevolac; CH: Duphalac; D: Bifiteral

31 A, CH: Movicol; D: Laxofalk

32 A, CH, D: Resolor

Ein neues osmotisch wirksames Laxans ist **Makrogol 3350**, ein nicht resorbierbares Polyethylenglykol. Es eignet sich besonders zur Behandlung der chronischen Obstipation, ist aber auch gegen Opiat-bedingte Obstipation einsetzbar.

Nebenwirkungen   Bei chronischer Einnahme aller Abführmittel verlieren diese nach und nach die Wirkung und die Dosis muss gesteigert werden. Abführmittel bedingen einen Kaliumverlust und führen über diesen langsam zur Darmträgheit. Vor chronischer Einnahme von Abführmitteln ist daher dringend abzuraten.

Schwangerschaft und Stillzeit   Füll- und Quellstoffe, Lactulose und als salinisches Abführmittel Natriumsulfat dürfen in der Schwangerschaft angewendet werden. Von den hydragogen Abführmitteln ist Bisacodyl das Mittel der Wahl. Die genannten Abführmittel sind auch in der Stillzeit erlaubt.

Ein neues Prinzip für die Behandlung der chronischen und opioidbedingten Obstipation ist die Stimulation von 5-HT$_4$-Rezeptoren mit **Prucaloprid**. Dieses verstärkt die propulsive Motorik.

Niere und Stoffwechsel

© Springer-Verlag GmbH Deutschland 2018
E. Beubler, *Kompendium der Pharmakologie*,
https://doi.org/10.1007/978-3-662-54559-1_7

7.1   Nierenerkrankungen

In diesem Kapitel sollen Arzneimittel besprochen werden, die über die Niere die Harn- und Elektrolytausscheidung verändern (◘ Tab. 7.1).

Die kleinsten Funktionseinheiten der Niere sind die Nephrone, von denen es ungefähr eine Million beim Menschen gibt. Funktionell wird in den Nierenkörperchen durch einen Filtervorgang etwa ein Zehntel der durch die Niere fließenden Flüssigkeitsmenge (etwa 1700 l Blut pro Tag) als Primärharn in die Nierenkanälchen abgegeben (ca. 150 l pro Tag). Die Nierenkanälchen bestehen aus proximalem Tubulus, Henle'scher Schleife, distalem Tubulus und dem Sammelrohr. Wichtige Salze und Nährstoffe sowie Wasser werden in den einzelnen Abschnitten der Nierenkanälchen wieder resorbiert. Die ausgeschiedene Tagesharnmenge beträgt dann nur 1–2 Liter.

Diuretika rufen eine vermehrte Urinausscheidung durch Hemmung der Rückresorption von Natriumchlorid und Wasser hervor. Die wichtigsten Anwendungsgebiete für Diuretika sind Ödemausschwemmung, Blutdrucksenkung, Behandlung der Herzinsuffizienz und Prophylaxe einer Schockniere.

7.1.1   Thiaziddiuretika

Vertreter
- Hydrochlorothiazid
- Chlortalidon[1]
- Xipamid
- Indapamid[2]

Wirkungsmechanismus   Thiazide hemmen die Resorption von Natrium und Chlorid vorwiegend im Beginn des distalen Tubulus. Gehemmt wird der Na^+- und Cl^--Co-Transporter in der luminalen Membran der Tubuluszellen. Zugleich werden auch Kalium und Magnesiumionen vermehrt ausgeschieden.

Wirkungen   Durch die Hemmung der Rückresorption kommt es zu einer vermehrten Ausscheidung von Natriumchlorid, Kalium, Magnesium und Wasser.

Dosierung   Hydrochlorothiazid wird in Kombinationen mit anderen Diuretika in einer Dosis von 10–25 mg eingesetzt, Xipamid in Dosierungen von etwa 40 mg. Chlortalidon wird täglich oder jeden zweiten Tag in einer Dosis von 25 mg (bis 50 mg) verabreicht.

Wirkungseintritt und -dauer   Nach oraler Zufuhr von Hydrochlorothiazid tritt die Wirkung innerhalb von 2 Stunden ein, erreicht ihr Maximum nach 3–6 Stunden und hält bis zu 12 Stunden an. Der Wirkungseintritt von Chlortalidon ist langsam, dafür hält die Wirkung 2 Tage an. Xipamid verhält sich ähnlich wie Hydrochlorothiazid.

Nebenwirkungen   Thiaziddiuretika werden gut vertragen, eine wichtige Nebenwirkung ist der

◘ **Tab. 7.1** Die wichtigsten Arzneimittel mit Wirkung auf die Niere

Thiaziddiuretika	Hydrochlorothiazid[a]
	Xipamid[b]
Schleifendiuretika	Furosemid[c]
	Torasemid[d]
	Bumetanid[e]
Kaliumsparende Diuretika	Spironolacton[f]
	Amilorid[g]
	Triamteren[h]
Sarboanhydrasehemmer	Acetazolamid[i]
Osmotische Diuretika	Mannitol

[a] A, CH, D: in Kombinationen
[b] A: Aquaphoril; CH: –; D: Aquaphor
[c] A, CH, D: Lasix
[d] A, CH, D: Torasemid
[e] A: Burinex; CH: –, D: –
[f] A, CH, D: Aldactone
[g] A, CH, D: in Kombinationen
[h] A, CH, D: in Kombinationen
[i] A, CH, D: Diamox

---

1   A: Hydrosan; CH, D: Hygroton

2   A, CH: Fludex; D: Natrilix

Kaliumverlust. Die Natriumausscheidung führt mit der Zeit zu einer Aktivierung des Renin-Angiotensin-Aldosteron-Systems und so zu einem Wirkungsverlust. Dieser kann durch ACE-Hemmer verhindert werden.

Kombinationsmöglichkeiten Thiazide werden vor allem mit kaliumsparenden Diuretika wie Triamteren oder Amilorid kombiniert.

Wechselwirkungen Die blutdrucksenkende Wirkung der Thiazide wird durch andere blutdrucksenkende Arzneimittel verstärkt. NSAR reduzieren die diuretische Wirkung der Thiazide.

Schwangerschaft und Stillzeit Thiazide sind nicht Mittel der Wahl zur Behandlung von Hochdruck in der Schwangerschaft. Auch in der Stillzeit sollen keine Diuretika verwendet werden.

Gegenanzeigen Schwere Nierenschädigung, schwere Leberschädigung und Gicht sowie Schwangerschaft und Stillzeit sind Gegenanzeigen für Thiazide.

7.1.2 Schleifendiuretika

> **Vertreter**
> - Furosemid[3]
> - Torasemid[4]
> - Bumetanid[5]

Wirkungsmechanismus Furosemid hemmt den Na^+-K^+-Cl^--Co-Transport im dicken Abschnitt der aufsteigenden Henle'schen Schleife und dadurch die Fähigkeit zur Wasserrückresorption.

Wirkungen Furosemid steigert die Ausscheidung von Natrium, Kalium und Chloridionen sowie von Wasser. Die Wirkung ist außerordentlich intensiv – große Flüssigkeitsmengen können in kurzer Zeit ausgeschieden werden.

Wirkungseintritt und -dauer Bei parenteraler Applikation tritt die Wirkung sofort ein und dauert etwa 2 Stunden. Bei oraler Gabe wird Furosemid zwar rasch, aber unvollständig resorbiert; es kommt nach 30–60 Minuten zu einer starken Diurese, die etwa 6 Stunden anhält.

Nebenwirkungen Die massive Wasserausscheidung kann zur Bluteindickung und dadurch zur Erhöhung der Thromboseneigung führen. Die Störung des Elektrolythaushaltes kann das Hörvermögen beeinträchtigen. Weitere Nebenwirkungen können Durchfall und Anstieg des Harnsäurespiegels sein.

Kombinationsmöglichkeiten Furosemid wird mit Triamteren, einem kaliumsparenden Diuretikum oder Spironolacton, einem Aldosteronantagonisten kombiniert.

Wechselwirkungen Die blutdrucksenkende Wirkung anderer Antihypertonika wird verstärkt. Gefährliche Wechselwirkungen kann es mit Lithium, Herzglykosiden, Insulin und vielen anderen Arzneimitteln geben.

Schwangerschaft und Stillzeit In der Schwangerschaft soll Furosemid nur bei strengster Indikation und in der Stillzeit gar nicht angewendet werden.

Gegenanzeigen Gegenanzeigen sind Überempfindlichkeit gegen Sulfonamide, Hypovolämie, Hypokaliämie und Hyponatriämie sowie Schwangerschaft und Stillzeit.

7.1.3 Kaliumsparende Diuretika

> **Vertreter**
> - Aldosteronantagonisten
>   - Spironolacton[6]
>   - Eplerenon[7]

---

3 A, CH, D: Lasix

4 A, CH, D: Torasemid

5 A: Burinex; CH: –; D: –

6 A, CH, D: Aldactone

7 A, CH, D: Inspra

  – Kaliumcanrenoat
  – Finerenone[8]
- Andere
  – Triamteren[9]
  – Amilorid[10]

Aldosteronantagonisten

Wirkungsmechanismus Aldosteron steigert die Effektivität der Natriumaufnahme und der Kaliumabgabe im distalen Tubulus und am Beginn des Sammelrohres. Spironolacton bzw. dessen Metabolit, Kaliumcanrenoat, blockieren die Bindung von Aldosteron an dessen zytoplasmatischen Rezeptor. Die Folge ist eine verminderte Natriumresorption und eine verminderte Kaliumausscheidung.

Wirkung Spironolacton eignet sich zur Ausschwemmung von Ödemen bei Leberzirrhose, chronischer Herzmuskelinsuffizienz und bei chronisch entzündlichen Darmerkrankungen.

Wirkungseintritt und -dauer Die Wirkung von Spironolacton setzt langsam ein und hält lange an.

Nebenwirkungen Außer Hyperkaliämie treten Magen-Darm-Störungen, bei Männern Gynäkomastie und Potenzstörungen und bei Frauen Amenorrhö, Hirsutismus und Spannungsgefühl in den Brüsten auf.

Kombinationsmöglichkeiten Spironolacton wird häufig mit anderen Diuretika wie Furosemid kombiniert.

Wechselwirkungen NSAR hemmen die Wirkung von Spironolacton und in Kombination mit Kalium, respektive mit kaliumsparenden Diuretika oder ACE-Hemmern kann Hyperkaliämie auftreten. Andere Antihypertonika verstärken den blutdrucksenkenden Effekt.

Schwangerschaft und Stillzeit Spironolacton soll weder in der Schwangerschaft noch in der Stillzeit angewendet werden.

Gegenanzeigen Gegenanzeigen sind Hyperkaliämie, Hyponatriämie und Nierenfunktionsstörungen sowie Schwangerschaft und Stillperiode.

Dem Spironolacton strukturell ähnlich ist Eplerenon[11], das keine antiandrogenen und antigestagenen Nebenwirkungen aufweist.

Triamteren und Amilorid

Wirkungsmechanismus Triamteren und Amilorid sind kaliumsparende Diuretika, die in den Tubuluszellen des distalen Tubulus den Eintritt von Natrium und damit den Austausch gegen Kalium hemmen. Die Wirkung ist unabhängig von Aldosteron.

Wirkungen Bei der Langzeitbehandlung in Kombination mit Thiaziden wird die Gefahr einer Hyperkaliämie kompensiert.

Nebenwirkungen Im Vordergrund steht die aus der Wirkung resultierende Hyperkaliämie.

Kombinationsmöglichkeiten Triamteren und Amilorid werden häufig mit Hydrochlorothiazid kombiniert.

Wechselwirkungen Bei Kombination mit anderen blutdrucksenkenden Arzneimitteln wird die Wirkung verstärkt. NSAR können die Wirkung kaliumsparender Diuretika aufheben. Zahlreiche andere Wechselwirkungen sind bekannt.

Schwangerschaft und Stillzeit Kaliumsparende Diuretika sollen in der Schwangerschaft nicht angewendet werden. Für die Stillzeit gibt es keine Erfahrungswerte.

Gegenanzeigen Gegenanzeigen sind Sulfonamidüberempfindlichkeit und schwere Nierenfunktionsstörungen, Hypokaliämie sowie Schwangerschaft und Stillzeit.

---

8   A, CH, D: noch nicht im Handel

9   A, CH, D: in zahlreichen Kombinationen

10 A, CH, D: in Kombinationen

11   A, CH, D: Inspra

7.1.4 Osmotische Diuretika

Die intravenöse Gabe von Mannit, einem 6-wertigen Zuckeralkohol, führt zu einer gesteigerten Harnausscheidung. Mannit verteilt sich gleichmäßig im Extrazellulärraum, geht nicht in die Zelle hinein und wird daher auch nach Filtration in der Niere nicht rückresorbiert. Hypertone Mannitlösungen werden bei akuten Organödemen wie Hirnödemen oder einem akuten Glaukomanfall angewendet. Dabei ist es nicht die Nierenleistung, die zur Ausschwemmung der Ödeme führt, sondern der osmotische Druck, der Flüssigkeit aus dem Hirnraum bzw. aus dem Auge ins hyperosmolare Plasma strömen lässt. Nach Ausscheidung von Mannit durch die Niere ist dieser Effekt verschwunden.

7.2 Stoffwechselerkrankungen

7.2.1 Diabetes

Insulin

Insulin ist ein Polypeptid, das in den B-Zellen der Langerhans'schen Inseln der Bauchspeicheldrüse entsteht und bei Anstieg des Glukosespiegels im Blut freigesetzt wird. Es bindet an den Erfolgszellen (Muskelzellen, Leberzellen, Fettzellen) an Insulin-Rezeptoren, die zur Gruppe der Thyrosinkinase-gekoppelten Rezeptoren gehören. Insulin stimuliert die Aufnahme von Glukose. Vor allem in der Muskelzelle fördert es die Glykogen- und Eiweißsynthese, sowie die Triglyzeridbildung.

Letztlich senkt Insulin den Blutglukosespiegel und steigert die Energiedepots im Gewebe. Beim Diabetes mellitus kommt es, allgemein ausgedrückt, zu einer Hemmung der Glukoseverwertung und dadurch zu einem Blutzuckeranstieg. Man unterscheidet einen Insulinmangeldiabetes (Typ 1) und einen Diabetes mit bestehender Insulin-Produktion (Typ 2), bei dem überwiegend eine Insulinresistenz im Gewebe oder ein relativer Insulinmangel vorliegt. Darüber hinaus gibt es noch den Gestationsdiabetes und andere spezifische Typen, die hier nicht besprochen werden sollen.

Der Typ-1-Diabetes wird durch einen absoluten Insulinmangel definiert, der durch eine Zerstörung der B-Zellen hervorgerufen wird. Die Therapie erfolgt grundsätzlich durch Insulinsubstitution (◘ Tab. 7.2).

Die beste Diabetes-Typ-1-Therapie wird mit der sogenannten „intensivierten Insulintherapie" (Basis-Bolus-Therapie genannt) erreicht. Dazu wird morgens und abends ein mittellang wirkendes Insulin (intermediäres Insulin) verabreicht und vor jeder Hauptmahlzeit ein kurz wirkendes Insulin (Normal-Insulin, Insulin Lispro oder Insulin Aspart). Als Basis kann auch 1- oder 2-mal täglich ein langwirkendes Insulin verabreicht werden. Insulin Glargin eher einmal und Insulin Detemir eher 2-mal täglich. Der Patient muss selbst seinen Blutzucker bestimmen und dementsprechend geschult sein. Ist der Patient nicht in der Lage, diese Art von

◘ **Tab. 7.2** Wichtige Insuline zur Behandlung des Typ-1-Diabetes

Insulinpräparat	Wirkungseintritt (min)	Wirkungsdauer (h)
Normal-(Alt-)Insulin		
Normalinsulin[a]	30	5–8
Kurz wirkende Insuline		
Insulin Lispro[b]	10–15	2–5
Insulin Aspart[c]	10–20	
Insulin Glulisin[d]		
Mittellang wirkende Insuline (intermediär Insulin, NPH-Insulin)		
Basal Human Insulin[e]	30–60	10–20
Lang wirkende Insuline		
Insulin Glargin[f]	60	24–30
Insulin-Zn-Suspensionen[g]	ca. 120	22–36
Insulin Detemir[h]	ca. 180	24

[a] A, CH, D: Insuman rapid, Huminsulin normal
[b] A, CH, D: Humalog
[c] A, CH, D: Novorapid
[d] A, CH, D: Apidra
[e] A, CH, D: Huminsulin basal
[f] A, CH, D: Lantus
[g] A, CH, D: Insulin
[h] A, CH, D: Levemir

Insulintherapie durchzuführen, ist die sogenannte „konventionelle Insulintherapie" indiziert. Dabei werden zwei Drittel der Tagesdosis an Insulin am Morgen in Form einer Mischung von Normalinsulin mit intermediärem Insulin und ein Drittel als intermediäres Insulin vor dem Abendessen injiziert.

Wirkungsmechanismus   Wie das körpereigene Insulin bindet von außen zugeführtes Insulin an Insulinrezeptoren, die zur Gruppe der Thyrosinkinase-gekoppelten Rezeptoren gehören. Insulin verbessert die Aufnahme von Glukose und Aminosäuren in die Zellen, steigert den Glukoseabbau, erhöht die Glykogenbildung in Leber und Muskeln und stimuliert die Bildung von Fetten aus Glukose.

Dosierung   Die Dosierung erfolgt angepasst an die Nahrungszufuhr und beträgt im Erwachsenenalter etwa 30–70 IE täglich. Die Injektion erfolgt in der Regel subkutan in den Bauch oder in den Oberschenkel.

Applikationsformen   Für die Insulinapplikation gibt es eine Reihe von Spritzenpatenten (Pens), die in der Handhabung je nach Fabrikat etwas unterschiedlich sind. Vor Applikation ist darauf zu achten, dass Luftblasen entfernt wurden und dementsprechend die richtige Dosierung möglich ist. Nach Applikation, aber spätestens nach jedem Tag, soll die Nadel gewechselt werden.

Wirkungseintritt und -dauer   Wie ◘ Tab. 7.2 zeigt, sind Wirkungseintritt und Wirkungsdauer der einzelnen Produkte verschieden.

Kombinationsmöglichkeiten   Bei Typ-2-Diabetesformen, die mit oralen Antidiabetika nicht beherrscht werden können, werden diese mit Insulin kombiniert. Verschiedene Insuline dürfen nur kombiniert werden, wenn der Patient entsprechend geschult ist.

Wechselwirkungen   Eine Reihe von Arzneimitteln verstärkt die blutzuckersenkende Wirkung von Insulin. Dazu gehören orale Antidiabetika, ACE-Hemmer, Fibrate, Fluoxetin u. a. Der blutzuckersenkende Effekt von Insulin kann durch andere Arzneimittel wie Glucocorticoide, Diuretika, Glukagon, Östrogene, β-Sympathomimetika u. a. auch abgeschwächt werden. β-Blocker können zu einer Verstärkung, häufiger aber auch zu einer Abschwächung der blutzuckersenkenden Wirkung von Insulin führen.

Schwangerschaft und Stillzeit   In der Schwangerschaft ist die Blutzuckereinstellung besonders bedeutend. Dies kann nur durch eine intensivierte Insulintherapie erreicht werden. In der Stillzeit ist eine Insulinsubstitution unproblematisch, da Insulin nicht in die Muttermilch übergeht.

Gegenanzeigen   Allergien gegen die Wirksubstanz. **Orale Antidiabetika** (◘ Tab. 7.3) werden beim Typ-2 Diabetes **nur** eingesetzt, wenn mit nichtmedikamentösen Maßnahmen keine befriedigende Blutzucker- bzw. Stoffwechseleinstellung erreicht werden kann. Dies betrifft vor allem die Gewichtreduktion.

Hemmung der Gluconeogenese und Steigerung der Glukose-Verwertung	
Biguanide	Metformin[a]
Steigerung der Insulinfreisetzung aus den B-Zellen der Bauchspeicheldrüse	
Sulfonylharnstoffe	Glibenclamid[b]
	Glimepirid[c]
	Gliclazid[d]
	Gliquidon[e]
	Glipizid[f]
Glinide	Repaglinid[g]
	Nateglinid[h]
Steigerung der Insulinempfindlichkeit der Muskelzellen	
Glitazone	Pioglitazon[i]
Inkretinmimetika	Exenatide[j]
	Sitagliptin[k]
Hemmung der Glukose-Resorption aus dem Darm	
α-Glucosidase-Hemmstoff	Acarbose[l]

[a] A, CH, D: Glucophage
[b] A: Glucobene; CH: Daonil; D: Euglucon
[c] A, CH, D: Amaryl
[d] A, CH, D: Diamicron
[e] A: Glurenorm; CH: –; D: Glurenorm
[f] A: Minidiab; CH, D: –
[g] A, CH, D: Novonorm
[h] A, CH, D: Starlix
[i] A, CH, D: Actos
[j] A, CH, D: Byetta
[k] A, CH, D: Januvia
[l] A, CH, D: Glucobay

Sulfonylharnstoffe zur Steigerung der Insulinsekretion

Vertreter
- Glibenclamid[12]
- Glimepirid[13]
- Gliclazid[14]
- Gliquidon[15]
- Glipizid[16]

Wirkungsmechanismus   Die Sulfonylharnstoffe blockieren Kaliumkanäle an den B-Zellen der Langerhans'schen Inseln. In der Folge werden spannungsabhängige Kalziumkanäle geöffnet und es kommt zu einer erhöhten intrazellulären Kalziumkonzentration. Die B-Zelle wird so empfindlicher auf exogene Reize hinsichtlich der Insulinsekretion.

Wirkung   Unter der Voraussetzung, dass die B-Zellen noch zur Insulinproduktion fähig sind und Glukose diese Freisetzung stimuliert, führen Sulfonylharnstoffe zu einer verstärkten Insulinfreisetzung.

Dosierung   Die bei den einzelnen Vertretern in der Fachinformation angegebenen Dosierungen sind einzuhalten, höhere Dosen bewirken keine bessere Wirksamkeit.

Nebenwirkungen   Die gefährlichste Nebenwirkung ist eine Hypoglykämie, wenn die Kohlenhydratzufuhr nicht auf die Dosierung abgestimmt ist. Die Symptome sind Kopfschmerzen, Heißhunger, Übelkeit, Erbrechen, Mattigkeit, Schläfrigkeit, Schlafstörungen, depressive Verstimmung,

---

12   A: Glucobene; CH: Daonil; D: Euglucon

13   A, CH, D: Amaryl

14   A, CH, D: Diamicron

15   A: Glurenorm; CH: –; D: Glurenorm

16   A: Minidiab; CH, D: –

Empfindungsstörungen bis zur Bewusstlosigkeit. Darüber hinaus sind die Sulfonylharnstoffverbindungen relativ gut verträglich. Gastrointestinale Störungen und – in Einzelfällen – Blutbildveränderungen können auftreten.

Kombinationsmöglichkeiten   In schweren Fällen bzw. bei fortgeschrittenem Typ-2-Diabetes ist eine Kombination mit Insulinpräparaten empfehlenswert.

Wechselwirkungen   Die blutzuckersenkende Wirkung der Sulfonylharnstoffe kann durch eine Reihe von Arzneimitteln verstärkt und durch andere abgeschwächt werden. Besonders gefährlich ist die Kombination mit Alkohol.

Schwangerschaft und Stillzeit   Orale Antidiabetika sind in der Schwangerschaft sowie in der Stillzeit kontraindiziert.

Gegenanzeigen   Gegenanzeigen sind Sulfonamidallergie, insulinpflichtiger Diabetes, deutlich eingeschränkte Nierenfunktion und schwere Leberfunktionsstörungen sowie Schwangerschaft und Stillperiode.

Glinide zur Steigerung der Insulinsekretion

> **Vertreter**
> - Repaglinid[17]
> - Nateglinid[18]

Wirkungsmechanismus   Die Glinide besitzen denselben Wirkungsmechanismus wie die Sulfonylharnstoffe.

Wirkungen   Das besondere Merkmal der Glinide ist das rasche An- und Abfluten nach peroraler Aufnahme. Der maximale Plasmaspiegel wird bereits nach einer halben Stunde erreicht. Die Eliminationshalbwertzeit beträgt eine Stunde. Das erlaubt eine Einnahme unmittelbar vor den Mahlzeiten.

Nebenwirkungen   Die Nebenwirkungen sind ähnlich wie bei den Sulfonylharnstoffen.

Kombinationsmöglichkeiten   Glinide können mit Metformin kombiniert werden.

Wechselwirkungen   Wechselwirkungen mit Arzneimitteln, die die Cytochrome CYP 2C8 oder CYP 3A4 hemmen, können die Blutspiegel von Repaglinid deutlich erhöhen. Dazu gehören Gemfibrozil, Clarithromycin, Itraconazol, MAO-Hemmer, β-Blocker, ACE-Hemmer, NSAR und Alkohol. Auch die Wirkung von Nateglinid wird durch ACE-Hemmer verstärkt und durch Diuretika, Glucocorticoide und β-Sympathomimetika abgeschwächt.

Schwangerschaft und Stillzeit   Glinide sind in Schwangerschaft und Stillzeit kontraindiziert.

Gegenanzeigen   Gegenanzeigen sind schwere Leberfunktionsstörungen, Schwangerschaft und Stillzeit sowie die gleichzeitige Einnahme von Gemfibrozil, einem Lipidsenker.

Inkretinmimetika

> **Vertreter**
> - Direkte Inkretinmimetika
>   - Exenatide[19]
>   - Liraglutid[20]
>   - Dulaglutid[21]
>   - Albiglutid[22]
>   - Lixisenatid[23]

---

17   A, CH, D: Novonorm

18   A, CH, D: Starlix

19   A, CH, D: Byetta

20   A: –; CH, D: Victoza

21   A, CH, D: Trulicity

22   A, CH, D: Eperzan

23   A: Lyxumia; CH: –; D: –

- **Indirekte Inkretinmimetika**
  - Sitagliptin[24]
  - Vildagliptin[25]
  - Saxagliptin[26]
  - Alogliptin[27]
  - Linagliptin[28]

Direkte Inkretinmimetika

Körpereigene Inkretine wie z. B. GLP-1 („glucagon-like peptide 1") und GIP („gastric inhibitory peptide") regulieren die Glukose-Homöostease. Exenatide und Liraglutid stimulieren direkt den GLP-1-Rezeptor und steigern über diesen die Insulinsynthese und -sekretion und hemmen die Glukagon-Freisetzung.

Exenatide muss 2-mal täglich injiziert werden und Liraglutid nur einmal täglich.

Indirekte Inkretinmimetika

Die körpereigenen Inkretine werden vornehmlich über das Enzym Dipeptidyl-Peptidase-4 (DPP-4) abgebaut. Indirekte Inkretinmimetika sind spezifische Hemmstoffe des Enzyms DPP-4, verhindern den Abbau der körpereigenen Inkretine und verstärken so deren Wirkung. Die indirekten Inkretinmimetika können peroral verabreicht werden.

Biguanide zur Hemmung der Glukoseabgabe und Steigerung der Glukoseverwertung

Vertreter

- Metformin[29]

Wirkungsmechanismus   Metformin reduziert die hepatische Glukoseabgabe und steigert die Verwertung der Blutglukose in Muskel- und Fettgewebe. Der molekulare Wirkungsmechanismus von Metformin ist unbekannt.

Wirkungen   Metformin vermindert den Insulinbedarf und verlangsamt die Entwicklung einer Insulinresistenz. Es wird hauptsächlich bei übergewichtigen Typ-2-Diabetes-Patienten eingesetzt.

Nebenwirkungen   Neben gastrointestinalen Störungen ist die Laktatazidose besonders gefährlich.

Kombinationsmöglichkeiten   Eine Kombination mit anderen oralen Antidiabetika sowie mit Insulin ist möglich.

Wechselwirkungen   Vermieden werden sollen Kombinationen mit Glucocorticoiden, β_2-Sympathomimetika, Diuretika und ACE-Hemmern. Vor der Gabe jodhaltiger Kontrastmittel soll Metformin abgesetzt werden.

Schwangerschaft und Stillzeit   Metformin sollte weder in der Schwangerschaft noch in der Stillzeit eingesetzt werden.

Gegenanzeigen   Leberinsuffizienz, Alkoholismus, kardiale oder respiratorische Insuffizienz, Schwangerschaft und Stillzeit.

Insulin-Sensitizer: Glitazone

Vertreter

- Pioglitazon[30]

Wirkungsmechanismus   Glitazone steigern die Insulinempfindlichkeit der Skelettmuskulatur und des Fettgewebes und vermindern so die Insulinresistenz, die auch bei nichtdiabetischen Patienten auftreten kann.

---

24   A, CH, D: Januvia

25   A, CH, D: Galvus

26   A, CH, D: Onglyza

27   A, CH: Vipidia; D: –

28   A, CH: Trojenta; D: –

29   A, CH, D: Glucophage

30   A, CH, D: Actos

Wirkungen   Unter Glitazonen sinken der Nüchternblutzucker, der HbA1c-Wert, die Triglyzeride und die freien Fettsäuren.

Nebenwirkungen   Nebenwirkungen sind Flüssigkeitsretention und dadurch Gewichtszunahme, Kopfschmerzen und gelegentlich Blähungen.

Kombinationsmöglichkeiten   Glitazone können mit Metformin oder Sulfonylharnstoffen kombiniert werden.

Schwangerschaft und Stillzeit   Glitazone sollen in Schwangerschaft und Stillzeit nicht angewendet werden.

Gegenanzeigen   Herzinsuffizienz, Leberfunktionsstörungen und Alkoholismus sowie Schwangerschaft und Stillzeit.

Warnhinweis   Glitazone werden wahrscheinlich wegen kardialer Nebenwirkungen wieder vom Markt genommen.

Hemmung der Glukoseresorption aus dem Darm

Vertreter
- Acarbose[31]

Wirkungsmechanismus   Acarbose und Miglitol hemmen im Darmepithel die α-Glucosidase, die Disaccharide spaltet, die aus Kohlenhydraten entstehen. Dadurch wird die Glukoseresorption verzögert bzw. auch vermindert.

Wirkungen   α-Glucosidaseinhibitoren verhindern postprandiale Blutzuckerspitzen, wie sie bei Typ-2-Diabetes Patienten häufig auftreten. Auch eine Hypertriglyzeridämie wird verbessert.

Nebenwirkungen   Nebenwirkungen auf den Gastrointestinaltrakt wie Blähungen und Durchfälle lassen sich durch einschleichende Dosierung weitgehend vermindern.

Kombinationsmöglichkeiten   α-Glucosidaseinhibitoren können sowohl mit oralen Antidiabetika als auch mit Insulin kombiniert werden. Bei einer eventuell auftretenden Hypoglykämie muss diese mit Glukose behandelt werden.

Wechselwirkungen   Hypoglykämien können in Kombination mit oralen Antidiabetika oder Insulin auftreten und müssen mit Glukose behandelt werden.

Schwangerschaft und Stillzeit   α-Glucosidasehemmstoffe sind in ihrer Wirkung zu unsicher, um bei Schwangeren respektive in der Stillzeit einen Diabetes zu behandeln.

Gegenanzeigen   Chronische Darmerkrankungen und Störungen der Nierenfunktion.

Hemmung der Glukosereabsorption in der Niere

Vertreter
- Dapagliflozin[32]
- Empaglifloxin[33]

Wirkungsmechanismus   Dapagliflozin hemmt selektiv den Natrium-Glukose-Kotransporter 2 (SGLTs) im proximalen Tubulus der Niere. Glukose wird vermehrt ausgeschieden und Blutzuckerspritzen reduziert.

Nebenwirkungen   Neben Hypoglykämien kommt es bei Frauen häufig zu urogenitalen Infektionen.

Wechselwirkungen   Dapagliflozin kann die Wirkung von Diuretika erhöhen wie auch den Blutspiegel von Simvastatin.

---

31   A, CH, D: Glucobay

32   A, CH, D: Forxiga

33   A, CH, D: Jardionce; CH: –

7.2.2 Fettstoffwechselstörungen

Cholesterin und Triglyzeride werden vom Gastrointestinaltrakt in Form von Chylomicronen in die Leber transportiert, wo Cholesterin gespeichert, zu Gallensäuren oxidiert oder in Lipoproteine eingebaut wird. VLDL („very low density lipoprotein") transportiert Cholesterin und Triglyzeride ins Gewebe, LDL („low density lipoprotein") hat einen sehr hohen Gehalt an Cholesterin und HDL („high density lipoprotein") nimmt Cholesterin im Gewebe aus dem Zellzerfall auf und transportiert es in VLDL und LDL.

Fettstoffwechselstörungen können genetisch bedingt sein (primäre Dyslipidämien) oder sekundär zu anderen Erkrankungen auftreten. Entsprechend der Veränderungen der Lipoproteinkonzentrationen werden sie in sechs Gruppen eingeteilt. Je höher die Plasmakonzentration von LDL-Cholesterin und je niedriger die Konzentration von HDL-Cholesterin ist, desto höher ist das Risiko einer koronaren Herzerkrankung.

In erster Linie muss versucht werden, Hyperlipoproteinämie durch nicht medikamentöse Maßnahmen wie regelmäßige körperliche Bewegung, Umstellung der Ernährung und Gewichtsnormalisierung zu behandeln. Erst wenn damit keine Normalisierung der Blutfette erreicht wird, können zusätzlich lipidsenkende Arzneimittel verwendet werden (�‑ Tab. 7.4). Diese sind aber kein Ersatz für diätetische Maßnahmen und Bewegung.

�‑ **Tab. 7.4** Wichtige Arzneimittel zur Behandlung von Fettstoffwechselstörungen

Cholesterinsynthesehemmer Statine	Simvastatin[a]
	Pravastatin[b]
	Fluvastatin[c]
	Lovastatin[d]
	Atorvastatin[e]
	Rosuvastatin[f]
Triglyzeridsenker Fibrate	Bezafibrat[g]
	Fenofibrat[h]
	Gemfibrozil[i]
LDL-Cholesterin-Senker	Alirocomab[j]
	Evolocumab[k]
Andere Lipidsenker	Nikotinsäure
Hemmstoffe der Gallensäureresorption Ionenaustauscher	Colestyramin[l]
Hemmstoffe der Cholesterinresorption	Ezetimib[m]

[a] A: Zocord; CH, D: Zocor
[b] A: Pravastatin; CH: Selipran; D: Pravasin
[c] A, CH: Lescol; D: Locol
[d] A: Lovastatin; CH: –; D: Lovastatin
[e] A, CH, D: Sortis
[f] A, CH, D: Crestor
[g] A: Bezalip; CH: Cedur; D: Befibrat
[h] A: Lipcor; CH: Lipanthyl; D: CiL
[i] A, CH, D: Gevilon
[j] A, CH, D: Praluent
[k] A, CH, D: Repatha
[l] A, CH, D: Quantalan
[m] A, CH, D: Ezetrol

Statine

Vertreter
- Simvastatin[34]
- Pravastatin[35]
- Fluvastatin[36]
- Lovastatin[37]
- Atorvastatin[38]
- Rosuvastatin[39]

Wirkungsmechanismus   Statine sind Hemmstoffe der Hydroxymethylglutaryl-CoA-Reduktase, einem Schlüsselenzym der Cholesterinbiosynthese. In der Folge werden mehr LDL-Rezeptoren gebildet und so mehr Cholesterin aus dem Blut aufgenommen. Dabei nimmt die LDL-, die Cholesterin- und die Triglyzeridkonzentration im Blut ab und die HDL-Konzentration etwas zu.

Wirkungen   Statine sind heute die Mittel der Wahl bei der Prävention koronarer Herzkrankheiten und bei der Prävention von Reinfarkten. Sie senken das Serumcholesterin um etwa 45 % und das LDL-Cholesterin dosisabhängig bis zu 55 %. Die Triglyzeride werden leicht erniedrigt und das HDL-Cholesterin leicht erhöht. Darüber hinaus haben sie positive Wirkungen auf das Endothel, steigern die Revaskularisierung ischämischen Gewebes, hemmen die Plättchenaggregation, stabilisieren atherosklerotische Plaques und senken den Blutdruck.

Wirkungseintritt und -dauer   Statine sollen erst nach einer dreimonatigen cholesterinsenkenden Diät und dann einmal täglich, in der Regel abends, mit Flüssigkeit verabreicht werden. Dosisanpassungen erfolgen in großen Intervallen, die cholesterinsenkende Diät soll beibehalten werden.

Nebenwirkungen   Statine sind allgemein gut verträglich. Nebenwirkungen können gastrointestinale Beschwerden, Kopfschmerzen, Schlafstörungen, Juckreiz und Mundtrockenheit sein. Ein Anstieg der Serumtransaminasenwerte ist kein Anlass zum Therapieabbruch. Vereinzelt kommt es zu Myopathien. Bei Vorliegen entsprechender pharmakogenetischer Polymorphismen kann es zu einer drastischen Zunahme an Nebenwirkungen kommen.

Kombinationsmöglichkeiten   Statine können mit Ionenaustauschern oder mit Ezetimib zur Verbesserung der Wirkung kombiniert werden. Eine Kombination mit Fibraten ist nur bei strenger Indikation zulässig, da die Inzidenz einer Rhabdomyolyse steigt.

Wechselwirkungen   Statine werden über das CYP 3A4-System abgebaut. Wird dieses Enzym durch Arzneimittel wie Itraconazol, Clarythromycin oder Fibrate bzw. durch Grapefruitsaft gehemmt, kommt es zu einem Blutspiegelanstieg an Statinen und zu einer Risikoerhöhung hinsichtlich Myopathien bzw. Rhabdomyalgien.

Schwangerschaft und Stillzeit   Statine sollen in Schwangerschaft und Stillzeit nicht verwendet werden. Eine dennoch erfolgte Behandlung rechtfertigt keinen Schwangerschaftsabbruch.

Gegenanzeigen   Aktive Lebererkrankungen sowie Schwangerschaft und Stillzeit.

Fibrate

Vertreter
- Bezafibrat[40]
- Fenofibrat[41]
- Gemfibrozil[42]

---

34 A: Zocord; CH, D: Zocor

35 A: Pravachol; CH: Selipran; D: Pravasin

36 A, CH: Lescol; D: Locol

37 A: Lovastatin; CH: –; D: Lovastatin

38 A, CH, D: Sortis

39 A, CH, D: Crestor

40 A: Bezalip; CH: Cedur; D: Befibrat

41 A: Lipcor; CH: Lipanthyl; D: CiL

42 A, CH, D: Gevilon

Wirkungsmechanismus   Fibrate beeinflussen mehrere Stoffwechselwege der Lipoproteine in der Leberzelle. Unter anderem aktivieren sie eine Lipoproteinlipase und damit den Abbau triglyzeridreicher Lipoproteine. Sie steigern die Fettsäureoxidation und beeinflussen die Synthese verschiedener Apo-Lipoproteine.

Wirkungen   Unter Fibraten nimmt die Plasmakonzentration von HDL-Cholesterin zu, Gesamt- und LDL-Cholesterin werden leicht gesenkt. Fibrate werden hauptsächlich für die Behandlung von Hyperlipoproteinämien mit erhöhten Triglyzeriden eingesetzt.

Dosierung   Fibrate werden einmal täglich (morgens oder abends) eingenommen.

Nebenwirkungen   Nebenwirkungen können gastrointestinale Beschwerden, Impotenz und eine Erhöhung der Leberenzyme sein. Es besteht wie bei den Statinen die Gefahr einer Myositis, die in Kombination erhöht ist.

Kombinationsmöglichkeiten   Bei der Kombination mit Colestyramin soll ein Abstand von 2 Stunden eingehalten werden, da Colestyramin die Resorption der Fibrate hemmt.

Wechselwirkungen   Fibrate verstärken die Wirkung von Cumarinen und ebenso die Wirkung von Sulfonylharnstoffen und Insulin. Fibrate sollen nicht gleichzeitig mit MAO-Hemmern eingesetzt werden. Bei gleichzeitiger Gabe von Fibraten mit Statinen erhöht sich die Gefahr einer Rhabdomyolyse.

Schwangerschaft und Stillzeit   Fibrate sind in Schwangerschaft und Stillzeit kontraindiziert.

Gegenanzeigen   Gegenanzeigen sind schwere Lebererkrankungen sowie Nierenfunktionsstörungen, Schwangerschaft und Stillzeit.

LDL-Cholesterinsenker

Alirocumab[43] und Evolocumab[44] sind Antikörper gegen ein Enzym, das für den Abbau der LDL-Rezeptoren auf Hepatozyten zuständig ist. Wird dieses Enzym (PCSK9) gehemmt, verbleiben die LDL-Rezeptoren an der Oberfläche und senken den LDL-Cholesterin-Blutspiegel. Die Substanzen werden bei primärer Hypercholesterinämie bei Statin-Unverträglichkeit eingesetzt. In der Schwangerschaft und bei schweren Leber- und Nierenschäden nicht verwenden.

Nikotinsäure

Nikotinsäure senkt die Konzentration der freien Fettsäuren, sowie den Triglyzerid- und Cholesterinspiegel im Plasma. Darüber hinaus erfolgt unter Nikotinsäure eine ausgeprägte Erhöhung des HDL-Cholesterins. Die lipidsenkende Wirkung beruht auf einer Hemmung der Lipolyse. Die Dosierung beträgt 1000–2000 mg/Tag und muss wegen Nebenwirkungen einschleichend erfolgen. Nebenwirkungen sind vor allem gefäßerweiternde Wirkung mit Flush, Blutdruckabfall, Juckreiz und gastrointestinalen Beschwerden. Die Flush-Symptomatik lässt sich durch eine Kombination mit dem Prostaglandin DP1-Rezeptorantagonisten Laropiprant[45]zurückdrängen.

Ionenaustauscher

Vertreter
– Colestyramin[46]

Wirkungsmechanismus   Colestyramin unterbricht den enterohepatischen Kreislauf der Gallensäuren, indem er die Gallensäureresorption und die davon abhängige Cholesterinresorption aus dem Darm vermindert. Daraufhin wird in der Leber vermehrt Cholesterin zur Neusynthese von Gallensäuren verbraucht. Es kommt zu einer Vermehrung der hepatischen LDL-Rezeptoren.

Wirkungen   Colestyramin senkt das LDL Cholesterin und das Serumcholesterin um 20–30 %.

---

43 A, CH, D: Praluent
44 A, CH, D: Repatha

45 A, CH, D: nicht im Handel
46 A, CH, D: Quantalan

Triglyzeride und HDL-Cholesterin können leicht, selten auch stärker ansteigen.

Dosierung, Wirkungseintritt und Wirkungsdauer
Die Dosierung sollte einschleichend erfolgen: am 1. Tag ein Beutel, am 2. Tag zwei Beutel, etc. Die durchschnittliche Tagesdosis beträgt für den Erwachsenen 12–16 g Colestyramin (3–4 Beutel). Bei Bedarf kann bis auf 24 g täglich erhöht werden.

Nebenwirkungen   Nebenwirkungen sind gastrointestinale Beschwerden, Übelkeit, Erbrechen und Sodbrennen. Colestyramin vermindert die Resorption fettlöslicher Vitamine, ein Vitaminmangel ist erst nach längerer Behandlungsdauer zu erwarten. Weitere Nebenwirkungen in vielen Organsystemen sind möglich.

Kombinationsmöglichkeiten   Bei Kombination von Colestyramin mit anderen Arzneimitteln sollen diese zeitversetzt erst nach zwei Stunden eingenommen werden. Bei der Kombination von Colestyramin mit Statinen wird deren Wirksamkeit verbessert.

Wechselwirkungen   Colestyramin kann die Resorption vieler anderer, vor allem saurer Arzneimittel wie Cumarinderivate, Penicilline und Schilddrüsenpräparate verzögern oder herabsetzen.

Schwangerschaft und Stillzeit   Colestyramin darf in der Schwangerschaft eingesetzt werden. Vitaminpräparate sollen zeitlich versetzt verordnet werden. In der Stillzeit soll Colestyramin nicht verwendet werden.

Gegenanzeigen   Gegenanzeigen sind Obstruktionen der Gallenwege, schwere Nierenfunktionsstörungen und Hyperparathyreoidose.

Cholesterinresorptionshemmer

> **Vertreter**
> – Ezetimib[47]

Wirkungsmechanismus   Ezetimib hemmt selektiv die Resorption von Nahrungscholesterin, von Cholesterin aus der Galle und von Phytosterolen aus dem Darm. Dadurch wird weniger Cholesterin zur Leber transportiert.

Wirkung   Ezetimib vermindert die Cholesterinresorption um ca. 50 % und in der Folge sinkt der LDL-Cholesterinspiegel um etwa 20 %. Auch Triglyzeride und HDL-Cholesterin werden günstig beeinflusst.

Nebenwirkungen   Ezetimib hat sehr wenig Nebenwirkungen, die sich auch kaum von Placebo unterscheiden.

Kombinationsmöglichkeiten   Ezetimib ist zur Monotherapie und zur Kombination mit Statinen oder Fibraten geeignet.

Wechselwirkungen   Ezetimib hat keinen Einfluss auf das Cytochrom-P450-System; Wechselwirkungen sind zurzeit keine bekannt.

Schwangerschaft und Stillzeit   Über eine Anwendung in Schwangerschaft und Stillzeit liegen noch keine Daten vor.

Gegenanzeigen   Gegenanzeigen sind schwer eingeschränkte Leber- und Nierenfunktion.

7.2.3 Gicht

Chronisch erhöhte Harnsäurespiegel im Blut manifestieren sich klinisch als Gicht. Meist wird diese erstmals als akuter Gichtanfall wahrgenommen. Dabei kommt es zum Ausfallen von Natriumuratkristallen in Geweben mit geringem Stoffwechsel. Über mehrere Schritte kommt es zu sehr schmerzhaften entzündlichen Reaktionen, die erst nach einigen Tagen wieder abklingen. Danach kann ein unterschiedlich langes, symptomfreies Intervall folgen. In der chronischen Gichtphase sind Anfälle zwar geringer, aber eine Symptomfreiheit selten. In erster Linie soll versucht werden, durch Purin-arme Diät den Harnsäurespiegel niedrig zu halten. Zusätzlich wird das Urikostatikum Allopurinol verabreicht (◻ Tab. 7.5).

---

47   A, CH, D: Ezetrol

◻ **Tab. 7.5** Wichtige Arzneimittel zur Behandlung der Gicht	
Intervalltherapie der Gicht	
Urikostatika	Allopurinol[a]
	Febuxostat[b]
Urikosurica	(Probenicid)
Metabolisierung der Harnsäure	Rasburicase[c]
Akuter Gichtanfall	
Antiphlogistika	Indometacin
	Diclofenac
	Glucocorticoide
	(Colchicin)

[a] A, CH, D: Zyloric
[b] A, CH, D: Fasturtec
[c] A, CH, D: Adenuric

Urikostatika

Vertreter
— Allopurinol[48]
— Febuxostat[49]

Wirkungsmechanismus Allopurinol und Febuxostat sind Hemmstoffe der Xanthinoxidase, die Hypoxanthin über Xanthin zur Harnsäure oxidiert. Durch die Hemmung der Xanthinoxidase werden vermehrt Hypoxanthin und Xanthin im Urin ausgeschieden und der Harnsäurespiegel im Blut fällt.

Wirkung Urikostatika gelten als Mittel der Wahl zur Behandlung einer chronischen Hyperurikämie. Die Harnsäurespiegel in Blut und Harnausscheidung werden gesenkt.

Nebenwirkungen Febuxostat ist spezifischer als Allopurinol und es werden weniger Nebenwirkungen erwartet. Am Beginn der Therapie kann Allopurinol einen Gichtanfall auslösen, die wichtigsten

Nebenwirkungen sind allergische Hauterscheinungen und gastrointestinale Störungen. Daneben gibt es – selten – Nebenwirkungen in verschiedensten Organen und Organsystemen.

Kombinationen Urikostatika können mit Colchicin oder mit NSAR kombiniert werden.

Wechselwirkungen Urikostatika haben eine Reihe von Wechselwirkungen. In erster Linie mit Antikoagulanzien, mit Antibiotika, mit Azathioprin und 6-Mercaptopurin.

Schwangerschaft und Stillzeit Urikostatika sollen in Schwangerschaft und Stillzeit vermieden werden.

Gegenanzeigen Bei eingeschränkter Nierenfunktion ist Vorsicht geboten.

Metabolisierung der Harnsäure

Vertreter
— Rasburicase[50]

Rasburicase steht als rekombinantes Enzym zur Verfügung, das die Oxidation von Harnsäure zu Allantoin katalysiert. Dieses wird besser ausgeschieden und es kommt zu einem schnellen Abfall der Serumharnsäurekonzentration. Unerwünschte Wirkungen können Fieber, Übelkeit und Erbrechen sowie auch Durchfall und Kopfschmerzen sein.

▪ Akuter Gichtanfall
Beim akuten Gichtanfall werden heute in erster Linie Antiphlogistika wie Indomethacin, Diclofenac, aber auch Ibuprofen mit Erfolg eingesetzt. Ebenfalls wirksam sind orale Glucocorticoide. Das früher sehr häufig verwendete Colchicin sollte wegen seiner Nebenwirkungen heute nur mehr sehr eingeschränkt verwendet werden.

---

48   A, CH, D: Zyloric

49   A, CH, D: Adenuric

50   A, CH, D: Fasturtec

Psychopharmaka

© Springer-Verlag GmbH Deutschland 2018
E. Beubler, *Kompendium der Pharmakologie,*
https://doi.org/10.1007/978-3-662-54559-1_8

Psychopharmaka sind Arzneimittel, die auf das Zentralnervensystem wirken und psychische Prozesse beeinflussen. In den folgenden Abschnitten werden die Neuroleptika, die Antidepressiva, die Tranquillanzien (Tranquilizer) und die Psychostimulanzien besprochen.

8.1   Neuroleptika

Neuroleptika sind Arzneimittel zur Behandlung schizophrener Psychosen, Erkrankungen, die mit dramatischen Veränderungen der Wahrnehmung, des Denkens, der Affektivität, des Antriebs und der Persönlichkeit einhergehen (■ Tab. 8.1).

Die Leitsymptome der Schizophrenie teilen sich in positive Symptome wie Wahn und Halluzination und negative Symptome mit Apathie und Affektverflachung. Während die positiven Symptome einer Arzneitherapie einigermaßen zugänglich sind, sind negative Symptome nur mit wenigen Vertretern und sehr unzureichend behandelbar.

Im Vordergrund der Arzneimittelwirkung der Neuroleptika steht eine Blockade der Dopamin-D_2-Rezeptoren. In Ausnahmefällen werden D_4-Rezeptoren blockiert. Darüber hinaus sind Neuroleptika auch antagonistisch auf Muskarinrezeptoren, α_1-Rezeptoren, Histamin- und Serotoninrezeptoren. Alle Neuroleptika wirken auch sedierend und antiemetisch, haben in unterschiedlichem Ausmaß vegetative Nebenwirkungen und bewirken extrapyramidal-motorische Störungen. Diese werden eingeteilt in:

- Frühdyskinesien mit Blickkrämpfen und Zungenschlundkrämpfen, die sich schon in der ersten Woche manifestieren und mit parasympatholytischen Antiparkinsonmitteln behandelbar sind.
- Parkinsonsyndrom mit Rigor und Tremor nach 1- bis 2-wöchiger Behandlung.
- Akathisie mit ständigem Bewegungsdrang nach monatelanger Behandlungsdauer und
- Spätdyskinesien mit auffälligen Gesichts- und Mundbewegungen, die nur durch langsames Absetzen zurückgehen.

Vegetative Nebenwirkungen sind vor allem Mundtrockenheit, Pupillenerweiterung, Akkommodationsschwäche, Übelkeit, Verstopfung und Harnsperre. Am Herzen kann es zu Tachyarrhythmien,

■ **Tab. 8.1** Die wichtigsten Neuroleptika

Klassische, schwach wirkende Neuroleptika (Auswahl)	Levomepromazin[a]
	Chlorprothixen[b]
	Zuclopenthixol[c]
	Flupentixol[d]
	Prothipendyl[e]
	Melperon[f]
Klassisches, stark wirkendes Neuroleptikum (Auswahl)	Haloperidol[g]
Atypische Neuroleptika	Clozapin[h]
	Olanzapin[i]
	Quetiapin[j]
	Risperidon[k]
	Sulpirid[l]
	Amisulprid[m]
	Ziprasidon[n]
	Aripiprazol[o]
	Lurasidon[p]

[a] A, CH: Nozinan; D: Neurocil
[b] A, CH, D: Truxal
[c] A: Cisordinol; CH: Clopixol; D: Ciatyl-Z
[d] A, CH, D: Fluanxol
[e] A, D: Dominal; CH: –
[f] A: Buronil; CH: –; D: Eunerpan
[g] A, CH, D: Haldol
[h] A, CH, D: Leponex
[i] A, CH, D: Zyprexa
[j] A, CH, D: Seroquel
[k] A, CH, D: Risperdal
[l] A, CH, D: Dogmatil
[m] A, CH, D: Solian
[n] A: Zeldox; CH: –; D: Zeldox
[o] A, CH, D, Abilifi
[p] A, CH, D: Latuda

QT-Zeit-Verlängerungen und plötzlichem Herztod kommen. Im endokrinen Bereich treten Amenorrhö, Libido- und Potenzverlust, Gynäkomastie mit Laktation auch bei Männern und Gewichtszunahme auf. Darüber hinaus treten immunallergische Erkrankungen wie Myokarditis, Hepatitis, Vaskulitis, Urtikaria und Blutveränderungen auf. Eine seltene, aber gefährliche Nebenwirkung ist das maligne Neuroleptikasyndrom, das in 20 % der Fälle letal endet.

Die Summe der möglichen Nebenwirkungen der Neuroleptika soll daran erinnern, dass sie nur bei strenger Indikation anzuwenden sind. Die

Verwendung dieser Arzneimittel als Schlafmittel oder als Tagessedativa ist unzulässig.

8.1.1 Klassische, schwach wirkende Neuroleptika

Vertreter
- Levomepromazin[1]
- Chlorprothixen[2]
- Zuclopenthixol[3]
- Prothipendyl[4]
- Flupentixol[5]
- Melperon[6]
- Sertindol[7]

Wirkungsmechanismus Die antipsychotische Wirkung beruht auf einer Dopamin-D_2-Rezeptor-Hemmung. Die Dopamin-Rezeptoren sind G-Protein-gekoppelte Rezeptoren. Darüber hinaus blockieren diese Verbindungen auch in unterschiedlichem Ausmaß D_1-Rezeptoren, 5-HT_2-Rezeptoren, Muskarin-M_1-Rezeptoren, α_1-Adrenorezeptoren und Histamin-H_1-Rezeptoren. Diese Wirkungen sind möglicherweise auch an der therapeutischen Wirkung, sicher aber an den zahlreichen Nebenwirkungen beteiligt.

Wirkungen Diese Substanzen wirken zentral dämpfend und antipsychotisch, ferner antiemetisch, lokalanästhetisch, Ganglien-blockierend, anticholinerg, antiadrenerg, antihistaminisch und stören die Wärmeregulation. Levomepromazin und Chlorprothixen haben auch noch einen antidepressiven Effekt.

Applikationsformen Alle Neuroleptika können oral verabreicht werden. Von einzelnen Vertretern gibt es intramuskulär zu verabreichende Depotformen mit einer Wirkungsdauer von bis zu 4 Wochen, die bei mangelnder Compliance verabreicht werden. Beispiele sind Flupentixol-Decanoat[8] und Zuclopenthixol-Decanoat[9].

Nebenwirkungen Die möglichen Nebenwirkungen sind in der Einleitung aufgeführt. Bei klassischen, schwach wirkenden Neuroleptika stehen die vegetativen und sedierenden Nebenwirkungen im Vordergrund. Die vegetativen Nebenwirkungen beruhen auf Blockade von Muskarin-Rezeptoren und Adrenorezeptoren und äußern sich in Benommenheit, orthostatischer Dysregulation, Herzklopfen, Mundtrockenheit, Akkommodationsstörungen, Schwitzen, Verstopfung und Harnsperre. Dazu kommen hormonelle Störungen in Folge der Dopaminrezeptorblockade und psychische Nebenwirkungen wie Antriebslosigkeit und depressive Zustände.

Wechselwirkungen Bei der Kombination mit Arzneimitteln mit anticholinergen Eigenschaften wie anticholinergen Antiparkinsonmitteln können Nebenwirkungen der Neuroleptika kaschiert und das Risiko einer Späthyperkinesie erhöht werden. Andere Anticholinergika wie trizyklische Antidepressiva oder Antihistaminika können die vegetativen Nebenwirkungen der Neuroleptika verstärken. Bei Kombination mit dopaminergen Parkinsonmitteln ist eine Wirkungsverminderung möglich. Bei Kombination mit zentral dämpfenden Arzneimitteln ist mit einer gegenseitigen Wirkungsverstärkung zu rechnen. Eine Kombination mit MAO-Hemmern soll vermieden werden.

Schwangerschaft und Stillzeit Schwach wirkende Neuroleptika wie Levomepromazin sind die Mittel der ersten Wahl zur Behandlung einer psychotischen Symptomatik in der Schwangerschaft. Dieses kann auch während der Stillzeit verabreicht werden.

Gegenanzeigen Gegenanzeigen sind akute Schlafmittel-, Analgetika-, Psychopharmaka- oder Alkoholintoxikation. Vorsicht ist geboten bei Morbus

---

1   A, CH: Nozinan; D: Neurocil

2   A, CH, D: Truxal

3   A: Cisordinol; CH: Clopixol; D: Ciatyl-Z

4   A, D: Dominal, CH: –

5   A, CH, D: Fluanxol

6   A: Buronil; CH: –; D: Melperon

7   A, CH, D: Serdolect;

8   A, CH, D: Fluanxol-Depot

9   A: Cisordinol; CH: Clopixol; D: Ciatyl-Z-Depot

Parkinson, älteren Patienten, kardialer Vorschädigung und orthostatischer Dysregulation sowie bei Leber- oder Nierenschäden.

8.1.2 Klassische, stark wirkende Neuroleptika

Vertreter
- Haloperidol[10]

Wirkungsmechanismus Haloperidol ist ein starker Dopamin-D_2-Rezeptor-Antagonist. Muskarinische, adrenerge, histaminerge und serotonerge Rezeptoren werden kaum blockiert.

Wirkungen Haloperidol ist stark antipsychotisch wirksam.

Wirkungseintritt und Wirkungsdauer Haloperidol zeigt gleich nach Applikation anxiolytisch-distanzierende und erregungsdämpfende Effekte, die sedative Wirkungskomponente ist gering. Der antipsychotische Effekt tritt erst nach einiger Zeit ein.

Nebenwirkungen Bei den Nebenwirkungen stehen die Störungen der extrapyramidalen Motorik im Vordergrund. Es können Tremor, Rigidität, Speichelsekretion und Akathisie auftreten. Dyskinesien gehen einher mit unwillkürlichen Bewegungen von Zunge, Gesicht, Mund oder Kiefer. Wie bei anderen Neuroleptika kann ein malignes, neuroleptisches Syndrom auftreten mit Fieber, Muskelsteifheit und Bewusstseinsstörungen. Andere zentralnervöse Nebenwirkungen wie Depression, Agitiertheit, Schläfrigkeit, Schlaflosigkeit, Kopfschmerzen etc. treten seltener auf. Vegetative Nebenwirkungen, wie sie bei den schwach wirkenden Neuroleptika bekannt sind, treten in den Hintergrund.

Kombinationsmöglichkeiten Als Mittel gegen die extrapyramidalen Störungen werden atypische Neuroleptika wie Olanzapin[11] empfohlen.

---

10   A, CH, D: Haldol

11   A, CH, D: Zyprexa

Wechselwirkungen Haloperidol hemmt die Metabolisierung trizyklischer Antidepressiva und erhöht deren Plasmaspiegel. Enzyminduzierende Substanzen wie Carbamazepin führen zu einer Wirkungsverminderung. Von einer Kombination mit Lithium wird abgeraten. Antiparkinsonmittel vom Typ der Anticholinergika sollen nicht eingesetzt werden, da sie die Wirkung von Haloperidol vermindern können.

Schwangerschaft und Stillzeit Haloperidol wird nur nach strenger Indikationsstellung in der Schwangerschaft verordnet. In der Stillzeit sollten eher schwach wirkende Neuroleptika verwendet werden.

8.1.3 Atypische Neuroleptika

Vertreter
- Clozapin[12]
- Olanzapin[13]
- Quetiapin[14]
- Risperidon[15]
- Sulpirid[16]
- Amisulprid[17]
- Paliperidon[18]
- Ziprasidon[19]
- Lurasidon[20]
- Aripiprazol[21]
- Loxapin[22]
- Asenapin[23]

---

12   A, CH, D: Leponex

13   A, CH, D: Zyprexa

14   A, CH, D: Seroquel

15   A, CH, D: Risperdal

16   A, CH, D: Dogmatil

17   A, CH, D: Solian

18   A, CH, D: Invega

19   A: Zeldox; CH: –; D: Zeldox

20   A, CH, D: Latuda

21   A, CH, D: Abilify

22   A, D: Adasuve; CH: –

23   A, CH, D: Sycrest

Die atypischen Neuroleptika wirken antipsychotisch gegenüber positiven und negativen Symptomen – eine Wirkung, die allerdings erst nach vielen Monaten erwartet werden darf. Hinsichtlich Nebenwirkungen zeigen sie geringere extrapyramidalmotorische Störungen und weniger Spätdyskinesien. Die bessere Verträglichkeit verbessert auch die Compliance.

Wirkungsmechanismus   Im Vordergrund steht die Dopamin D_2-Rezeptor-antagonistische und eine 5-HT_2-Rezeptor-antagonistische Wirkung. Clozapin und Risperidon antagonisieren darüber hinaus Dopamin-D_4-Rezeptoren. Quetiapin und Ziprasidon haben eine ausgeprägte antiserotoninerge Wirkung und Sulpirid sowie Amisulprid blockieren zusätzlich Dopamin-D_3-Rezeptoren. Aripiprazol hingegen ist ein partieller Dopaminrezeptoragonist, der bei Überaktivität Dopaminrezeptoren antagonisiert und bei Mangel als Agonist aktiv wird.

Wirkungen   Die atypischen Neuroleptika sind besonders gut antipsychotisch wirksam und heute eigentlich die Mittel der Wahl – vor allem, wenn es um die Behandlung von Negativsymptomen geht.

Dosierung, Wirkungseintritt und Dauer   Die Dosierungen sind von Substanz zu Substanz verschieden, der Wirkungseintritt ist erst nach mehreren Monaten und bei nichtproduktiven Negativsymptomen erst nach einem Jahr zu erwarten.

Nebenwirkungen   Die Nebenwirkungen sind bei den einzelnen Vertretern unterschiedlich ausgeprägt. Der Prototyp dieser Gruppe, Clozapin, hat gehäuft Agranulozytosen bewirkt und wird daher nur mehr selten eingesetzt. Olanzapin zeichnet sich durch eine beträchtliche Gewichtszunahme aus. Quetiapin kann zu Leukopenien und QT-Zeit-Verlängerung führen. Auch bei Ziprasidon sind kardiale Nebenwirkungen häufiger als bei den anderen atypischen Neuroleptika. Weiters können bei der Gruppe orthostatische Beschwerden auftreten, asymptomatische Erhöhungen der Leberenzyme, erhöhte Plasmaprolaktinspiegel und damit zusammenhängende klinische Befunde wie Gynäkomastie und Galaktorrhö und gastrointestinale Beschwerden wie Obstipation und Mundtrockenheit.

Kombinationsmöglichkeiten   Bevorzugt ist eine Monotherapie. In Einzelfällen kann mit klassischen, schwach wirksamen Neuroleptika vorübergehend kombiniert werden. Bei akuten Psychosen wird auch mit Benzodiazepinen oder, bei starken Negativsymptomen, mit selektiven Serotoninrückaufnahmeinhibitoren kombiniert.

Wechselwirkungen   Atypische Neuroleptika sollen nicht gemeinsam mit langwirkenden Depot-Neuroleptika verabreicht werden. Sie verstärken die zentralen Effekte anderer ZNS-dämpfender Substanzen und können anticholinerge und blutdrucksenkende Wirkungen ebenfalls verstärken. Bei den einzelnen Präparaten ist auf Interaktionen auf der Ebene der Cytochrom-P450-Enzyme zu achten.

Schwangerschaft und Stillzeit   Atypische Neuroleptika sollen in der Schwangerschaft nicht angewendet werden. Auch in der Stillzeit sind klassische Neuroleptika zu bevorzugen.

Gegenanzeigen   Substanzspezifische Gegenanzeigen sind zu beachten; bei Clozapin vor allem Beeinträchtigungen des Blutbildes.

8.2   Antidepressiva

Die Kardinalsymptome einer Depression sind depressive Verstimmung, Verlust von Interesse und Freude und erhöhte Ermüdbarkeit wegen vermindertem Antrieb. Dazu kommen noch andere Symptome wie vermindertes Selbstwertgefühl und Schuldgefühle bis hin zu Suizidgedanken. Der Schweregrad wird nach der Anzahl diagnostizierter Symptome beurteilt. Der Depression liegt ein Ungleichgewicht verschiedener Neurotransmittersysteme zugrunde, wobei hier von serotonergen, noradrenergen, dopaminergen, GABA-ergen und cholinergen Beteiligungen besprochen wird.

Dementsprechend zeigen auch die Antidepressiva (◘ Tab. 8.2) keinen gemeinsamen Wirkungsmechanismus. Nach ihren Wirkungen lassen sie sich einteilen in

- Nichtselektive Rückaufnahmeinhibitoren (NSRI) (trizyklische Antidepressiva)
- Selektive Serotoninrückaufnahmeinhibitoren (SSRI

⊡ Tab. 8.2 Die wichtigsten Antidepressiva

Nichtselektive Rückaufnahmeinhibitoren (NSRI) (trizyklische Antidepressiva) (Auswahl) (tetrazyklisches Antidepressivum)	Amitriptylin[a] Clomipramin[b] Doxepin[c] Maprotilin[d]
Selektive Serotoninrückaufnahmeinhibitoren (SSRI)	Citalopram[e] Escitalopram[f] Fluoxetin[g] Fluvoxamin[h] Paroxetin[i] Sertralin[j]
Serotonin-Noradrenalin-Rückaufnahmeinhibitoren (SNRI)	Venlafaxin[k] Duloxetin[l] Milnacipran[m] Tianeptin[n] Vortioxetin[o]
Noradrenalin Rückaufnahmeinhibitoren (NARI)	Reboxetin[p]
Noradrenerge und spezifisch serotonerge Antagonisten (NaSSA)	Mianserin[q] Mirtazapin[r]
Serotonin-(5-HT$_2$)-Antagonistund-Rückaufnahmeinhibitor (SARI)	Trazodon[s]
Reversible Monoaminoxidase-Hemmer (RIMA)	Moclobemid[t]
Prophylaxe der Manie	Lithium[u]
Phytotherapie	Johanniskraut[v]

[a] A, CH, D: Saroten
[b] A, CH, D: Anafranil
[c] A: CH: Sinquan; D: Aponal
[d] A, CH, D: Ludiomil
[e] A, CH: Seropram; D: Cipramil
[f] A, CH, D: Cipralex
[g] A, CH: Fluctine; D: Fluctin
[h] A, CH: Floxyfral; D: Fevarin
[i] A: Seroxat; CH: Deroxat; D: Seroxat
[j] A: Gladem, CH: Seralin; D: Sertralin
[k] A: Efectin; CH: Efexor; D: Trevilor
[l] A, CH, D: Cymbalta, Yentreve
[m] A: Dalcipran; CH, D: –
[n] A: Stablon; CH: –; D: Tianeurax
[o] A, CH, D: Brintelix
[p] A, CH, D: Edronax
[q] A, CH: Tolvon; D: Tolvin
[r] A, CH: Remeron; D: Remergil
[s] A, CH: Trittico; D: Thombran
[t] A, CH, D: Aurorix
[u] A, CH: Quilonorm; D: Quilonum
[v] A, CH, D: Jarsin

— Serotonin-Noradrenalin-Rückaufnahmeinhibitoren (SNRI)
— Noradrenalin-Rückaufnahmeinhibitoren (NARI)
— Noradrenerge und spezifisch serotonerge Antagonisten (NaSSA)
— Selektive Serotonin-(5-HT$_2$)-Antagonist-und-Rückaufnahmeinhibitoren (SARI) und
— Hemmstoffe der Monoaminoxidase (MAO-Inhibitoren).

Die heute am häufigsten verordneten Antidepressiva sind die SSRI, bei schweren Depressionen greift man aber häufig auf trizyklische Antidepressiva zurück.

Wirkungen der Antidepressiva durch spezifische Hemmungen   Die Noradrenalin-Aufnahmehemmung bewirkt Antriebssteigerung und psychomotorische Aktivierung, die Serotoninaufnahmehemmung wirkt ebenfalls antriebssteigernd und führt zu Übelkeit, Durchfall, Schlafstörungen und sexuellen Funktionsstörungen (⊡ Tab. 8.3).

Muskarinrezeptorblockade führt zur Mundtrockenheit, Akkomodationsstörung und Verstopfung, α_1-Rezeptorblockade zu Blutdruckabfall und α_2-Rezeptorblockade antagonisiert eine sexuelle Funktionsstörung. Histamin-H$_1$-Rezeptorblockade führt zu Sedierung und zusammen mit der 5-HT$_2$-Rezeptorblockade zu Gewichtszunahme.

8.2.1   Nichtselektive Rückaufnahmeinhibitoren (NSRI)

Vertreter
— Amitriptylin[24]
— Clomipramin[25]
— Doxepin[26]
— Maprotilin[27]

---

24   A, CH, D: Saroten

25   A, CH, D: Anafranil

26   A: –; CH: Sinquan; D: Aponal

27   A, CH, D: Ludiomil

Tab. 8.3 Antidepressiva und deren hemmende Wirkungen (Relative Affinitäten ausgewählter Antidepressiva zu Noradrenalin- (NAT) und Serotonintransportern (5-HTT) sowie zu anderen Rezeptoren)

Gruppe	AD	NAT	5-HTT	M	α_1	α_2	H_1	$5HT_{2A}$
Trizyklische (NSRI)	Amitriptylin Clomipramin	+ +	++	++	++	+	++	++
		+ +	+++	++	++	–	++	++
SSRI	Fluoxetin	+	+++	–	–	–	–	–
	Citalopram	–	+++	–	–	–	+	–
NARI	Reboxetin	+++	–	–	–	–	–	–
SNRI	Venlafaxin	++	+++	–	–	–	–	–
SARI	Trazodon	–	+	–	+++	++	+	+++
NaSSA	Mianserin	+	–	+	+	+++	+++	+++
	Mirtazapin	–	–	+	+	+++	+++	+++

Wirkungsmechanismus   Die trizyklischen Antidepressiva sind nicht selektive Hemmstoffe der Wiederaufnahme von Noradrenalin und Serotonin und haben wenig Einfluss auf Dopamin. Diese Arzneimittel sind darüber hinaus Antagonisten an Muskarinrezeptoren, α_1-Rezeptoren, H_1- und $5HT_2$-Rezeptoren, woraus sich eine Reihe von Nebenwirkungen ableiten lassen.

Wirkungen   Trizyklische Antidepressiva werden bei mittelgradigen bis schweren Depressionen eingesetzt.

Dosierung, Wirkungseintritt und Wirkungsdauer   Die Medikation sollte langsam eingeschlichen werden, z. B. 2-mal 25 mg Amitriptylin pro Tag. Schrittweise bis zweimal 75 mg pro Tag. Die stimmungsaufhellende antidepressive Wirkung wird erst nach zwei bis drei Wochen deutlich.

Nebenwirkungen   Die Nebenwirkungen – vor allem die anticholinergen Effekte – treten sehr rasch ein und sind vor allem zu Beginn der Behandlung ausgeprägt. Andere Nebenwirkungen sind Sedierung, Verwirrtheit und orthostatische Hypotonie. Bei hohen Dosen können Herzrhythmusstörungen ausgelöst werden. Weitere Nebenwirkungen sind Mundtrockenheit, Obstipation und Gewichtszunahme.

Kombinationsmöglichkeiten   Bei schizophrenen Erkrankungen können trizyklische Antidepressiva mit Neuroleptika kombiniert werden. Da die Antriebssteigerung rascher eintritt als die Stimmungsaufhellung, sollten diese Antidepressiva anfangs mit Benzodiazepinen kombiniert werden, um einem Suizid vorzubeugen.

Wechselwirkungen   Trizyklische Antidepressiva sollen nicht mit anderen Antidepressiva, vor allem nicht mit MAO-Hemmern kombiniert werden. Arzneimittel mit anticholinergen Eigenschaften verstärken die Nebenwirkungen der trizyklischen Antidepressiva.

Schwangerschaft und Stillzeit   Trizyklische Antidepressiva sind die Mittel der Wahl zur Behandlung von Depressionen in der Schwangerschaft. Auch in der Stillzeit sind sie anderen Antidepressiva vorzuziehen.

Gegenanzeigen   Gegenanzeigen sind akute Intoxikationen mit zentral dämpfenden Substanzen.

8.2.2 Selektive Serotoninrückaufnahmeinhibitoren (SSRI)

Vertreter
- Citalopram[28]
- Escitalopram[29]

28   A, CH: Seropram; D: Cipramil
29   A, CH, D: Cipralex

- Fluoxetin[30]
- Fluvoxamin[31]
- Paroxetin[32]
- Sertralin[33]
- Dapoxetin[34]

Selektive Serotoninrückaufnahmeinhibitoren hemmen den Serotonintransport in die präsynaptischen Nervenendigungen.

Wirkungen   SSRI werden angewendet bei leichten bis mittelschweren Depressionen.

Dosierung, Wirkungseintritt und Wirkungsdauer   Die Behandlung erfolgt üblicherweise mit Einmalgabe pro Tag. Die Wirkung tritt nach etwa ein bis zwei Wochen ein. Bei Abbruch der Behandlung sollte ein allmähliches Ausschleichen über einige Wochen erfolgen.

Nebenwirkungen   Sedierende und anticholinerge Nebenwirkungen sind wesentlich geringer als bei den trizyklischen Antidepressiva. Andererseits verursachen sie Übelkeit, Diarrhoe, Kopfschmerzen, Schlaflosigkeit und Störungen der Sexualfunktion.

Kombinationsmöglichkeiten   Kombinationen mit Neuroleptika sind möglich.

Wechselwirkungen   Wechselwirkungen auf der Ebene der Cytochrom-P450-Isoenzyme müssen sorgfältig beachtet werden. Bei der Kombination mit Opiaten, Triptanen und anderen serotonergen Verbindungen kann es zum Serotoninsyndrom kommen (▶ Kap. 2). Diese Gefahr besteht bei Fluoxetin bis 5 Wochen nach Absetzen der Therapie mit diesem SSRI. Nicht kombiniert werden sollen SSRI mit MAO-Hemmern oder Lithium. Protonenpumpenhemmer können die Plasmahalbwertszeit der SSRI merklich verlängern.

Schwangerschaft und Stillzeit   SSRI sind in der Schwangerschaft die Mittel zweiter Wahl. Auch in der Stillzeit sind trizyklische Antidepressiva zu bevorzugen. Falls notwendig könnten aber auch Paroxetin oder Fluvoxamin verwendet werden.

Gegenanzeigen   Gleichzeitige Verwendung von MAO-Hemmern.

Dapoxetin[35]   Eine neue Indikation gibt es für den SSRI-Dapoxetin. Dapoxetin ist ein SSRI mit besonders kurzer Halbwertzeit und wird eingesetzt bei Ejaculatio praecox, also frühzeitigem Samenerguss des Mannes.

8.2.3 Serotonin-Noradrenalin-Rückaufnahmeinhibitoren (SNRI)

In diese Gruppe gehört Venlafaxin[36], das bevorzugt den Serotonintransport, aber auch den Noradrenalintransport blockiert und außer als Antidepressivum auch bei neuropathischen Schmerzen eingesetzt wird.

Ein ähnliches Wirkprofil hat Milnacipran[37]. Beiden ist gemeinsam, dass sie keine Affinität zu Muskarin-α_1-, α_2- oder Histaminrezeptoren haben und daher die damit verbundenen spezifischen Nebenwirkungen nicht auftreten. Bei raschem Absetzen dieser Verbindungen muss mit einer Entzugsproblematik gerechnet werden.

Duloxetin wird in der Behandlung von Depressionen, Angststörungen, Polyneuropathie, aber auch bei Harninkontinenz eingesetzt.

8.2.4 Noradrenalinrückaufnahmeinhibitoren (NARI)

In diese Gruppe gehört **Reboxetin**[38], das bevorzugt den Noradrenalintransport und nur geringfügig den Serotonintransport blockiert. Da es nicht mit Muskarin- oder Histaminrezeptoren reagiert, führt es nicht zu Mundtrockenheit und Sedierung.

---

30   A, CH: Fluctine; D: Fluoxetin

31   A, CH: Floxyfral; D: Fevarin

32   A: Seroxat; CH: Deroxat; D: Seroxat

33   A, CH, D: Gladem

34   A, CH, D: Priligy

35   A, CH, D: Priligy

36   A: Efectin; CH: Efexor; D: Trevilor

37   A: Ixel; CH, D: –

38   A, CH, D: Edronax

8.2.5 Serotoninantagonisten-und-Rückaufnahmeinhibitoren (SARI)

In diese Gruppe gehört **Trazodon**[39], das $5\text{-HT}_{2A/2C}$-Rezeptoren, präsynaptische α_2-Rezeptoren und α_1 Rezeptoren hemmt. Neben der antidepressiven Wirkung, die auf die Rückaufnahmehemmung von Serotonin zurückzuführen ist, verbessert es bei abendlicher Einnahme die Schlafqualität bei Patienten mit somatoformen Schmerzen.

8.2.6 Noradrenerge und spezifisch serotonerge Antagonisten (NaSSA)

Vertreter
- Mianserin[40]
- Mirtazapin[41]

Diese Substanzen hemmen präsynaptische α_2-Adrenorezeptoren und setzen durch Hemmung der präsynaptischen Feedbackhemmung Noradrenalin frei. Zusätzlich haben sie Serotonin-2- und Serotonin-3-Rezeptor-antagonistische Wirkungen. Diese Substanzen ähneln in ihren Eigenschaften sehr den trizyklischen Antidepressiva, doch sind die anticholinergen Nebenwirkungen weniger ausgeprägt und Störungen der Sexualfunktion wie bei den SSRI fehlen. Blutbildveränderungen sind zu beachten.

8.2.7 Reversible MAO-Hemmstoffe (RIMA)

Vertreter
- Moclobemid[42]

MAO-Hemmer (reversible Inhibitoren der Monoaminoxidase = RIMA) hemmen die oxidative Desaminierung von Noradrenalin, Dopamin und Serotonin. Sie sind stark antriebsteigernd und werden bei sonst therapieresistenten Depressionen eingesetzt. Besonders zu beachten bei der Therapie mit MAO-Hemmern ist, dass mit zahlreichen Arzneimitteln sehr gefährliche Wechselwirkungen auftreten können.

8.2.8 Prophylaxe der Manie: Lithium

Vertreter:
- Lithium[43]

Wirkungsmechanismus Der Wirkungsmechanismus von Lithiumionen ist nur teilweise bekannt. Lithium greift in den Phosphatidylinositol-Stoffwechsel (PI-turnover) ein und schwächt über diesen Mechanismus vermittelte Neurotransmitterwirkungen ab.

Wirkungen Lithiumsalze eignen sich zur Prophylaxe affektiver Psychosen sowie zur Therapie manischer Phasen bei der bipolaren Depression.

Dosierung, Wirkungseintritt und -dauer Wegen der geringen therapeutischen Breite sind eine individuelle Dosierung und eine Kontrolle des Lithiumserumspiegels nötig. Der Wirkungseintritt ist nach etwa ein bis zwei Wochen zu erwarten.

Nebenwirkungen Auch bei exakter Einstellung kann es zu Übelkeit, gastrointestinalen Beschwerden, Muskelschwäche und feinschlägigem Tremor kommen. Bei längerer Einnahmedauer ist mit Gewichtszunahme zu rechnen.

Wechselwirkungen Eine Kombination einer Lithiumtherapie mit anderen Arzneimitteln muss sorgfältig überprüft werden, da es zahlreiche gefährliche Wechselwirkungen gibt. So können NSAR,

---

39 A, CH: Trittico; D: Trazodon

40 A, CH: Tolvon; D: Mianserin

41 A, CH: Remeron; D: Remergil

42 A, CH, D: Aurorix

43 A, CH: Quilonorm; D: Quilonum

ACE-Hemmer und Sartane wie Valsartan die Ausscheidung von Lithium hemmen und zu toxischen Blutspiegeln führen. Auch Hyponatriämie verstärkt die Toxizität von Lithium.

Schwangerschaft und Stillzeit   Ist eine Lithiumtherapie in der Schwangerschaft zwingend notwendig, sollten gleichbleibend niedrige Serumkonzentrationen angestrebt werden. Im Einzelfall kann Lithium auch während der Stillzeit erlaubt werden.

Alternativen   Außer Lithium werden auch Carbamazepin, Olanzapin, Valproinsäure, Lamotrigin und Topiramat zur Prophylaxe affektiver Psychosen und manischer Phasen bei der bipolaren Depression eingesetzt.

8.2.9   Johanniskraut[44]

Zur Therapie leichter bis mittelschwerer Depressionen ist Johanniskrautextrakt eine mögliche Alternative. Wenngleich der Wirkstoff nicht genau bekannt ist, dürfte Johanniskraut ähnlich wie die synthetischen Antidepressiva eine Noradrenalin- und Serotonin-Rückaufnahmehemmung bewirken.

Voraussetzung für eine vernünftige Therapie mit Johanniskraut ist, dass nur geprüfte und registrierte Arzneimittel eingesetzt werden. Von den Nebenwirkungen zu beachten ist besonders die Photosensibilität, d. h. Johanniskrauttherapie und Sonnenbad sind nicht vereinbar. Zahlreiche Wechselwirkungen mit anderen Arzneimitteln, vor allem mit Antikoagulanzien, anderen Antidepressiva, oralen Kontrazeptiva und Theophyllin sind zu beachten.

Weitere Arzneimittel

Ein neueres Antidepressivum ist **Agomelatin**[45], eine dem Melatonin strukturell verwandte Verbindung. Es bindet als spezifischer Agonist an Melotoninrezeptoren im Hypothalamus, wo der zirkadiane Rhythmus reguliert wird. Es wird bei depressiven Patienten eingesetzt und verbessert bei diesen die Schlafqualität.

Ein weiterer Melatonirezeptoragonist ist **Tasimelteon**[46], das bei blinden Patienten den Schlaf- Wach-Rhythmus verbessern soll.

Bupropion[47] hat chemische Ähnlichkeit mit Metamphetamin, wurde ursprünglich als Antidepressivum eingesetzt und ist jetzt zur Raucherentwöhnung in Verwendung. Die Nebenwirkungen sind von der Amphetaminähnlichkeit abzuleiten: Schlaflosigkeit, Halluzinationen, Depersonalitätsempfinden u. a. Der therapeutische Wert ist umstritten.

Eine weitere Möglichkeit zur Raucherentwöhnung bietet **Vareniclin**[48]. Es ist ein partieller Agonist am Nikotinrezeptor mit nur 50 % der intrinsischen Aktivität des Nikotins und bewirkt in der Folge eine verminderte Dopaminfreisetzung und ein vermindertes Raucherverlangen. Nebenwirkungen wie Übelkeit, Depression und Erregung reduzieren den Einsatz.

8.3   Tranquillanzien und Schlafmittel

In diesem Kapitel werden Arzneimittel zur Behandlung von Angststörungen sowie zur Behandlung von Schlafstörungen besprochen. Die Tranquillanzien, auch Anxiolytika genannt, können Angst und Spannungszustände lösen, sind darüber hinaus sedativ, krampfhemmend und muskelrelaxierend. Bei längerer Einnahmedauer erzeugen sie Abhängigkeit.

In höherer Dosierung sind sie auch schlafanstoßend, während andererseits nicht alle Schlafmittel auch anxiolytische Eigenschaften aufweisen. Beiden Gruppen gemeinsam ist, dass sie in höherer Dosierung atemdepressiv und Herz-Kreislauf-depressiv wirken können. Die wichtigsten Anxiolytika sind die Benzodiazepine, die zum Teil auch als Schlafmittel Verwendung finden (◘ Tab. 8.4).

Darüber hinaus gibt es Schlafmittel anderer Struktur mit ähnlichem Angriffspunkt wie die Benzodiazepine und solche mit anderen Angriffspunkten wie die Histamin-H_1-Rezeptor Antagonisten (◘ Tab. 8.5). Gegen Angststörungen können auch

---

44   A, CH, D: Jarsin

45   A, CH, D: Valdoxan

46   A: Hetlioz, CH, D: –

47   A: Wellbutrin; CH, D: Zyban

48   A, CH, D: Champix

◘ Tab. 8.4 Wichtige Benzodiazepine

Wirkungsdauer	Vertreter
Extrem kurz	Midazolam[a]
Sehr kurz (< 6 Stunden)	Triazolam[b]
	Brotizolam[c]
Kurz (12–18 Stunden)	Lorazepam[d]
	Oxazepam[e]
	Lormetazepam[f]
	Nitrazepam[g]
	Flunitrazepam[h]
Mittel (24 Stunden)	Bromazepam[i]
	Alprazolam[j]
Lang (24–48 Stunden)	Chlordiazepoxid[k]
	Clobazam[l]
	Diazepam[m]
	Prazepam[n]
Benzodiazepinantagonist	Flumazenil[o]

[a] A, CH, D: Dormicum
[b] A, CH: Halcion; D: –
[c] A: Lendorm; CH: –; D: Lendormin
[c] A, CH: Temesta; D: Tavor
[e] A: Adumbran; CH: Seresta; D: Adumbran
[f] A, CH, D: Noctamid
[g] A, CH: Mogadon; D: Mogadan
[h] A, CH, D: Rohypnol
[i] A, CH, D: Lexotanil
[j] A: Xanor; CH: Xanax; D: Alprazolam
[k] A, CH: -; D: Librium
[l] A: Frisium; CH: Urbanyl; D: Frisium
[m] A, CH, D: Valium
[n] A, CH, D: Demetrin
[o] A, CH, D: Anexate

β-Adrenozeptorantagonisten (β-Blocker) und selektive Serotoninrückaufnahmeinhibitoren (SSRI) verwendet werden.

◘ Tab. 8.5 Nicht-Benzodiazepin-Tranquillanzien und Schlafmittel

Anxiolytikum	Buspiron[a]
Schlafmittel	Zolpidem[b]
	Zaleplon[c]
	Zopiclon[d]

[a] A: – CH: Buspar; D: Anxut
[b] A: Ivadal; CH: Stilnox; D: Bikalm
[c] A, CH: –; D: Sonata
[d] A: Somnal; CH: Imovane; D: Ximovan

8.3.1 Tranquillanzien– Benzodiazepine

Wirkungsmechanismus   Benzodiazepine wirken selektiv an γ-Aminobuttersäure A (GABA$_A$, einem ligandgesteuerten Ionenkanal) -Rezeptoren, die schnelle inhibitorische Impulse im ganzen zentralen Nervensystem vermitteln. Die Benzodiazepine erhöhen die Antwort auf GABA durch eine Zunahme der Öffnungswahrscheinlichkeit des Chloridkanals. Chlorid kann vermehrt einströmen und die verstärkte Hyperpolarisation führt zu einer Hemmung der Nervenzelle. Die Benzodiazepin-Bindungsstellen sind nicht an allen GABA$_A$-Rezeptoren zu finden. In besonders hoher Dichte kommen sie jedoch im limbischen System vor, dem Hauptwirkort der Benzodiazepine.

Wirkungen der Benzodiazepine, in Abhängigkeit von der Dosis   Als Tranquillanzien bzw. Anxiolytika werden hauptsächlich Benzodiazepine mit kurzer (12–18 Stunden), mittlerer (24 Stunden) oder langer (über 24 Stunden) Wirkungsdauer verwendet. Die Wirkungsdauer ist oft durch pharmakologisch wirksame Metaboliten bestimmt (◘ Abb. 8.1).

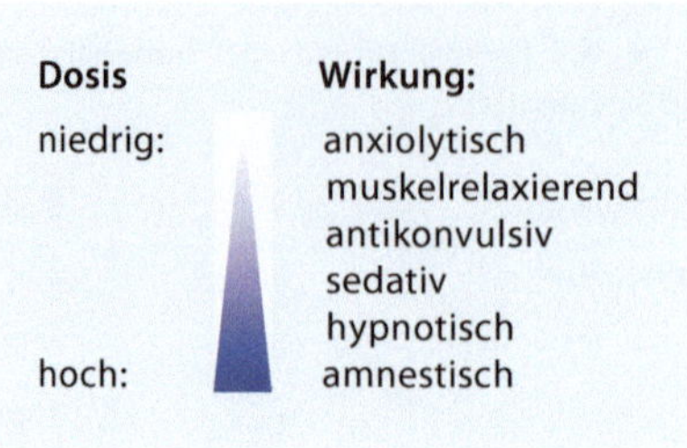

Abb. 8.1 Wirkungen der Benzodiazepine, in Abhängigkeit von der Dosis

Dosierung, Wirkungseintritt und Wirkungsdauer   Die Dosierung soll einschleichend (Beginn mit der Hälfte der üblichen Erwachsenendosis) begonnen werden und individuell, in Abstimmung mit der Wirkungsdauer des gewählten Präparates, erfolgen. Besonders wichtig ist, Benzodiazepine nur vorübergehend zu verabreichen, da es relativ rasch zu einer Abhängigkeitsentwicklung kommen kann, die dann eine Unterbrechung der Therapie erschwert.

Nebenwirkungen   Die Nebenwirkungen sind entsprechend der dämpfenden Eigenschaften der Benzodiazepine Mattigkeit, Müdigkeit, Schläfrigkeit, Beeinträchtigung des Reaktionsvermögens und Reduktion der geistigen Leistungsfähigkeit. Bei längerfristiger Einnahme besteht die Gefahr der Arzneimittelabhängigkeit, die mit Toleranzentwicklung (Dosissteigerung) einhergehen kann. Bei Absetzen würde es dann zum Entzugssyndrom mit Schlafstörungen und psychischer Labilität bis zu Krämpfen kommen. Der Ausweg ist eine langsame, schrittweise Dosisreduktion über viele Wochen bis Monate.

Kombinationsmöglichkeiten   Bei der Kombination mit anderen Arzneimitteln, die eine sedierende Komponente haben, können diese die Wirkung der Benzodiazepine verstärken.

Wechselwirkungen   Andere Arzneimittel wie Protonenpumpenhemmer können die Clearance von Benzodiazepinen vermindern und dadurch die Wirkungsdauer verlängern. Dies muss besonders bei Benzodiazepinen mit langer Wirkungsdauer beachtet werden. Arzneimittel wie Carbamazepin, die Enzyminduktion hervorrufen, können die Blutspiegel von Benzodiazepinen und damit die Wirkungsdauer vermindern bzw. wie im Fall von Midazolam, komplett aufheben. Opiate und Benzodiazepine verstärken sich gegenseitig gefährlich hinsichtlich ihrer atemdepressiven Wirkung. Benzodiazepine verstärken die anxiolytische Wirkung von Alkohol und die narkotische Wirkung von Propofol.

Schwangerschaft und Stillzeit   Unter strenger Indikationsstellung sind Benzodiazepine die Mittel der Wahl zur Behandlung einer Angstsymptomatik oder von Schlafstörungen in der Schwangerschaft. Sie sollten aber nur kurzzeitig verordnet werden. Auch in der Stillzeit sind Benzodiazepine in Ausnahmefällen für kurze Zeit verwendbar.

Gegenanzeigen   Arzneimittelabhängigkeiten, Alkoholismus, schwere respiratorische Insuffizienz und schwere Leberinsuffizienz.

8.3.2 **Benzodiazepinantagonist**

Vertreter
- Flumazenil[49]

Flumazenil bindet an dieselbe Stelle wie die Benzodiazepine und kann Benzodiazepin-Effekte aufheben. Zu beachten ist, dass Flumazenil nur eingesetzt werden darf, wenn es sich nachweislich um eine Benzodiazepin-Überdosierung handelt und nicht um Überdosierungen anderer sedierender Arzneimittel wie Antiepileptika oder Antidepressiva.

Ferner ist zu beachten, dass die Eliminationshalbwertzeit von Flumazenil sehr kurz ist und die Substanz daher bei lang wirksamen Benzodiazepinen

---

49   A, CH, D: Anexate

wiederholt verabreicht werden muss. Bei Epilepsie ist Flumazenil kontraindiziert.

8.3.3 Tranquillanzien – keine Benzodiazepine

Vertreter
- Buspiron[50]

Buspiron wird ebenfalls als Anxiolytikum eingesetzt, es bindet aber nicht an Benzodiazepin-Rezeptoren. Buspiron hat einen agonistischen Effekt an Serotoninautorezeptoren des Typs $5\text{-}HT_{1A}$ und hemmt über diese die Freisetzung von Serotonin. Es hat keine sedativen, muskelrelaxierenden und antikonvulsiven Eigenschaften und es zeigt auch keine Abhängigkeitsentwicklung. Nachteile sind der langsame Wirkungseintritt und die geringere Wirkungsstärke im Vergleich zu Benzodiazepinen. Nebenwirkungen können Schwindel, Kopfschmerzen, Nervosität und Übelkeit sein. Die gleichzeitige Verabreichung von Benzodiazepinen und MAO-Hemmern wird nicht empfohlen.

8.3.4 Schlafmittel – Benzodiazepine

Vertreter
- Triazolam[51]
- Brotizolam[52]
- Nitrazepam[53]
- Flunitrazepam[54]

Als Schlafmittel sind nur Benzodiazepine mit sehr kurzer oder kurzer Wirkungsdauer geeignet. Eine längere Wirkungsdauer bedingt einen „hang over", sehr oft Ursache von Verwirrtheit und Stürzen bei älteren Patienten.

Man unterscheidet zwischen Einschlafmitteln wie z. B. Triazolam und Durchschlafmitteln wie Nitrazepam und Flunitrazepam. Brotizolam ist als Ein- und Durchschlafmittel zugelassen. Schlafmittel aus der Gruppe der Benzodiazepine haben alle Wirkungen und Nebenwirkungen der Benzodiazepine, vor allem sollen sie, wie diese, nur vorübergehend angewendet werden.

8.3.5 Schlafmittel – keine Benzodiazepine (Z-Substanzen)

Vertreter
- Zolpidem[55]
- Zaleplon[56]
- Zopiclon[57]

Wirkungsmechanismus   Diese Substanzen binden an den α_1-GABA$_A$-Rezeptor Subtyp. Dieser ist verantwortlich für die sedierende Wirkung von Benzodiazepinen, während der α_2-GABA$_A$-Rezeptor für die anxiolytische Wirkung verantwortlich gemacht wird. Daher sind diese Substanzen als Schlafmittel, nicht aber als Anxiolytika einsetzbar.

Nebenwirkungen   Die Nebenwirkungen hängen mit der Hauptwirkung zusammen, aber auch unspezifische Nebenwirkungen wie Bauchschmerzen, Übelkeit, Erbrechen und Durchfall sind möglich. Die Hoffnung, diese Arzneimittel würden keine Abhängigkeitsentwicklung zeigen, hat sich nicht erfüllt. Dementsprechend sollen sie auch nur kurzfristig eingesetzt werden.

---

50   A, CH: –; D: Anxut

51   A, CH: Halcion; D: –

52   A: Lendorm; CH: –; D: Lendormin

53   A, CH: Mogadon; D: Mogadan

54   A, CH, D: Rohypnol

55   A: Ivadal; CH: Stilnox; D: Bikalm

56   A: –; CH: -; D: Sonata

57   A: Somnal; CH: Imovane; D: Ximovan

Schwangerschaft und Stillzeit   Es liegen keine Befunde vor, sodass sie für Schwangerschaft und Stillzeiten nicht eingesetzt werden sollen.

8.4   Psychostimulanzien

> **Vertreter**
> - Methylphenidat[58]
> - Atomoxetin[59]
> - Guanfacin[60]
> - Modafinil[61]

Methylphenidat ist ein Amphetaminderivat und wird bei Hyperaktivitätsstörungen von Kindern eingesetzt. Die Nebenwirkungen können sein: Appetithemmung, Schlaflosigkeit und Tic-Störungen, eine Abhängigkeitsentwicklung zu späterer Zeit ist nicht zu erwarten.

Atomoxetin hemmt die präsynaptische Wiederaufnahme von Noradrenalin, hat aber keine antidepressiven stimulierenden und euphorisierenden Eigenschaften. Es wird ebenfalls bei Hyperaktivitätsstörungen von Kindern eingesetzt und hat weniger Nebenwirkungen als Methylphenidat.

Guanfacin ist ein Agonist am α_{2A}-Rezeptor und weist wie Atomoxetin keine Stimulanzienwirkung auf.

Modafinil ist ein nicht-amphetaminartig wirkendes Psychostimulans, das bei Narkolepsie eingesetzt wird. Wegen einer Fülle von Nebenwirkungen soll diese Substanz nur bei strenger Indikationsstellung zum Einsatz gebracht werden.

---

58   A, CH, D: Ritalin, Concerta

59   A, CH, D: Strattera

60   A, D: Intuniv; CH: –

61   A, CH: Modasomil; D: Vigil

Analgetika

© Springer-Verlag GmbH Deutschland 2018
E. Beubler, *Kompendium der Pharmakologie*,
https://doi.org/10.1007/978-3-662-54559-1_9

Wichtige Gruppen
- Nicht-Opioid-Analgetika
- Mittelstarke Opioid-Analgetika
- Starke Opioid-Analgetika
- Sehr starke Opioid-Analgetika

9.1   Nicht-Opioid-Analgetika

Die Nicht-Opioide gehören zu den weltweit am meisten verordneten und am meisten eingenommenen Arzneimitteln. Die Wirksamkeit dieser Substanzen, vor allem die analgetische Potenz, wird bei Weitem über-, die Nebenwirkungsinzidenz jedoch unterschätzt. Zu beachten ist vor allem, dass die Nicht-Opioid-Analgetika nur in ihrer Normaldosierung verwendet werden sollen. Wenn sie nicht zu Schmerzfreiheit führen, müssen stärkere Analgetika wie schwache oder starke Opioide eingesetzt werden. Die Nicht-Opioid-Analgetika haben folgende Wirkungen:
- analgetisch,
- antipyretisch,
- antiphlogistisch.

■ **Analgetischer Effekt**

Der analgetische Effekt der Nicht-Opioid-Analgetika kommt hauptsächlich durch Hemmung von Cyclooxygenasen zustande – Enzyme, die für die Bildung von Prostaglandinen verantwortlich sind. Prostaglandine sensibilisieren Schmerzrezeptoren (Nozizeptoren). Eine Hemmung der Prostaglandinsynthese bewirkt dementsprechend eine Schmerzhemmung.

■ **Antipyretischer Effekt**

Die Regulation der Körpertemperatur erfolgt im thermoregulatorischen Zentrum des vorderen Hypothalamus. Wenn fiebererzeugende Substanzen in diesem Zentrum den Sollwert nach oben verstellen, ist der Körper anfangs noch auf Normaltemperatur und er reagiert mit Schüttelfrost. Dann steigt die Körpertemperatur, bis sie den Sollwert des Zentrums erreicht hat. Wird durch ein antipyretisches Arzneimittel der Sollwert im thermoregulatorischen Zentrum wieder gesenkt, erscheint der Körper dem Zentrum als zu heiß und er reagiert mit Schwitzen. Auch hier spielen die Prostaglandine eine wichtige Rolle. Sie steigern, stimuliert durch Pyrogene (fiebererzeugende Substanzen), den Sollwert und erzeugen auf diese Art Fieber. Die Nicht-Opioid-Analgetika hemmen im thermoregulatorischen Zentrum die Prostaglandinsynthese und wirken so fiebersenkend.

■ **Entzündungshemmende Effekt**

Viele Verbindungen sind an der Entstehung der Entzündung beteiligt. Jede Entzündung geht mit einer Freisetzung von Prostaglandinen einher, vor allem PGE_2 und PGI_2. Diese führen zu Gefäßerweiterung und zur Sensibilisierung der Schmerzrezeptoren. Der entzündungshemmende Effekt der Nicht-Opioid-Analgetika beruht auf einer Hemmung dieser Wirkungen der Prostaglandine.

Auch die unerwünschten Wirkungen der Nicht-Opioid-Analgetika sind auf die Hemmung der Prostaglandinsynthese zurückzuführen. So sind Prostaglandine wichtig für die Zytoprotektion der Schleimhäute im Verdauungstrakt. Daher sind häufige Nebenwirkungen der Nicht-Opioid-Analgetika Mikroblutungen und letztlich Geschwüre. Prostaglandine sind auch wichtig für die Durchblutung der Niere. Daher ist eine weitere wichtige Nebenwirkung der Nicht-Opioid-Analgetika bei längerer Anwendung eine Nierenschädigung.

9.1.1   Nicht-Opioid-Analgetika: Nichtsaure antipyretische Analgetika

Eine Übersicht über nichtsaure antipyretische Analgetika zeigt ◨ Tab. 9.1.

Paracetamol

Wirkungsmechanismus   Für Paracetamol wird ein vorwiegend zentraler Wirkort postuliert. Der Wirkungsmechanismus ist nicht eindeutig geklärt, diskutiert wird die Hemmung einer im ZNS nachgewiesenen COX. Dieser zentrale Wirkungsmechanismus erklärt einerseits die geringe entzündungshemmende Wirkung und andererseits die gute Magenverträglichkeit.

◻ Tab. 9.1 Nicht-Opioid-Analgetika: Nichtsaure antipyretische Analgetika

Freiname	Einzeldosis	Dosisintervall (h)	$t_{1/2}$ (h)
Paracetamol[a] p.o.	500–1000 mg	4–6	2
Metamizol[b]	500–1000 mg	4–6	0,25

[a] A: Mexalen; CH: Panadol; D: Paracetamol
[b] A, CH, D: Novalgin

Wirkung Paracetamol wirkt gut schmerzstillend und fiebersenkend. Die Indikationen für Paracetamol sind leichte bis mittelstarke Schmerzen und Fieber.

Dosierung, Wirkungseintritt und Wirkungsdauer
Beim Erwachsenen sollen viermal 1000 mg/Tag nicht überschritten werden. Der Wirkungseintritt nach oraler Aufnahme erfolgt nach etwa 15 Minuten, die Wirkungsdauer beträgt 4 Stunden.

Applikationsformen Neben der oralen Applikationsform gibt es auch eine intravenöse Verabreichungsform von Paracetamol[1]. Letztere wird hauptsächlich gegen postoperative Schmerzen eingesetzt. Eine rasche Infusion (ca. 10 min.) ist Voraussetzung für die analgetische Wirkung.

Nebenwirkungen In normaler Dosierung, fallweise verabreicht, ist Paracetamol sehr gut verträglich. Ab 100 mg/kg kann es zu Leberschädigungen führen, eine Dosis von über 250 mg/kg gilt als toxisch. Überdosierungen sind vor allem bei Kindern sehr gefährlich. Bei Erwachsenen steigert die gleichzeitige Einnahme von Alkohol die Lebertoxizität enorm.

Kombinationsmöglichkeiten Paracetamol verstärkt die Wirkung von Opioiden. Eine Kombination mit einem entzündungshemmenden Arzneimittel ist ebenfalls sinnvoll.

Wechselwirkungen Gleichzeitige Gabe von Antiemetika des Typs $5HT_3$-Antagonisten wie Tropisetron oder Granisetron heben die analgetische Wirkung von Paracetamol auf. Paracetamol kann die blutzuckersenkende Wirkung von Insulin vermindern. Die gleichzeitige Gabe von Leberenzym-induzierenden Arzneimitteln wie z. B. Antiepileptika führt zu einer verstärkten Bildung toxischer Metabolite.

Schwangerschaft und Stillzeit Für eine teratogene Wirkung von Paracetamol gibt es keine Hinweise. Das Medikament kann während der Schwangerschaft und Stillzeit angewendet werden.

Gegenanzeigen Ausgeprägte Leber- und Nierenfunktionsstörungen, ein genetisch bedingter Mangel an Glukosephosphatdehydrogenase und chronischer Alkoholgenuss.

Metamizol

Wirkungsmechanismus Auch für Metamizol ist der genaue Wirkungsmechanismus unbekannt. Es hemmt ähnlich wie Paracetamol die Erregungsübertragung im nozizeptiven System.

Wirkung Metamizol wirkt gut analgetisch und antipyretisch, hat nur schwache antiphlogistische Eigenschaften, wird aber vor allem wegen seiner spasmolytischen Wirkung geschätzt.

Dosierung, Wirkungseintritt und Wirkungsdauer Die Dosierung beträgt 500–1000 mg. Die Tagesdosis von 3000 mg soll nicht überschritten werden. Der Wirkungseintritt ist rasch, die Wirkungsdauer etwa 5 Stunden.

Applikationsformen Metamizol ist in Form von Tabletten, Tropfen und Zäpfchen sowie für intravenöse Applikation in Ampullen verfügbar.

---

1 A, CH, D: Perfalgan (= i. v. Form)

Nebenwirkungen Metamizol ist üblicherweise gut verträglich. Die wesentlichen Nebenwirkungen von Metamizol beruhen auf Überempfindlichkeitsreaktionen. Die wichtigsten sind Schock und Blutzellschädigungen. Bei der intravenösen Applikation ist es ganz wichtig, Metamizol als Kurzinfusion zu applizieren. Metamizol hemmt die Diaminoxidase und kann über Abbauhemmung von Histamin und anderen biogenen Aminen zu einem gefährlich verlaufenden Schockzustand führen.

Kombinationsmöglichkeiten Metamizol wird häufig mit schwachen Opioiden wie Tramadol kombiniert.

Wechselwirkungen Metamizol verträgt sich nicht mit Alkohol.

Schwangerschaft und Stillzeit Metamizol soll in Schwangerschaft und Stillzeit nicht angewendet werden.

9.1.2 Nicht-Opioid-Analgetika ohne antipyretische und antiphlogistische Wirkung

Einen kurzen Überblick zeigt ■ Tab. 9.2.

Flupirtin

Wirkungsmechanismus Flupirtin hemmt im Rückenmark die Weiterleitung aufsteigender Schmerzimpulse. Es stabilisiert das Ruhemembranpotential von Nerven durch Aktivierung von Kaliumkanälen, was eine indirekte Hemmung von NMDA-Rezeptoren herbeiführt. Dabei wird auch die Erregungsüberleitung auf Motoneurone gehemmt, was die muskelrelaxierende Wirkung von Flupirtin erklären könnte.

Wirkungen Flupirtin ist ein mittelstark wirksames Analgetikum, in seiner Wirkungsstärke zwischen Codein und Morphin. Darüber hinaus besitzt es eine muskelrelaxierende Wirkung.

Dosierung, Wirkungseintritt und -dauer Die Einzeldosis beträgt 100 mg, die Tagesdosis sollte 600 mg nicht überschreiten. Die Wirkungsdauer beträgt etwa 5–6 Stunden.

Nebenwirkungen Gelegentlich werden zentrale Nebenwirkungen wie Müdigkeit und Schwindel sowie gastrointestinale Nebenwirkungen wie Übelkeit, Obstipation, aber auch Diarrhoe beobachtet. Ferner kann es zu Mundtrockenheit, Schwitzen, Hautreaktionen, Sehstörungen, sowie zu einem Anstieg der Transaminasen im Serum kommen.

Kombinationsmöglichkeiten Kombinationen mit nichtsteroidalen Antirheumatika sind sinnvoll.

Wechselwirkungen Wirkungen sedierender, muskelrelaxierender und gerinnungshemmender Arzneimittel können verstärkt werden.

Schwangerschaft und Stillzeit Flupirtin ist in Schwangerschaft und Stillzeit kontraindiziert.

Gegenanzeigen Cholestase und hepatische Enzephalopathie.

9.1.3 Nicht-Opioid-Analgetika: Saure antiphlogistische, antipyretische Analgetika

Eine Übersicht über Saure antiphlogistische, antipyretische Analgetika zeigt ■ Tab. 9.3

Acetylsalicylsäure

Wirkungsmechanismus Acetylsalicylsäure (ASS) hemmt etwa gleichermaßen die Isoenzyme der Cyclooxygenase, COX-1 und COX-2.

Wirkungen ASS wirkt analgetisch, antiphlogistisch, antipyretisch und thrombozytenaggregationshemmend ► Kap. 3).

■ **Tab. 9.2** Nicht-Opioid-Analgetika ohne antipyretische und antiphlogistische Wirkung

Freiname	Einzeldosis	Dosisintervall (h)	$t_{1/2}$ (h)
Flupirtin* p.o.	100–200 mg	6–8	4

* A, CH: –; D: Katadolon

◘ Tab. 9.3 Nicht-Opioid-Analgetika: Saure antiphlogistische, antipyretische Analgetika

Freiname	Einzeldosis	Dosisintervall (h)	$t_{1/2}$ (h)
Sehr kurz wirksam			
Acetylsalicylsäure[a]	500–000 mg	4–6	0,25
Kurz wirksam			
Diclofenac[b]	50–100 mg	6–8	1,5
Dexibuprofen[c]	200–400 mg	6–8	1–2
Ibuprofen[d]	400–600 mg	6–8	1–2
Mefenaminsäure[e]	250–500 mg	6–8	2
Mittellang wirksam			
Indometacin[f]	25–50 mg	8–12	3–11
Naproxen[g]	250–500 mg	8–12	14
Ketoprofen[h]	50–100 mg	8–12	1–2(–6)
Lornoxicam[i]	4–8 mg	8–12	3–4
Lang wirksam:			
Meloxicam[j]	7,5–15 mg	24	20
Piroxicam[k]	20–40 mg	24	35

[a] A, CH, D: Aspirin
[b] A, CH, D: Voltaren
[c] A, CH: Seractil; D: Deltaran
[d] A, CH: Brufen; D: Aktren
[e] A: Parkemed; CH: Ponstan; D: –
[f] A, CH: Indocid; D: Indometacin
[g] A, CH, D: Proxen
[h] A: Profenid; CH: Fastum; D: Gabrilen
[i] A, CH: Xefo; D: –
[j] A: Movalis; CH: Mobicox; D: Mobec
[k] A, CH: Felden; D: Piroxicam

Dosierung, Wirkungseintritt und -dauer   ASS wird in Dosierungen von 500–1000 mg zur Schmerzstillung verabreicht. Eine Tageshöchstdosis von 5 Tabletten wird empfohlen. Der Wirkungseintritt ist rasch, die Wirkungsdauer beträgt etwa 4 Stunden.

Applikationsformen   ASS gibt es als Tablette, als Kautablette, als Granulat zum Herstellen einer Lösung, als Brausetablette und als Ampulle zur intravenösen Injektion[2].

Nebenwirkungen   Die bekanntesten Nebenwirkungen von ASS sind Mikroblutungen sowie bei höheren Dosen Ulzera im Gastrointestinaltrakt. Es kann ferner epigastrische Beschwerden, Übelkeit, Erbrechen, Sodbrennen und Appetitlosigkeit sowie erosive Gastritis hervorrufen. Eine dosisabhängige Leberschädigung ist möglich. ASS verursacht Salz- und Wasserretention, sowie eine Verminderung der Nierenfunktion. Beim sogenannten Aspirinasthma liegt keine echte allergische Reaktion als Ursache vor. Es wird angenommen, dass durch Hemmung der Prostaglandinsynthese eine vermehrte Bildung

2   A: –; CH: Aspègic-inject, D: Aspirin i. v.

von Leukotrienen erfolgt, die eine Bronchokonstriktion verursachen.

Kombinationsmöglichkeit   Eine Kombination von ASS mit schwachen Opioiden ist durchaus sinnvoll. Die Kombination mit Coffein ist kaum zielführend.

Wechselwirkungen   ASS verstärkt die Wirkung gerinnungs- und thrombozytenaggregationshemmender Arzneimittel. Bei gleichzeitiger Gabe von Glucocorticoiden oder selektiven Serotoninrückaufnahmeinhibitoren (SSRI) steigt das Risiko einer Magen-Darm-Blutung. Wirkung und Nebenwirkung nichtsteroidaler Antirheumatika werden verstärkt. Die Wirkung von ACE-Hemmern und anderer Antihypertonika kann gehemmt werden.

Schwangerschaft und Stillzeit   In den letzten drei Schwangerschaftsmonaten soll ASS nicht angewendet werden. Eine gelegentliche Einnahme in der Stillzeit erscheint vertretbar.

Gegenanzeigen   Magen- und Darmulzera, Thrombozytopenie, Niereninsuffizienz und Schwangerschaft im letzten Trimenon.

Diclofenac[3], Ibuprofen[4], Dexibuprofen[5], Mefenaminsäure[6]

Wirkungsmechanismus   Der wichtigste Wirkungsmechanismus dieser Substanzen ist die Hemmung der Cyclooxygenase und zwar gleichermaßen COX-1 und COX-2.

Wirkungen   Diese nichtsteroidalen Antirheumatika (NSAR) sind analgetisch, antipyretisch und antiphlogistisch wirksam. Bei Ibuprofen und Dexibuprofen ist die entzündungshemmende Wirkung schwächer als die von Diclofenac und Mefenaminsäure.

Applikationsformen   Für diese Substanzen gibt es orale Verabreichungsformen, einige auch als

Ampulle zur Injektion sowie als Gel respektive als Salbe und als Pflaster zur topischen Verabreichung. Diclofenac gibt es als Kapsel mit einem sogenannten Dual-Release-System[7]. Dieses System enthält ein Drittel der Dosis in schnell freisetzenden Pellets, die für eine rasche Wirkung sorgen. Zwei Drittel der Dosis sind in Retard-Pellets enthalten, die eine langanhaltende Wirkung gewährleisten.

Dosierung, Wirkungseintritt und Wirkungsdauer   Die Dosierungen sind bei einzelnen Vertretern unterschiedlich und in ◻ Tab. 9.3 ersichtlich. Die Wirkung tritt relativ rasch ein, die Wirkungsdauer in entzündlichem Gewebe geht bei diesen Substanzen über die Verweilzeit im Plasma hinaus.

Nebenwirkungen   Die Nebenwirkungsinzidenz bei den NSAR ist hoch. Von allen Patienten, die mit NSAR behandelt werden, urgieren 30 % subjektive Nebenwirkungen. Bei 40 % davon können gastrointestinale Blutungen und Erosionen endoskopisch verifiziert werden. Aber auch die, die keine Nebenwirkungen angeben, können nachweisbare Schäden aufweisen. Darüber hinaus gibt es Nebenwirkungen in Leber, Haut, Blut und Knochenmark und in den Nieren. Ferner können zentralnervöse Störungen wie Sedierung, Konfusion, Kopfschmerzen, Nausea und Emesis, Sehstörungen, Tinnitus, Halluzinationen und Schweißausbrüche auftreten.

Kombinationsmöglichkeiten   Die Kombination dieser entzündungshemmenden Substanzen mit schwachen oder starken Opiaten ist sinnvoll. Absolut verboten ist die Kombination von zwei NSAR.

Wechselwirkungen   NSAR hemmen die blutdrucksenkende Wirkung der ACE-Hemmer, der Diuretika und anderer Antihypertonika und sie erhöhen die Plasmaspiegel von Lithium und Digoxin. Das Risiko einer gastrointestinalen Blutung bei gleichzeitiger Gabe von Glucocorticoiden ist gesteigert und sie verstärken die gerinnungshemmende Wirkung von Cumarinen und thrombozytenaggregationshemmenden Substanzen. Auch bei Kombination mit SSRIs steigt das Risiko gastrointestinaler Blutungen.

---

3   A, CH, D: Voltaren

4   A, CH: Brufen; D: Aktren

5   A, CH: Seractil; D: Deltaran

6   A: Parkemed; CH: Ponstan; D: –

7   A: Deflamat; CH, D: –

Schwangerschaft und Stillzeit   In den ersten 6 Monaten der Schwangerschaft sind diese Substanzen bei zwingenden Gründen anwendbar. In den letzten 3 Monaten sollen sie nicht angewendet werden. Während der Stillzeit ist Ibuprofen das Mittel der Wahl. Eine gelegentliche Einnahme von Diclofenac ist zulässig.

Gegenanzeigen   Als Gegenanzeigen sind vor allem Magen- und Zwölffingerdarmgeschwür zu nennen.

Indometacin[8], Naproxen[9], Ketoprofen[10] und Lornoxicam[11]

Diese Substanzen wirken gut analgetisch, antiphlogistisch und werden wegen dieser Wirkungen bei Schmerzen des rheumatischen Formenkreises eingesetzt. Ihre längere Wirksamkeit geht einher mit einer stärkeren Nebenwirkungsinzidenz.

Indometacin wird wegen seiner hohen Nebenwirkungsrate nur noch eingeschränkt verwendet. Die Nebenwirkungen betreffen vor allem den Verdauungstrakt, die Leber und die Niere, aber auch das ZNS und das Herz-Kreislauf-System. Ketoprofen hat alle Eigenschaften eines typischen NSAR und ist auch in topischen Antirheumatika zu finden. Lornoxicam hat von dieser Gruppe die kürzeste Halbwertzeit, ist von allen NSAR das potenteste und zeigt ein für NSAR typisches Nebenwirkungsprofil.

Meloxicam[12], Piroxicam[13]

Meloxicam ist in der Dosierung von 7,5 mg COX-2-selektiv, bei 15 mg wird jedoch auch die COX-1 deutlich gehemmt. Es zeichnet sich im Vergleich zu den klassischen NSAR durch eine bessere Magenverträglichkeit aus und steht somit zwischen den klassischen NSAR und den selektiven COX-2-Hemmern.

Piroxicam hat ähnlich wie Naproxen eine sehr lange Halbwertszeit. Es wird vor allem bei chronisch entzündlichen Gelenkerkrankungen und anderen länger dauernden rheumatischen Erkrankungen eingesetzt. Die gute Wirksamkeit geht mit einer höheren Nebenwirkungsrate einher.

9.1.4 Nicht-Opioid-Analgetika: Selektive COX-2-Hemmer

Eine Übersicht zeigt ◘ Tab. 9.4.

Auch die selektiven COX-2-Hemmer müssen definitionsgemäß der Arzneimittelgruppe der NSAR zugeordnet werden, da sie keine Steroide sind und entzündungshemmend wirken. Die selektiven COX-2-Inhibitoren werden als Coxibe bezeichnet, wobei dies kein gemeinsames Strukturmerkmal, sondern eine gemeinsame Eigenschaft bedeutet. Die Coxibe zeigen in kontrollierten Studien ein verbessertes gastrointestinales Sicherheitsprofil im Vergleich zu den konventionellen NSAR und haben keinen Einfluss auf die Plättchenaggregation.

Die Coxibe wurden bisher für die Behandlung der Osteoarthritis und der rheumatoiden Arthritis eingesetzt, finden aber teilweise auch Anwendung in der Therapie von Schmerzen anderer Ursache.

Zu den Risiken bei langfristiger Anwendung zählen Nierenfunktionsstörungen und nachteilige Effekte auf die Heilung bestehender gastrointestinaler Ulzera. Wegen gefährlicher kardiovaskulärer Zwischenfälle wurden Rofecoxib und Valdecoxib, zwei sehr bekannte Coxibe, bald nach der Einführung wieder aus dem Handel gezogen. Bei kardiovaskulären Risikopatienten sollen Coxibe daher nicht angewendet werden.

Dennoch können die Coxibe nicht als gefährlicher als die alten NSAR bezeichnet werden. Der

◘ Tab. 9.4 Nicht-Opioid-Analgetika: Selektive COX-2-Hemmer

Freiname	Einzeldosis	Dosisintervall (h)	$t_{1/2}$ (h)
Celecoxib[a]	100–200 mg	12	8–12
Parecoxib[b]	20–40 mg	6–12	8
Etoricoxib[c]	60–120 mg	24	24

[a] A, CH, D: Celebrex
[b] A, D: Dynastat; CH: –
[c] A: Arcoxia; CH: –; D: Arcoxia

---

8 A, CH: Indocid; D: Indometacin

9 A, CH, D: Proxen

10 A: Profenid; CH: Fastum; D: Gabrilen

11 A, CH: Xefo; D: -

12 A: Movalis; CH: Mobicox; D: Mobec

13 A, CH: Felden; D: Piroxicam

unbestrittene Vorteil bleibt die bessere Magenverträglichkeit. Kardiotoxische Nebenwirkungen gibt es auch bei den alten NSAR, wie eine Studie mit Naproxen gezeigt hat. Ein weiteres Problem der Coxibe könnte die Ähnlichkeit mit Sulfonamiden sein, da in diesem Zusammenhang vermehrt Haut-Nebenwirkungen auftreten.

Celecoxib gilt heute als Standard-Coxib zur Behandlung von Osteoarthritis und rheumatoider Arthritis.

Parecoxib ist als Ampulle im Handel und dient zur postoperativen Schmerztherapie. Es wird im Organismus rasch in Valdecoxib umgewandelt.

9.2 Opioide

9.2.1 Mittelstarke Opioide

Wenn Nicht-Opioid-Analgetika in ihrer normalen Dosierung die Schmerzen nicht ausreichend lindern können, werden mittelstarke oder starke Opioide, mit kleinster Dosierung beginnend, eingesetzt. Auch bei mittelstarken Opioiden soll die Dosierung nur geringfügig gesteigert werden. Wenn das nicht Erfolg hat, muss auf starke Opioide zurückgegriffen werden, die ohne Einschränkung bis zur Schmerzfreiheit gesteigert werden können. Dosis-limitierend sind allein die Nebenwirkungen (◘ Tab. 9.5).

◘ Tab. 9.5 Mittelstarke Opioide

Freiname	Dosisintervall (h)	Einzeldosis initial
Tramadol[a]	4–6	50–100 mg
Codein[b]	4–6	30–150 mg
Dihydrocodein[c]	8–12	60–180 mg
Tapentadol[d]	4–6	50–100 mg
Tilidin[e]	2–4	50–100 mg

[a] A, CH, D: Tramal
[b] als Analgetikum nur in Kombinationen
[c] A Codidol; CH: Codicontin; D: DHC
[d] A, CH, D: Palexia
[e] A-; CH: Valoron; D: Valoron N

Wirkungsmechanismus   Die mittelstarken Opioide sind μ-Rezeptoragonisten, nur Tramadol beeinflusst darüber hinaus zentrale noradrenerge und serotonerge Schmerzmodulationssysteme. Opioidrezeptoren vom μ-Typ sind G-Protein-gekoppelte Rezeptoren.

Wirkungen   Mittelstarke Opioide sind, ihrer Zuordnung entsprechend, mittelstarke Analgetika, die bei akuten aber auch chronischen Schmerzen gut wirksam sind.

Applikationsformen   Diese Arzneimittel sind in oral zu verabreichenden Applikationsformen vorhanden. Für Tramadol[14], Dihydrocodein[15] und Tilidin[16] gibt es orale Retardformen, die 12 Stunden wirksam sind. Für Tramadol gibt es auch eine 24-Stunden-Retardform[17] und es kann auch injiziert werden. Statine und SSRI, die das Cytochrom P450 2D6 Isoenzym hemmen, machen Codein wirkungslos, da die Demethylierung nicht mehr stattfinden kann.

Dosierung, Wirkungseintritt und -dauer   Auch bei mittelstarken Opioiden wird immer mit der niedrigsten Dosis begonnen und langsam gesteigert. Die Wirkungsdauer der einzelnen Vertreter ist unterschiedlich und auch abhängig von der Verarbeitung (z. B. Retardformen). Besonders wichtig ist die regelmäßige Einnahme nach einem Zeitschema.

Nebenwirkungen   Am Beginn der Therapie mit mittelstarken Opioiden steht die Übelkeit im Vordergrund. Diese ist besonders bei Tramadol ausgeprägt. Bei längerer Behandlungsdauer wird die Obstipation ein zunehmendes Problem, die prophylaktisch behandelt werden soll. Gelegentlich können auch Schwitzen, Mundtrockenheit, Benommenheit, Störungen der Kreislaufregulation, Hautreaktionen und Miktionsstörungen auftreten. Die Beendigung der Therapie muss langsam erfolgen, um ein Entzugssyndrom zu verhindern.

Kombinationsmöglichkeiten   Mittelstarke Opioide können und sollen mit Nicht-Opioiden kombiniert

14   A, CH: Tramal retard; D: Tramundin retard
15   A: Codidol; CH: Codicontin; D: DHC
16   A, CH: –; D: Valoron N retard
17   A: Noax Uno; CH: Tradonal Uno; D: –

werden, wobei deren entzündungshemmende Komponente ausgenützt wird.

Wechselwirkungen Bei gleichzeitiger Anwendung von Arzneimitteln, die ebenfalls zentral nervös dämpfend wirken (Neuroleptika, Antidepressiva, Antiepileptika) werden sedierende Wirkungen verstärkt. Bei der Kombination mit selektiven Serotonin-Wiederaufnahme-Hemmern (SSRI) besteht die Gefahr des Serotoninsyndroms (▸ Kap. 2). MAO-Hemmstoffe müssen 14 Tage vor der Opioidapplikation abgesetzt werden.

Schwangerschaft und Stillzeit Tramadol und Tapentadol sollen in der Schwangerschaft nur nach strenger Indikationsstellung angewendet werden und sind in der Stillzeit kontraindiziert. Das gilt auch für Codein, Dihydrocodein und Tilidin.

Gegenanzeigen Gegenanzeigen bestehen bei akuter Alkohol-, Schlafmittel- oder Psychopharmakavergiftung und bei Patienten, die MAO-Hemmer erhalten.

9.2.2 Starke Opioide

Wenn schwache Opioide in normaler Dosierung nicht ausreichend analgetisch sind, müssen starke Opioide eingesetzt werden. Auch hier beginnt man mit niedriger Dosierung und steigert langsam bis zur Schmerzfreiheit. Starke Opioide haben den Nachteil, dass sie mit einer eigenen Vignette verordnet werden müssen, aber den Vorteil, die besten und stärksten Analgetika zu sein. Die wichtigsten starken Opioide sind Piritramid, Morphin, Oxycodon und Hydromorphon (◻ Tab. 9.6).

Wirkungsmechanismus Die starken Opioide sind μ-Rezeptoragonisten. Opioidrezeptoren vom μ-Typ sind G-Protein-gekoppelte Rezeptoren.

Wirkungen Starke Opioide wirken ausgezeichnet schmerzhemmend, vor allem bei Nozizeptorschmerzen, nicht so gut bei neuropathischen Schmerzen. Intraoperativ, postoperativ, posttraumatisch, bei starken Schmerzen des Bewegungsapparates wie

◻ **Tab. 9.6** Starke Opioide

Freiname	Dosisintervall (h)	Einzeldosis initial
Pethidin[a]		
Piritramid[b]	6–8	7,5–15 mg
Morphin[c]	4	10–20 mg
Nicomorphin[d]	4	10–20 mg
Oxycodon[e]	4	5–10 mg
Oxycodon-Naloxon[f]	12	10 + 5 mg
Hydromorphon[g]	4	1,3 mg
Methadon[h]	3–8	5–20 mg
Levomethadon[i]	3–8	5–10 mg

[a] A: Alodan; CH: Pethidin; D: Dolantin
[b] A: Dipidolor; CH: –; D: Dipidolor
[c] A: Vendal; CH: Morphin; D: MSI
[d] A: Vilan; CH, D: –
[e] A, CH: OxyContin, OxyNorm; D: Oxygesic
[f] A, CH, D: Targin
[g] A: Hydal; CH, D: Palladon
[h] A: Methasan; CH: Ketalgin; D: –
[i] A, CH, D: L-Polamidon

Osteoporose und bei Tumorschmerzen sind die starken Opioide heute nicht mehr wegzudenken.

Applikationsformen Piritramid, Morphin, Hydromorphon, Oxycodon, Nicomorphin und Levomethadon sind als Ampullenlösungen für intravenöse oder subkutane Applikation vorhanden. Morphin gibt es als orale Lösung und als rasch wirkende Tablette und Levomethadon als orale Lösung zur Substitution. Morphin, Oxycodon und Hydromorphon gibt es als orale Retardformen mit einer Wirkungsdauer von 12 bzw. 24 Stunden.

Dosierung, Wirkungseintritt und -dauer Hinsichtlich Dosierung ist es wichtig, bei den starken Opioiden mit kleinen Dosen zu beginnen und dann langsam bis zur Schmerzfreiheit zu steigern. Am Beginn sollen rasch wirksame Arzneiformen verwendet werden, da die Retardformen bis zu 20 Stunden brauchen, um voll wirksam zu sein. Die Wirkungsdauer ist durch die Arzneiform vorgegeben. Wesentlich ist, dass bei starken Opioiden die Therapie nach einem fixen Zeitschema durchgeführt wird.

Nebenwirkungen Am Beginn der Therapie ist mit Übelkeit und Kreislaufdepression zu rechnen, auch Sedierung und Verwirrtheitszustände treten hauptsächlich am Anfang der Therapie auf. Bei längerer Verabreichungsdauer kann es zu Obstipation bzw. zu Miktionsstörungen kommen. Die emetische Wirkung vergeht nach einiger Zeit. Die gefürchtete Atemdepression kann nur durch rasche intravenöse Verabreichung eines Opioids erreicht werden bzw. beim Opioid-Naiven mit hohen Anfangsdosierungen anderer Arzneiformen.

Kombinationsmöglichkeiten Am Anfang der Therapie soll mit antiemetischen Substanzen und für eine längere Therapie mit Laxanzien kombiniert werden. Eine zusätzliche entzündungshemmende Therapie mit NSAR ist meistens angezeigt.

Wechselwirkungen Bei der Kombination mit anderen sedierenden Substanzen wie Benzodiazepinen kann die sedierende Wirkung verstärkt werden und es kann auch zu Atemdepressionen kommen. Bei Kombination starker Opioide mit SSRI kann es zum Serotoninsyndrom kommen (▶ Kap. 2).

Schwangerschaft und Stillzeit Die starken Opioide sind nicht teratogen und gelten während der Schwangerschaft bei kurzzeitigem Gebrauch als unbedenklich. Eine Ausnahme ist die pränatale Zeit. Werden Opioide kurz vor Geburt verabreicht, führen sie bei den Neugeborenen zu Atemdepression und Entzugserscheinungen. Auch in der Stillzeit ist die kurzzeitige Gabe von Opioiden bedeutungslos für den Säugling.

Gegenanzeigen Atemdepression, Kopfverletzungen, obstruktive Atemwegserkrankungen, eine Therapie mit MAO-Hemmern und paralytischer Ileus.

9.2.3 Sehr starke Opioide

Eine Übersicht über sehr starke Opioide zeigt ◘ Tab. 9.7 (▶ Kap. 9, Analgetika).

◘ **Tab. 9.7** Sehr starke Opioide

Freiname	Dosisintervall (h)	Dosisintervall (h)
Fentanyl[a]	0,5	100 µg
Sufentanil[b]	–	0,5–2 µg
Alfentanil[c]	–	1 mg

[a] A, CH, D: Durogesic
[b] A, CH, D: Sufenta
[c] A, CH, D: Rapifen

Wirkungsmechanismus Die sehr starken Opioide Fentanyl, Sufentanil und Alfentanil sind reine µ-Rezeptoragonisten.

Wirkungen Alfentanil ist etwa 10-mal stärker, Fentanyl etwa 100-mal stärker und Sufentanil etwa 1000-mal stärker als Morphin. Diese Beurteilung ist insofern nicht therapierelevant, als bei der Opioidtherapie immer bis zur Schmerzfreiheit titriert wird.

Applikationsformen Fentanyl gibt es als Ampullenlösung, als Pflaster[18] mit 3-tägiger Wirksamkeit, als transmukosale Arzneiform[19] (Lutscher) und als Buccaltablette[20] zur Behandlung von Durchbruchschmerzen bei Tumorpatienten, die auf Opioide eingestellt sind. Sufentanil und Alfentanil gibt es nur als Ampullen zur perioperativen Schmerzbehandlung.

Dosierung, Wirkungseintritt und -dauer Fentanyl wirkt etwa 30 Minuten, Sufentanil etwa 50 Minuten und Alfentanil etwa 10 Minuten. Der Wirkungseintritt ist bei Alfentanil in 1–2 Minuten zu erwarten, aber auch bei Sufentanil und Fentanyl tritt sehr rasch die Wirkung ein.

Nebenwirkungen Die am häufigsten auftretenden Nebenwirkungen sind Atemdepression, Apnoe, Muskelrigidität, Myoklonien, Bradykardie, Hypotonie, Übelkeit und Erbrechen. Bei mehrmaliger Verabreichung vor allem von Fentanyl ist eine strenge

18 A, CH, D: Durogesic

19 A, CH, D: Actiq

20 A, CH, D: Effentora

Überwachung hinsichtlich Atemdepression in der Aufwachphase wichtig.

Kombinationsmöglichkeiten   Auch die sehr starken Opioide können mit Nicht-Opioid-Analgetika kombiniert werden.

Wechselwirkungen   Wechselwirkungen mit Arzneimitteln, die vom CYP 3A4-Enzym metabolisiert werden, sind zu erwarten. Bei Kombination mit Serotoninrückaufnahmeinhibitoren (SSRI) ist mit einem Serotoninsyndrom zu rechnen.

Schwangerschaft und Stillzeit   Bei gegebener Indikation dürfen Fentanyl, Alfentanil und Sulfentanil in jeder Phase der Schwangerschaft eingesetzt werden. Bei Anwendung kurz vor der Geburt muss mit einer atemdepressiven Wirkung auf das Neugeborene gerechnet werden. In der Stillzeit sollen auch diese Opioidanalgetika nur kurzzeitig angewendet werden.

Gegenanzeigen   Eingeschränkte Lungenfunktion und gleichzeitige Anwendung von MAO-Hemmern.

9.2.4 Starke Opioide: Agonist-Antagonisten

Eine Übersicht über Agonist-Antagonisten zeigt ◘ Tab. 9.8.

◘ **Tab. 9.8** Starke Opioide: Agonist-Antagonisten

Freiname	Dosisintervall (h)	Einzeldosis initial
Nalbuphin[a]	3–6	10 20 mg
Buprenorphin[b]	5–8	0,3 mg

[a] A, CH: Nalbuphin; D: –
[b] A, CH, D: Temgesic

Buprenorphin

Wirkungsmechanismus   Buprenorphin ist am μ-Rezeptor ein partieller Agonist, am δ-Rezeptor ebenfalls ein Agonist und am κ-Rezeptor ein Antagonist. Die Bindung von Buprenorphin an den Rezeptor erfolgt sehr langsam und ist dann sehr stark.

Wirkungen   Buprenorphin ist gut analgetisch wirksam mit einer sehr geringen atemdepressiven Wirkung.

Applikationsformen   Buprenorphin gibt es als Ampulle, als Sublingualtablette und als Pflaster für die transdermale Schmerztherapie.

Dosierung, Wirkungseintritt und -dauer   Bei parenteraler und sublingualer Applikation ist der Wirkungseintritt verzögert. Bei einer Therapie mit dem Pflaster muss ein schnell wirkendes Opioid vorher gegeben werden. Parenteral und sublingual wirkt Buprenorphin etwa 5–8 Stunden, das Pflaster sorgt während 48–96 Stunden für Schmerzfreiheit.

Nebenwirkungen   Buprenorphin zeigt die üblichen opioidbedingten Nebenwirkungen, wobei die atemdepressive und obstipierende Wirkung eher schwach ausgeprägt ist.

Kombinationsmöglichkeiten   Buprenorphin kann mit Nicht-Opioiden oder mit Antidepressiva kombiniert werden. Bei der Therapie mit dem Pflaster haben sich für Durchbruchschmerzen auch andere starke Opioide bewährt.

Wechselwirkungen   Die Wirkung zentral dämpfender Arzneimittel kann verstärkt werden. Bei Opiatabhängigen kann es unter Buprenorphin zu Entzugserscheinungen kommen.

Schwangerschaft und Stillzeit   Buprenorphin sollte während Schwangerschaft und Stillzeit nicht angewendet werden.

Gegenanzeigen   Gegenanzeigen sind physische Abhängigkeit von Opioiden, MAO-Hemmer und schwere Atemfunktionsstörungen.

Nalbuphin

Wirkungsmechanismus   Nalbuphin ist ein Agonist am κ-Rezeptor und ein Antagonist am μ-Rezeptor.

Wirkungen   Nalbuphin ist etwa halb so stark wirksam wie Morphin, jedoch hinsichtlich Atemdepression sehr sicher und wird daher bevorzugt bei Kindern zur Schmerzbehandlung eingesetzt.

Applikationsformen   Nalbuphin ist nur als Ampullenlösung verfügbar.

Dosierung, Wirkungseintritt und -dauer   Der Wirkungseintritt ist nach i.v.-Gabe nach 2–3 Minuten und nach s.c.-Gabe nach etwa 15 Minuten zu erwarten. Die Dosis beträgt 0,15–0,30 mg/kg Körpergewicht und kann alle 3–6 Stunden wiederholt werden.

Nebenwirkungen   Hier steht vor allem die sedierende Wirkung im Vordergrund. Darüber hinaus können Übelkeit, Erbrechen, Schwindel, Benommenheit, Schwitzen, Mundtrockenheit und Kopfschmerz auftreten.

Kombinationsmöglichkeiten   Nalbuphin kann wie andere Opioide mit NSAR kombiniert werden.

Wechselwirkungen   Nalbuphin verstärkt die zentral dämpfenden Wirkungen anderer Arzneimittel. Bei Drogenabhängigen kann Nalbuphin ein akutes Entzugssyndrom auslösen.

Schwangerschaft und Stillzeit   Nalbuphin soll in Schwangerschaft und Stillzeit nur kurzfristig angewendet werden.

Gegenanzeigen   Opioidabhängigkeit.

9.3   Opioidantagonisten

Eine Übersicht über Opioid-Antagonisten zeigt ◻ Tab. 9.9.

◻ **Tab. 9.9** Opioidantagonisten

Freiname	Dosisintervall (h)	Einzeldosis
Naloxon[a] i.v.	0,5	0,2–0,4 mg
Naloxegol[b]	24	12,5–25 mg
Naltrexon[c] p.o.	24	25–50 mg
Methylnaltrexon[d]		

[a] A, CH, D: Naloxon
[b] A, CH, D: Moventig
[c] A, CH: Naltrexin; D: Nemexin
[d] A, CH, D: Relistor

9.3.1   Naloxon

Naloxon ist der Opioid-Antagonist der Wahl bei Opioid-induzierter Atemdepression. Die kurze Wirkungsdauer erfordert eine genaue Beobachtung des Patienten und eventuell wiederholte Gaben.

Nebenwirkungen   Naloxon ist an sich gut verträglich, die plötzliche Aufhebung einer Opioid-bedingten Dämpfung kann aber zu Erbrechen, Schwitzen, kardialen und zentralen Sensationen führen. Zu beachten ist die Aufhebung der Analgesie nach Naloxongabe.

9.3.2   Naloxegol

Naloxegol ist ein pegyliertes Naloxon und als solches nicht ZNS-gängig. Der Antagonismus zu Opioiden beschränkt sich auf die Wirkungen im Magen-Darm-Bereich. Mit 12,5–25 mg einmal täglich peroral kommt es rasch zu einer Verbesserung der Obstipation. Die Nebenwirkungen beschränken sich ebenfalls auf den Verdauungstrakt. Die analgetische Wirkung der Opioide wird nicht beeinflusst.

9.3.3   Naltrexon

Naltrexon ist 24 Stunden wirksam und wird hauptsächlich zur medikamentösen Unterstützung bei der Entwöhnungsbehandlung Opioidabhängiger verwendet.

9.3.4 Methylnaltrexon

Methylnaltrexon ist wie Naloxon ein μ-Opioid-Rezeptorantagonist und unterscheidet sich von Naloxon vor allem durch seine längere Halbwertszeit (6–9 Stunden). Es wird bei Patienten im fortgeschrittenen Krankheitsstadium, die palliative Pflege erhalten, subkutan zur Behandlung einer schweren Opioid-induzierten Obstipation verabreicht. Nebenwirkungen sind Übelkeit, Blähungen, Bauchschmerzen und Durchfall.

9.4 Cannabinoide

Die Entdeckungen der Cannabinoid-Rezeptoren CB1 und CB2 haben die Forschung zur therapeutischen Anwendung von Δ^9-Tetrahydrocannabinol (Δ^9-THC) gefördert. Zurzeit wird Δ^9-THC zur unterstützenden analgetischen Behandlung von Tumorschmerzen und Muskelschmerzen bei multipler Sklerose eingesetzt. Δ^9-THC senkt weiters den Augeninnendruck und wirkt bronchienerweiternd.

International gibt es registrierte Handelspräparate wie Marinol und Nabilone. In Deutschland und Österreich steht den Apotheken Dronabinol, ein Stereoisomer von Δ^9-THC zur Herstellung magistraler Arzneimittel zur Verfügung. Dronabinol wird einschleichend, beginnend mit 2,5 mg 2-mal täglich dosiert und bis zu 5-mal täglich 10 mg gesteigert.

Nebenwirkungen (Mundtrockenheit, Tachykardie und Müdigkeit) sind vor allem am Anfang der Therapie möglich. Appetitsteigerung kann zu Gewichtszunahme führen.

- **Rimonabant**

Der selektive Cannabinoid-1-Rezeptorantagonist Rimonabant wird als unterstützende Therapie zur Gewichtsabnahme empfohlen. Wegen erhöhter Suizidgefahr wurde es mittlerweile wieder aus dem Handel gezogen. Nebenwirkungen sind Magen-Darm-störungen, depressive Verstimmungen und Muskelkrämpfe.

9.5 Andere Analgetika

9.5.1 Ziconotid[21]

Ziconotid ist ein hochwirksames Analgetikum zur intrathekalen Infusion bei starken chronischen Schmerzen, die mit anderen Methoden nicht zu beherrschen sind. Ziconotid ist das Ω-Conotoxin, ein Gift aus marinen Kegelschnecken. Es blockiert im Hinterhorn des Rückenmarks N-Typ-Kalzium-Kanäle und verhindert die präsynaptische Freisetzung von Acetylcholin. Es wirkt – im Gegensatz zu den Opioden – nicht atemdepressiv und zeigt auch keine Toleranzentwicklung.

9.5.2 Capsaicin[22]

Capsaicin ist der scharfe Wirkstoff in Paprika (Capsicum longum) und führt zur einer Desensibilisierung von Hautnerven. Capsaicin wird in Pflasterform für 30–60 Minuten auf schmerzende Hautstellen aufgebracht. Wichtig ist die Vorbehandlung mit Lidocain, da die akute Wirkung von Capsaicin auf der Haut sehr unangenehm ist. Eingesetzt wird Capsaicin als Pflaster bei schweren neuropathischen Schmerzen. Nach einmaliger Applikation hält die analgetische Wirkung etwa 3 Monate an.

Andere Nervenreize wie mechanische Reize oder Vibrationsreize bleiben erhalten. Als Nebenwirkung können Husten, Rachenreizung, Übelkeit, Ausschläge und vor allem Hauterscheinungen an der Anwendungsstelle auftreten.

9.6 Antirheumatika

Rheumatische Erkrankungen gehören zu den häufigsten entzündlichen Erkrankungen; rheumatoide

---

21   A, CH, D: Prialt
22   A, CH, D: Qutenza

Arthritis beispielsweise ist die häufigste Ursache von Arbeitsunfähigkeit. Gelenkveränderungen, wahrscheinlich auf einer Autoimmunreaktion basierend, führen zu Entzündungen und Schädigung von Gelenken, Knorpeln und Knochen.

9.6.1 Disease modifying antirheumatoide drugs (DMARDs)

Die wichtigsten beteiligten Zytokine sind IL-1 und TNFa. Die am häufigsten angewendeten Arzneimittel sind nichtsteroidale Antirheumatika (NSAR) und sogenannte „Disease modifying antirheumatoide drugs" (DMARDs). Diese Substanzen werden auch als antirheumatische Basistherapeutika bezeichnet. Darüber hinaus werden noch Immunsuppressiva, Glucocorticoide und Immunbiologika (sogenannte „biologicals"), die direkt gegen bestimmte Zytokine wirksam sind, verwendet.

Vertreter der „Disease modifying antirheumatoide drugs" (DMARDs)
- Sulfasalazin[23]
- Methotrexat[24]
- Goldverbindungen:
  - Auranofin[25]
  - Aurothiomalat[26]
- Chloroquin[27]
- Penicillamin[28]
- Azathioprin[29]

---

23   A, CH: Salazopyrin; D: Azulfidine

24   A, CH, D: Methotrexat

25   A: Ridaura; CH, D: –

26   A: –; CH, D: Tauredon

27   A: Resochin; CH: Nivaquin; D: Resochin

28   A: Artamin; CH: Mercaptyl; D: Metalcaptase

29   A, CH, D: Imurek

Sulfasalazin

Sulfasalazin ist eine Kombination eines Sulfonamids (Sulfapyridin) mit einem Salicylat (5-Aminosalicylsäure). Es wird schlecht resorbiert und auch bei chronisch-entzündlichen Darmerkrankungen wie Colitis ulcerosa eingesetzt. Als Basistherapeutikum wird es bei rheumatoider Arthritis verwendet. Nebenwirkungen sind Übelkeit und Erbrechen, Hauterscheinungen, Blutbildveränderungen und Abnahme der Spermienzahl.

Methotrexat

Methotrexat ist ein Folsäureantagonist mit zytotoxischer und immunsuppressiver Aktivität. Es ist das DMARD 1. Wahl mit einem schnelleren Wirkungseintritt und weniger Nebenwirkungen als andere DMARDs. Nebenwirkungen sind Leberschädigung, Blutbildveränderungen, Nierenschädigung und Impotenz. Methotrexat darf bei Frauen nur bei strikter Empfängnisverhütung verwendet werden.

Goldverbindungen

Von den Goldverbindungen werden Aurothiomalat und Auranofin verwendet. Der Wirkungseintritt erfolgt erst nach 3–4 Monaten. Schmerz und Schwellung entwickeln sich zurück, ebenso die Knorpelschäden. Der Mechanismus der Wirkung ist unbekannt. Unerwünschte Wirkungen sind Hauterscheinungen, Geschwüre im Mund, toxische Neuropathien und Leberschäden.

Chloroquin

Dieses auch als Malariamittel eingesetzte Mittel führt zur Remission der rheumatoiden Arthritis und wird auch bei Lupus erythematodes verwendet. Als Nebenwirkungen sind vor allem Sehstörungen bis zur Blindheit zu nennen.

Azathioprin

Die Wirkung von Azathioprin ist mit der von Methotrexat, bei einem schlechteren Nutzen-Risiko-Verhältnis, vergleichbar. Es gilt heute nur noch als Reservesubstanz.

9.6.2 Immunmodulatoren

> **Vertreter**
> - Ciclosporin[30]
> - Leflunomid[31]

- Certolizumab[36]
- Tocilizumab[37]
- Abatacept[38]
- Golimumab[39]
- Rituximab[40]
- Ustekinumab[41]

Ciclosporin

Die Hauptwirkung von Ciclosporin ist die Hemmung der Interleukin-2-Synthese über Hemmung eines Transkriptionsfaktors. Es wird bei Patienten mit schwerer rheumatoider Arthritis eingesetzt, die nicht auf Methotrexat ansprechen. Als Nebenwirkungen sind Nierenfunktionsstörungen, Leberfunktionsstörungen und viele andere zu nennen.

Leflunomid

Leflunomid führt zu einer Hemmung der Proliferation aktivierter T-Lymphozyten bei chronischen Entzündungen. Es wird nur zur Behandlung von Patienten mit rheumatoider Arthritis eingesetzt. Außer der leberschädigenden Wirkung gibt es noch eine Reihe anderer Nebenwirkungen, die den Einsatz einschränken.

9.6.3 Spezifische Zytokininhibitoren

> **Vertreter**
> - Infliximab[32]
> - Adalimumab[33]
> - Etanercept[34]
> - Anakinra[35]

Infliximab

Infliximab ist ein chimärer (Maus-Mensch) Antikörper gegen Tumornekrosefaktor α (TNFα), der bei schweren Verläufen der rheumatoiden Arthritis, bei Morbus Crohn und ankylosierender Spondylitis eingesetzt wird. Die Nebenwirkungen reichen von lokalen Infusionsreaktionen bis zu Infektionen des oberen Respirationstraktes, vor allem Tuberkulose.

Adalimumab

Zum Unterschied von Infliximab ist Adalimumab ein vollständig humaner Antikörper gegen TNFα. Wirkung und Nebenwirkung gleichen denen von Infliximab.

Etanercept

Etanercept ist ein löslicher TNFα-Rezeptor, der die Wirkung von TNFα und TNFβ blockiert. Die Indikation ist schwere rheumatoide Arthritis, Morbus Bechterew und Psoriasis-Arthropathie. Die unerwünschten Wirkungen gleichen denen von Infliximab. Etanercept wird 2-mal wöchentlich verabreicht.

Abatacept

Abatacept hemmt indirekt die Aktivierung von T-Lymphozyten und dient als Reservemittel zur

---

30 A, CH, D: Sandimmun

31 A, CH, D: Arava

32 A, CH, D: Remicade

33 A, CH, D: Humira

34 A, CH, D: Enbrel

35 A: Kineret; CH: –; D: Kineret

36 A, CH, D: Cimzia

37 A, D: RoActemra, CH: Actemra

38 A, CH, D: Orencia

39 A, CH, D: Simponi

40 A, CH, D: MabThera

41 A, CH, D: Stellara

Behandlung schwerer Formen der rheumatoiden Arthritis. Es wird mit Methotrexat kombiniert und einmal im Monat intravenös infundiert.

Certolizumab

Certolizumab ist ein rekombinant hergestelltes humanisiertes Antikörperfragment mit einer hohen Affinität zu humanem TNF-α. Es wird in Kombination mit Methotrexat bei rheumatoider Arthritis eingesetzt. Ähnlich wie bei anderen TNF-α-Hemmern steigt unter der Behandlung das Infektionsrisiko.

Tocilizumab

Tocilizumab ist ein humanisierter monoklonaler Antikörper gegen den Interleukin-6(IL-6)-Rezeptor und wird in Kombination mit Methotrexat zur Behandlung der rheumatoiden Arthritis eingesetzt. Es wird einmal in vier Wochen verabreicht. Auch bei Tocilizumab ist eine erhöhte Infektionsgefahr der Atemwege, Nebenwirkungen im Verdauungstrakt und Hautausschläge zu beachten.

Ustekinumab

Ustekinumab ist ein humaner, monoklonaler Antikörper, der bei mittelschwerer bis schwerer Plaque-Psoriasis indiziert ist, wenn systemische Therapien (Ciclosporin, Methotrexat etc.) nicht angesprochen haben.

Anakinra

Anakinra ist ein gentechnisch hergestellter humaner Interleukin-1-Rezeptorantagonist. Auch Anakinra wird bei rheumatoider Arthritis, kombiniert mit Methotrexat eingesetzt. Wichtige unerwünschte Wirkungen sind schwerwiegende Infektionen und Blutbildstörungen. Anakinra darf nicht mit TNFα-Hemmern kombiniert werden.

Glucocorticoide

Glucocorticoide (▸ Kap. 12) sind immunsuppressiv und die wirksamsten entzündungshemmenden Stoffe, die wir kennen. Sie hemmen die Synthese von Zytokinen und die Phospholipase-A2 und daher den Syntheseweg der Prostaglandine sowie die Synthese von Interleukin-2.

Nebenwirkungen sind Osteoporose, Magengeschwüre, vor allem in Kombination mit NSAR, Störungen des Salz- und Wasserhaushalts und Nebennierenrindeninsuffizienz. In der Schwangerschaft darf eine systemische Glucocorticoidbehandlung nur bei strenger Indikation erfolgen. Das gilt auch für die systemische Anwendung von Glucorticoiden in der Stillzeit.

Lokalanästhetika, Narkosemittel und Muskelrelaxanzien

© Springer-Verlag GmbH Deutschland 2018
E. Beubler, *Kompendium der Pharmakologie*,
https://doi.org/10.1007/978-3-662-54559-1_10

10.1   Lokalanästhetika

Wichtige Vertreter
- Lidocain[1]
- Prilocain[2]
- Tetracain[3]
- Mepivacain[4]
- Bupivacain[5]
- Ropivacain[6]
- Articain[7]

Lokalanästhetika werden zur Schmerzausschaltung bei kleinen chirurgischen oder zahnärztlichen Eingriffen sowie bei juckenden oder schmerzenden Hauterkrankungen eingesetzt.

Man kennt verschiedene Formen der Lokalanästhesie:

- **Oberflächenanästhesie:** Behandelt werden Haut oder Schleimhaut mit verschiedenen Arzneiformen wie Lösungen, Salben, Gele oder Pflaster.
- **Infiltrationsanästhesie:** Das Lokalanästhetikum wird ins Gewebe injiziert und verteilt sich dort.
- **Leitungsanästhesie:** Injiziert wird in die Nähe von Nerven.
- **Spinalanästhesie** am Rückenmark, z. B. in der Geburtshilfe

Wirkungsmechanismus   Lokalanästhetika unterbrechen die Fortleitung der Erregung in Nerven. Für das Aktionspotenzial in Nerven ist ein schneller Natriumeinstrom in die Nervenzelle notwendig. Lokalanästhetika sind schwache Basen, die bei physiologischem pH-Wert zum Teil in lipophiler, undissoziierter Form, zum Teil in hydrophiler, ionisierter Form, vorliegen. In der lipophilen Form können Lokalanästhetika die Nervenwand penetrieren und dann in der ionisierten Form vom Lumen her den Natriumkanal blockieren. Ein niedriger pH-Wert wie er im entzündeten Gewebe vorliegt, kann die Wirksamkeit der Lokalanästhetika abschwächen, da sie im sauren Milieu dissoziieren und in ionisierter Form nicht ins Innere der Nerven gelangen können.

Wirkungen   Lokalanästhetika blockieren die schmerzleitenden A8- und C-Fasern, in höherer Dosierung auch mechanosensitive Nervenfasern und zuletzt die motorischen Nerven.

Dosierung, Wirkungseintritt und -dauer   Wirkungseintritt und Wirkungsdauer hängen vom gewählten Lokalanästhetikum ab. Sehr rasch wirksam ist Lidocain und sehr lange wirksam ist Bupivacain.

Applikationsformen   Lokalanästhetika werden zur Oberflächenanästhesie auf Haut- und Schleimhaut in Form von Lösungen, Gelen, Salben, Pflastern und Sprays aufgebracht. Für Infiltrations-, Leitungs- und Spinalanästhesie sind Ampullenlösungen vorhanden.

Nebenwirkungen   Schnelle Natriumkanäle sind auch bei Erregungsleitungen im Herz und im ZNS beteiligt. Daher kann es am Herzen zu bradykarden Rhythmusstörungen und im Zentralnervensystem zu Agitationen bis zu Krampfanfällen, Lähmungen, Kreislaufversagen, Atemdepression und Koma führen.

Kombinationsmöglichkeiten   Damit Lokalanästhetika vom behandelten Gebiet nicht zu schnell abwandern, werden vasokonstriktorische Zusätze wie Adrenalin oder Vasopressinanaloga zu den Ampullenlösungen zugesetzt. Mit Unverträglichkeiten solcher Zusätze ist zu rechnen.

Wechselwirkungen   Bei der gleichzeitigen Gabe herzwirksamer Stoffe ist mit einer additiv-hemmenden Wirkung auf die Überleitung und die Kontraktionskraft im Herzen zu rechnen.

Schwangerschaft und Stillzeit   Lokalanästhetika dürfen auch in der Schwangerschaft zur Infiltrations- und Leitungsanästhesie eingesetzt werden, vor allem Bupivacain. Dies gilt auch für die Stillzeit.

---

1   A, CH, D: Xylocain

2   A, CH, D: Emla

3   A: in Kombinationen; CH: Tetracaine; D: Gingicain

4   A: Mepinest; CH: Scandonest; D: Scandicain

5   A, CH, D: Carbostesin

6   A, CH, D: Naropin

7   A, CH, D: Ultracain

Prilocain sollte in Schwangerschaft und Stillzeit wegen des Risikos der Methämoglobinbildung vermieden werden.

Gegenanzeigen   Herzrhythmusstörungen, Herzmuskelinsuffizienz und frischer Myokardinfarkt sowie schwere Hypotonie.

Lidocain   Lidocain hat einen raschen Wirkungseintritt zwischen 2 und 10 Minuten und wird als Oberflächenanästhetikum, als Injektionsanästhetikum und auch systemisch bei Rhythmusstörungen bzw. als systemisches Analgetikum angewendet. In einer Mischung mit Prilocain wirkt es auch lokalanästhetisch auf der intakten Haut[8].

10.1.1 Bupivacain, Mepivacain und Ropivacain

Bupivacain hat einen langsamen Wirkungseintritt, dafür eine längere Wirkungsdauer als Lidocain, hat aber eine höhere Kardiotoxizität. Es wird hauptsächlich zur Epiduralanästhesie verwendet. Die strukturähnlichen Verbindungen Mepivacain und Ropivacain werden ebenfalls zur Leitungs- und Infiltrationsanästhesie benutzt. Mepivacain wirkt so lange, dass auf einen Adrenalinzusatz verzichtet werden kann; Ropivacain hat eine geringere Kardiotoxizität als Bupivacain.

10.1.2 Articain

Articain ist ein Lokalanästhetikum mit schnellem Wirkungseintritt und langer Wirkungsdauer (bis 3 Stunden). Es wird zur Infiltrations- und Leitungsanästhesie verwendet.

10.2 Narkosemittel

Zur heute üblichen Kombinationsnarkose gehört eine Prämedikation mit Tranquillanzien und Analgetika, eine Einleitung mit einem Injektionsnarkotikum und eine Aufrechterhaltung durch ein Inhalationsnarkotikum. Zusätzlich erhält der Patient ein Muskelrelaxans, ein starkes Opioid zur Schmerzbehandlung und wird künstlich beatmet. Während der Narkose können operative Eingriffe ohne Bewusstsein, ohne Schmerzempfindung und ohne vegetative Abwehrreaktionen durchgeführt werden.

10.2.1 Injektionsnarkotika

Vertreter
- Thiopental[9]
- Methohexital[10]
- Propofol[11]
- Etomidat[12]
- Ketamin[13]
- Midazolam[14]
- Starke Opioide

Barbiturate

Zur Narkoseeinleitung werden als injizierbare Kurzanästhetika heute nur Thiopental und Methohexital eingesetzt.

Wirkungsmechanismus   Barbiturate führen am GABA-Chloridkanal-Rezeptor-Komplex zu einem verstärkten Einstrom von Chloridionen und damit zu einer Aktivitätshemmung von Nervenzellen.

Wirkungen   Die narkotische Wirkung setzt bereits während der Injektion ein und hält ohne zusätzliche Inhalationsnarkose ca. 6–8 Minuten für Thiopental und ca. 5–7 Minuten für Methohexital an. Barbiturate wirken nicht analgetisch und nicht muskelrelaxierend.

---

8   A, CH, D: Emla-Präparate

9   A, CH, D: Thiopental

10   A: Brietal; CH: –; D: Brevimytal

11   A: Propofol; CH, D: Disoprivan

12   A: Hypnomidate; CH: Etomidat; D: Hypnomidate

13   A: Ketanest; CH: Ketalar; D: Ketanest

14   A, CH, D: Dormicum

Nebenwirkungen   Barbiturate wirken atemdepressiv und negativ inotrop. Sie dürfen nur intravenös verabreicht werden – bei versehentlicher Injektion ins Gewebe können wegen der alkalischen Reaktion Gewebeschädigungen auftreten.

Kombinationsmöglichkeiten   Um eine Narkose längere Zeit aufrechtzuerhalten, wird mit einem Inhalationsnarkotikum kombiniert. Die atemdepressive Wirkung von Barbituraten wird durch andere zentral dämpfende Arzneimittel verstärkt. Arzneimittel mit kreislaufdepressiver Wirkung verstärken diese Barbiturat-bedingte Wirkung ebenfalls.

Schwangerschaft und Stillzeit   Thiopental und Methohexital können sowohl in der Geburtshilfe als auch zur Narkoseeinleitung bei Operationen während der Schwangerschaft verwendet werden. Auch in der Stillzeit sind diese Barbiturate kein Problem.

Gegenanzeigen   Akute Alkohol-, Schlafmittel-, Analgetika- oder Psychopharmakavergiftungen, respiratorische Insuffizienz, Status asthmaticus, schwere Myokardschäden, Herzrhythmusstörungen und schwere Leber- und Niereninsuffizienz.

Propofol und Etomidat

Wirkungsmechanismus   Der Wirkungsmechanismus dieser Kurzanästhetika ist unbekannt.

Wirkungen   Die narkotische Wirkung tritt sehr rasch ein und dauert nur kurz. Weder Propofol noch Etomidat sind analgetisch.

Applikationsformen   Etomidat und Propofol sind wasserunlöslich und werden daher in einer 10%igen Sojaöl-Emulsion verabreicht.

Nebenwirkungen   Beide Substanzen führen zu Myoklonien, Dyskinesien und Blutdruckabfall. Etomidat führt ferner zu einer Abnahme der Cortisol- und Mineralcorticoidsynthese.

Kombinationsmöglichkeiten   Etomidat und Propofol haben keine analgetischen Eigenschaften und müssen, auch für kleine Eingriffe, mit stark

wirksamen Opioiden wie Fentanyl, Alfentanil[15], Remifentanil[16] oder Sufentanil[17] kombiniert werden.

Wechselwirkungen   Etomidat und Propofol verstärken die blutdrucksenkende Wirkung anderer Arzneimittel. Durch zentral wirkende Pharmaka wie Fentanyl wird die Wirkung der beiden Kurzanästhetika verlängert. Bei Kombination mit Bradykardie-auslösenden Arzneimitteln ist die zusätzliche Gabe von Anticholinergika angezeigt.

Schwangerschaft und Stillzeit   Etomidat und Propofol dürfen in der Schwangerschaft und bei der Geburtshilfe angewendet werden. Auch Stillen nach einer Narkose mit Propofol oder Etomidat ist unbedenklich.

Gegenanzeigen   Bei Patienten mit reduziertem Allgemeinzustand, mit Epilepsie in der Anamnese und mit anderen Organstörungen sollten Etomidat und Propofol langsamer als üblich verabreicht werden.

Ketamin

Wirkungsmechanismus   Ketamin blockiert den spannungsabhängigen NMDA-Rezeptor, einen Rezeptorsubtyp des erregenden Neurotransmitters Glutamat. Benannt wird dieser Rezeptor nach der Modellsubstanz N-Methyl-D-Aspartat (NMDA).

Wirkungen   Ketamin zeigt 30–60 Sekunden nach intravenöser Injektion eine starke analgetische Wirkung und bei entsprechender Dosierung Bewusstlosigkeit. Blutdruck und Herzfrequenz steigen, die Atmung wird nur wenig beeinflusst.

Nebenwirkungen   In der Aufwachphase kommt es zu unangenehmen Träumen oder Halluzinationen, die durch gleichzeitige Gabe von Benzodiazepinen verhindert werden können.

Kombinationsmöglichkeiten   Kombination mit Benzodiazepinen vermindert die Nebenwirkungen

---

15   A, CH, D: Rapifen

16   A, CH, D: Ultiva

17   A, CH, D: Sufenta

während der Aufwachphase. Barbiturate und Opiate können die Aufwachphase verlängern.

Wechselwirkungen   Die gleichzeitige Anwendung von Halothan kann das Risiko von Herzrhythmusstörungen erhöhen.

Schwangerschaft und Stillzeit   Ketamin sollte in der Schwangerschaft nicht eingesetzt werden, ein notwendiger Einsatz während der Stillzeit ist unproblematisch.

Gegenanzeigen   Gegenanzeigen sind Angina pectoris, Glaukom oder Bluthochdruck sowie unbehandelte Hyperthyreose.

10.2.2 Inhalationsnarkotika

Halogenierte Kohlenwasserstoffe

Vertreter
- Isofluran[18]
- Desfluran[19]
- Sevofluran[20]

Wirkungsmechanismus   Die minimale alveoläre Konzentration von Inhalationsanästhetika (MAC), die zu einer bestimmten Narkosetiefe führt, korreliert direkt proportional mit der Lipidlöslichkeit der entsprechenden Substanz. Das heißt, je höher die Lipidlöslichkeit, desto niedriger kann die MAC sein, um eine bestimmte Narkosetiefe zu erreichen.

Wirkungen   Enfluran und Isofluran führen rasch zur Narkose, nach Absetzen klingt die Narkose schnell wieder ab. Die Weiterentwicklungen Desfluran und Sevofluran zeichnen sich durch ein besonders schnelles An- und Abfluten aus.

Nebenwirkungen   Nebenwirkungen sind Blutdruckabfall, Atemdepression, Arrhythmien, Schüttelfrost, sowie Übelkeit und Erbrechen. Das Auftreten einer malignen Hyperthermie ist nicht auszuschließen. Selten kann es zu Leberschädigungen kommen.

Kombinationsmöglichkeiten   Bei Bedarf können Anticholinergika gegeben werden.

Wechselwirkungen   Muskelrelaxanzien werden durch diese Inhalationsnarkotika in ihrer Wirkung potenziert.

Schwangerschaft und Stillzeit   Halogenierte Inhalationsnarkotika gehören in der Geburtshilfe zu den Standardnarkotika. Gegen Anwendung in der Stillzeit gibt es keine Argumente.

Gegenanzeigen   Prädisposition zu maligner Hyperthermie.

Distickstoffoxid (N_2O, Stickoxydul, Lachgas)

Wirkungen   Stickoxydul ist eines der am meisten verwendeten und wenigsten toxischen Narkosemittel. Es wirkt schwach narkotisch und stark analgetisch, aber nicht muskelrelaxierend.

Applikationsform   Stickoxydul wird mit einem Anteil von mindestens 30 Volumenprozent Sauerstoff gleichzeitig zugeführt. Dennoch ist die Narkosetiefe nicht ausreichend und nur mit einer Kombination mit Enfluran oder Isofluran zu erreichen.

Nebenwirkungen   Blutdruck und Atmung werden wenig, Leber, Nieren und Darmfunktionen nicht beeinflusst.

Kombinationsmöglichkeiten   Eine Kombination von Stickoxydul mit halogenierten Äthern (Enfluran, Isofluran etc.) wird häufig verwendet.

Schwangerschaft und Stillzeit   Für kleine operative Eingriffe in der Schwangerschaft ist Stickoxydul ideal. Bei der Geburtshilfe ist auf mögliche atemdepressive Effekte beim Neugeborenen zu achten.

---

18   A: Forane; CH, D: Forene

19   A, CH, D: Suprane

20   A, CH, D: Sevorane

10.2.3　Begleitmedikationen

Midazolam[21]

Wegen seiner kurzen Wirksamkeit und guten Steuerbarkeit wird das Benzodiazepin Midazolam zur Narkoseeinleitung verwendet. Ein großer Vorteil von Midazolam ist, dass mit dem Benzodiazepinantagonisten Flumazenil[22] die Wirkung am Rezeptor spezifisch aufgehoben werden kann. Als Nebenwirkungen von Midazolam wurden Übelkeit, Erbrechen, eventuell Angstgefühle und Herzklopfen beobachtet.

Vertreter
- Fentanyl
- Alfentanil[23]
- Sufentanil[24]
- Remifentanil[25]

Starke Opioide

Diese Opioide sind die Mittel der Wahl zur intraoperativen und perioperativen Schmerzbehandlung. Sie sind rasch und kurz wirksam, daher gut steuerbar. Bei Alfentanil und Remifentanil tritt die maximale Wirkung bereits 1 bis 1,5 Minuten nach Bolusgabe ein. Bei Fentanyl nach 4 und bei Sufentanil nach 3 Minuten. Werden diese Substanzen als Infusion verabreicht, so ist die kontextsensitive Halbwertzeit (das ist die Halbwertszeit nach Absetzen der Infusio) abhängig von der Infusionsdauer.

10.3　Muskelrelaxanzien

Muskelrelaxanzien führen zu einer Lähmung der Skelettmuskulatur. Diese braucht man vor allem im Rahmen einer Narkose, um Kontraktionen der

---

21　A, CH, D: Dormicum

22　A, CH, D: Anexate

23　A, CH, D: Rapifen

24　A, CH, D: Sufenta

25　A, CH, D: Ultiva

■ Tab. 10.1　Die wichtigsten Muskelrelaxanzien

Nicht-depolarisierende Muskelrelaxanzien	Atracurium[a]
	Cisatracurium[b]
	Mivacurium[c]
	Rocuronium[d]
	Vecuronium[e]
Depolarisierende Muskelrelaxanzien	Suxamethonium[f]
Andere Muskelrelaxanzien	Dantrolen[g]
	Botulinustoxin

[a] A, CH, D: Tracrium
[b] A, CH, D: Nimbex
[c] A, CH, D: Mivacron
[d] A, CH, D: Esmeron
[e] A, CH: –; D: Vecuronium
[f] A, CH, D: Lysthenon
[g] A: Dantrolen; CH: Dantamacrin; D: Dantrolen

Muskulatur während der Operation auszuschließen. Der körpereigene Neurotransmitter an der sogenannten motorischen Endplatte ist Acetylcholin. Der Rezeptor an der motorischen Endplatte ist ein nikotinischer Acetylcholinrezeptor. Muskelrelaxanzien können die neuromuskuläre Übertragung durch Bindung an diesen Rezeptor hemmen. Dabei unterscheidet man sogenannte nicht-depolarisierende Muskelrelaxanzien, die die Wirkung von Acetylcholin blockieren ohne selbst eine Wirkung zu erzeugen von den depolarisierenden Muskelrelaxanzien, die selbst eine intrinsische Aktivität aufweisen (■ Tab. 10.1).

10.3.1　Nicht-depolarisierende Muskelrelaxanzien

Wirkungsmechanismus　Die nicht depolarisierenden Muskelrelaxanzien blockieren den nikotinischen Acetylcholinrezeptor an der motorischen Endplatte im Sinne einer kompetitiven Hemmung.

Wirkung　Die Wirkung ist eine Lähmung des Skelettmuskels, da die Erregung der motorischen Nerven nicht mehr auf die Muskulatur übergreifen kann.

Da die Lähmung auch die Atemmuskulatur betrifft, muss unter diesen Muskelrelaxanzien eine künstliche Beatmung erfolgen. Muskelrelaxanzien sind keine Narkotika, das Bewusstsein bleibt erhalten.

Nebenwirkungen Unter Muskelrelaxanzien kann es zu Bradykardie, Blutdruckabfall und Bronchospasmus kommen.

Wechselwirkungen Narkosemittel wie Enfluran und Isofluran verstärken die neuromuskuläre Blockade, aber auch Antibiotika, Diuretika und Lithiumsalze. Enzyminduktoren wie Phenytoin oder Carbamazepin können die Wirkung vermindern. Im Rahmen der Narkose dürfen die üblichen Muskelrelaxanzien in der Schwangerschaft eingesetzt werden.

10.3.2 Cholinesteraseinhibitoren

Wenn die Wirkung nicht-depolarisierender Muskelrelaxanzien beendet werden soll, geschieht das mit Cholinesteraseinhibitoren wie Neostigmin oder Pyridostigmin. Diese verhindern den Abbau des körpereigenen Acetylcholins, dessen Konzentration dann im synaptischen Spalt ansteigt. Da nicht-depolarisierende Muskelrelaxanzien den Acetylcholinrezeptor kompetitiv hemmen, können sie von höheren Acetylcholinkonzentrationen vom Rezeptor verdrängt werden und der Muskel kann wieder kontrahieren.

10.3.3 Depolarisierende Muskelrelaxanzien

Depolarisierende Muskelrelaxanzien erregen wie Acetylcholin die motorische Endplatte, verhindern aber eine Repolarisation und damit eine weitere Kontraktion des Muskels. Die Folge ist eine Muskelerschlaffung. Der einzige Vertreter in therapeutischer Verwendung ist Suxamethonium. Es zeigt einen raschen Wirkungseintritt und eine kurze Wirkungsdauer. Die Wirkung einer normalen Dosis hält nur 10 Minuten an. Nebenwirkungen sind muskelkaterartige Schmerzen und Muskelzuckungen.

10.3.4 Andere Muskelrelaxanzien

Dantrolen

Dantrolen hemmt die Kontraktionskraft des Skelettmuskels durch Hemmung der Freisetzung von Kalziumionen aus dem sarkoplasmatischen Retikulum während des Erregungsprozesses. Es wird angewendet, um schmerzhafte spastische Zustände bei multipler Sklerose, nach Hirn- oder Rückenmarksläsionen und nach zerebralen Schäden zu behandeln. Eine weitere Indikation ist die maligne Hyperthermie. Die Nebenwirkungen sind hauptsächlich eine allgemeine Muskelschwäche, Durchfälle und zentral nervöse Symptome wie Schwindelgefühl und Benommenheit.

Botulinustoxin

Das vom *Clostridium botulinus* gebildete Toxin hemmt die Freisetzung von Acetylcholin aus cholinergen Nervenendigungen. Die daraus resultierende muskelrelaxierende Wirkung kann therapeutisch bei Spasmen der Skelettmuskulatur, bei Ösophagusspasmus und in der Kosmetik angewendet werden. Auch die Ausschaltung der Schweißdrüsentätigkeit ist durch eine kutane Injektion von Botulinustoxin möglich.

10.3.5 Myotonolytika

Myotonolytika werden zur Behandlung spastischer Zustände spinaler Genese verwendet. Sie verstärken den inhibitorischen Effekt der Gamma-Aminobuttersäure (GABA) im Rückenmark.

Vertreter
- Baclofen[26]
- Tizanidin[27]
- Tolperison[28]

---

26   A, CH, D: Lioresal

27   A, CH, D: Sirdalud

28   A: –; CH: Mydocalm; D: Tolperison

Baclofen ist ein $GABA_B$-Agonist und hemmt die Erregungsübertragung im Rückenmark. Der Angriffspunkt von Tiazanitin ist nicht gesichert, Tiazanitin wird bei multipler Sklerose und anderen Spasmen zentraler Ursache angewendet. Tetrazepam ist ein Benzodiazepin und wirkt modulierend am $GABA_A$-Rezeptor. Tolperison ähnelt chemisch den Lokalanästhetika. Der primäre Angriffspunkt ist der spannungsabhängige Na-Kanal.

ZNS-Pharmaka

© Springer-Verlag GmbH Deutschland 2018
E. Beubler, *Kompendium der Pharmakologie,*
https://doi.org/10.1007/978-3-662-54559-1_11

11.1 Antiparkinsonmittel

Morbus Parkinson beruht auf einer Degeneration von Ganglienzellen in der Substantia nigra, deren dopaminerge Neurone eine hemmende Wirkung auf das Corpus striatum ausüben. Fällt diese Hemmung weg, überwiegt die cholinerge Aktivität. Die Symptome sind Ruhetremor, Rigor, Verlust der Stell- und Haltereflexe, Gang- und Standunsicherheit und Ausdruckstarre. Therapeutisch versucht man, das hemmende dopaminerge System zu stützen oder das aktivierende cholinerge System zu unterbinden (◘ Tab. 11.1).

◘ **Tab. 11.1** Die wichtigsten Antiparkinsonmittel

Dopaminvorstufen	Levodopa + Benserazid[a]
	Levodopa + Carbidopa[b]
Dopaminagonisten	Bromocriptin[c]
	Lisurid[d]
	Pergolid[e]
	Ropinirol[f]
	Pramipexol[g]
	Rotigotin[h]
MAO-B-Hemmstoffe	Selegilin[i]
	Rasagilin[j]
	Safinamid[k]
COMT-Hemmstoffe	Entacapon[l]
	Tolcapon[m]
NMDA-Antagonisten	Amantadin[n]
Anticholinergika	Biperiden[o]
	Trihexyphenidyl[p]
	Bornaprin[q]
	Procyclidin[r]

[a] A, CH, D: Madopar
[b] A, CH: Sinemet; D: Nacom
[c] A, CH: Parlodel; D: Pravidel
[d] A, CH: –; D: Dopergin
[e] A: Prascend; CH, D: –
[f] A, CH, D: Requip
[g] A, CH, D: Sifrol
[h] A, CH, D: Neupro
[i] A: Jumex; CH, D: Selegilin
[j] A, CH, D: Azilect
[k] A, CH, D: Xadago
[l] A, CH: Comtan; D: Comtess
[m] A, CH, D: Tasmar
[n] A, CH, D: PK-Merz
[o] A, CH, D: Akineton
[p] A, CH: –; D: Artane
[q] A, D: Sormodren; CH: –
[r] A, CH: Kemadrin; D: Osnervan

11.1.1 Levodopa

Vertreter
- Levodopa + Benserazid
- Levodopa + Carbidopa

Die wichtigste und effektivste Pharmakotherapie des Morbus Parkinson ist die L-Dopa-Therapie.

Wirkungsmechanismus L-Dopa (Levodopa) ist die Vorstufe von Dopamin, das mit der Dopamindecarboxylase in Nerven synthetisiert wird. Um die Dopaminsynthese in der Peripherie hintanzuhalten, wird L-Dopa mit Dopadecarboxylase-Inhibitoren wie Carbidopa oder Benserazid kombiniert. Diese Stoffe verhindern, dass in der Peripherie Dopamin entsteht und zu Nebenwirkungen führt.

Wirkungen Levodopa verbessert alle Symptome des Parkinson-Syndroms, insbesondere die Akinese und die psychischen Störungen. Leider nimmt die Wirkung nach einer mehrjährigen Behandlung ab, sodass mit anderen Antiparkinsonmitteln kombiniert bzw. auf diese übergegangen werden muss.

Applikationsform Levodopa wird in einer Kombination mit Benserazid bzw. Carbidopa verabreicht. Diese Dopadecarboxylase-Inhibitoren können nicht durch die Blut-Hirn-Schranke gelangen, verhindern aber eine Decarboxylierung von L-Dopa in der Peripherie.

Nebenwirkungen Im Vordergrund stehen motorische Symptome wie langsame Dyskinesien, vegetative Störungen wie Magen- und Darmbeschwerden, kardiovaskuläre Störungen und psychische Veränderungen wie Unruhe, Agitiertheit und Halluzinationen.

Kombinationsmöglichkeiten Eine Kombination mit anderen Antiparkinsonmitteln wie Anticholinergika, NMDA-Antagonisten oder Dopaminagonisten ist möglich.

Wechselwirkungen Antihypertensiva können in ihrer Wirkung durch L-Dopa verstärkt und Neuroleptika in ihrer Wirkung gehemmt werden. Auch die Wirkung von Sympathomimetika wird verstärkt.

Schwangerschaft und Stillzeit Parkinsonismus ist eine Erkrankung des fortgeschrittenen Alters, doch wird empfohlen, bei gebärfähigen Frauen eine Kontrazeption durchzuführen.

Gegenanzeigen Schwere Nieren-, Leber- und Herzerkrankungen, Psychosen und Engwinkelglaukom

11.1.2 Dopaminagonisten

Vertreter
- Bromocriptin[1]
- Lisurid[2]
- Pergolid[3]
- Ropinirol[4]
- Pramipexol[5]
- Rotigotin[6]

Wirkungsmechanismus Dopaminagonisten erregen D_2-Rezeptoren und vermindern so das Parkinson-Syndrom.

Wirkungen Im Frühstadium werden sie allein eingesetzt, im fortgeschrittenen Stadium werden sie mit Levodopa kombiniert.

Applikationsform Rotigotin ist der einzige Dopaminagonist, der als Pflaster verabreicht werden kann. Das Pflaster ist in vier Wirkungsstärken im Handel. Es wird als Monotherapie im Frühstadium der Parkinson-Erkrankung angewendet. Bei Absetzen muss die Dosis langsam ausgeschlichen werden.

Nebenwirkungen Die Nebenwirkungen sind viel ausgeprägter als von L-Dopa und reichen von

orthostatischer Hypotonie, Arrhythmien, Angina-pectoris-Anfällen, Übelkeit, Erbrechen bis zu Konfusion und Halluzinationen.

Kombinationsmöglichkeiten Dopaminagonisten sind als Monotherapie oder als Kombination mit L-Dopa zur Behandlung der Parkinson-Erkrankung geeignet. Kombiniert werden kann auch mit COMT-Hemmern, Dopaminagonisten, NMDA-Antagonisten sowie MAO-B-Hemmern.

Wechselwirkungen Zahlreiche Wechselwirkungen der Dopaminagonisten sind bekannt, vor allem Dopaminantagonisten wie Neuroleptika oder Metoclopramid können die Wirkungen der Dopaminagonisten hemmen.

Schwangerschaft und Stillzeit Dopaminagonisten sollen in der Schwangerschaft und Stillzeit nicht angewendet werden.

Gegenanzeigen Besondere Vorsicht ist geboten bei Herzrhythmusstörungen und Patienten mit Leber- und Niereninsuffizienz.

11.1.3 MAO-B-Hemmstoffe

Vertreter
- Selegilin[7]
- Rasagilin[8]
- Safinamid[9]

Wirkungsmechanismus MAO-B-Hemmer hemmen den Dopaminabbau und führen auf diese Weise zu einer höheren Dopaminkonzentration.

Wirkungen MAO-B-Hemmer verbessern die Beweglichkeit von Parkinson-Patienten, vor allem

---

1 A: –; CH: Parlodel; D: Pravidel

2 A, CH: –; D: Dopergin

3 A: Prascend; CH, D: –

4 A, CH, D: Requip

5 A, CH, D: Sifrol

6 A, CH, D: Neupro

7 A: Jumex; CH, D: Selegilin

8 A, CH, D: Azilect

9 A, CH, D: Xadago

wenn Levodopa nicht mehr wirksam ist bzw. wenn es bereits zu Dyskinesien kommt.

Nebenwirkungen Neben Übelkeit und Blutdruckabfall können MAO-B-Hemmer die Nebenwirkungen von Levodopa verstärken.

Kombinationsmöglichkeiten MAO-B-Hemmer werden mit Levodopa kombiniert.

Wechselwirkungen MAO-B-Hemmer dürfen nicht gleichzeitig mit Fluoxetin angewendet werden, da es zur Erregung und Krämpfen kommen kann. Dabei ist zu beachten, dass Fluoxetin bzw. seine Metaboliten eine sehr lange Halbwertzeit haben. Auch mit anderen Serotonin-Rückaufnahme-Hemmern ist Vorsicht geboten. Bei Kombination mit trizyklischen Antidepressiva kann es zu schweren zentralnervösen Nebenwirkungen kommen.

Schwangerschaft und Stillzeit Eine Anwendung während Schwangerschaft und Stillzeit ist nicht angezeigt, das Problem stellt sich aber selten.

Gegenanzeigen Herzrhythmusstörungen, Angina pectoris, Hypertonie, agitierte Psychosen, Anwendung von SerotoninrRückaufnahmeinhibitoren oder trizyklischen Antidepressiva sowie von Sympathomimetika.

11.1.4 COMT-Hemmstoffe

Vertreter
- Entacapon[10]

Wirkungsmechanismus Entacapon hemmt die COMT (Catechol-O-methyltransferase), die ebenfalls für den Abbau von Dopamin verantwortlich ist. Entacapon kann die Blut-Hirn-Schranke nicht

passieren, kann aber den Abbau von Dopamin und Levodopa in der Peripherie verhindern und so das Dopaminangebot für die Blut-Hirn-Schranke erhöhen. Entacapon allein ist wirkungslos, kann aber eine L-Dopa-Therapie verstärken.

Nebenwirkungen Dyskinesien, Übelkeit und Abdominalschmerzen, Motilitätsstörungen und Mundtrockenheit.

Gegenanzeigen Leberinsuffizienz, Phäochromozytom und malignes neuroleptisches Syndrom.

11.1.5 NMDA-Antagonisten

Vertreter
- Amantadin[11]

Wirkungsmechanismus Amantadin hemmt nicht kompetitiv die NMDA-Rezeptoren und drosselt über diesen Mechanismus die glutamaterge Stimulation cholinerger Neurone. Das Gleichgewicht zwischen dopaminerger und cholinerger Aktivität wird wiederhergestellt.

Nebenwirkungen Nebenwirkungen treten nur zu Beginn der Behandlung auf. Es kann zu Unruhe und Magen- und Darmbeschwerden kommen.

Kombinationsmöglichkeiten Amantadin wird hauptsächlich bei bestehender L-Dopa-Therapie und auftretenden Dyskinesien angewendet, unter gleichzeitiger Reduktion der L-Dopa-Dosis. MAO-B-Hemmer und Entacapon sollten bei Patienten mit Dyskinesien abgesetzt werden.

Gegenanzeigen Bei Niereninsuffizienz und schweren hypotonen Zuständen ist Amantadin kontraindiziert.

---

10   A, CH: Comtan; CH: –; D: Comtess

11   A, CH, D: PK-Merz

11.1.6 Anticholinerge Verbindungen

Vertreter
- Biperiden[12]
- Trihexyphenidyl[13]
- Bornaprin[14]
- Procyclidin[15]

Wirkungsmechanismus Durch Hemmung der cholinergen Aktivität wird das Gleichgewicht zwischen dopaminergem Mangel und cholinerger Überaktivität ausgeglichen.

Wirkungen Anticholinerge Substanzen wirken gegen Rigor, Tremor und Akinese.

Nebenwirkungen Im Vordergrund steht die Mundtrockenheit, dazu kommen Obstipation und tachykarde Rhythmusstörungen.

Wechselwirkungen Amantadin, Neuroleptika und trizyklische Antidepressiva verstärken die Wirkungen der anticholinergen Substanzen.

11.2 Antiepileptika

Epilepsien sind anfallsartig auftretende chronische Erkrankungen, die auf einer gesteigerten Erregbarkeit zentraler Neurone beruhen. Es kommt zu einer Erniedrigung der Krampfschwelle mit abnormen motorischen Reaktionen wie tonisch-klonischen Krämpfen, Zuckungen, Bewusstseinsstörungen, Bewusstseinsverlust und im Verlauf der Krankheit auch zu Verhaltensstörungen und kognitiven Veränderungen. Die Arzneitherapie muss unter Umständen jahrelang durchgeführt werden.

Wichtige Vertreter
- Carbamazepin[16]
- Oxcarbazepin[17]
- Valproinsäure[18]
- Phenytoin[19]
- Fosphenytoin[20]
- Phenobarbital[21]
- Ethosuximid[22]
- Vigabatrin[23]
- Lamotrigin[24]
- Gabapentin[25]
- Pregabalin[26]
- Topiramat[27]
- Felbamat[28]
- Clonazepam[29]
- Levetiracetam[30]
- Zonisamid[31]
- Lacosamid[32]
- Eslicarbazepinacetat[33]
- Rufinamid[34]
- Zonisamid[35]

---

12 A, CH, D: Akineton

13 A, CH: –; D: Artane

14 A, D: Sormodren; CH: –

15 A, CH: Kemadrin; D: Osnervan

16 A, CH: Tegretol; D: Tegretal

17 A, CH, D: Trileptal

18 A, CH: Convulex; D: Ergenyl, Convulex

19 A: Epanutin; CH, D: Phenhydan

20 Pro-Epanutin

21 A: –; CH, D: Luminal

22 A: Suxinutin; CH: Petinimid; D: Petnidan

23 A, CH, D: Sabril

24 A, CH, D: Lamictal

25 A, CH, D: Neurontin

26 A, CH, D: Lyrica

27 A, CH, D: Topamax

28 A, CH, D: Taloxa

29 A, CH, D: Rivotril

30 A, CH, D: Keppra

31 A, CH, D: Zonegran

32 A, D: Vimpat; CH: –

33 A: Zebnix; CH: –; D: Zebinix

34 A, CH, D: Inovelon

35 A, CH, D: Zonegran

- Retigabin[36]
- Stiripental[37]
- Bivaracetam[38]

11.2.1 Carbamazepin und Oxcarbazepin

Wirkungsmechanismus Diese Substanzen blockieren spannungsabhängige Natriumkanäle und hemmen so die Ausbreitung elektrischer Erregung.

Wirkungen Carbamazepin ist Mittel der Wahl bei einfachen und komplexen fokalen und generalisierten tonisch-klonischen Anfällen. Oxcarbazepin ist ein Derivat von Carbamazepin und wirkt wie dieses, ist also bei fokalen und generalisierten Anfällen induziert.

Nebenwirkungen Bei allergischen Hauterscheinungen oder Blutbildveränderungen muss Carbamazepin abgesetzt werden. Weiters können zentral nervöse Störungen wie eingeschränkte Vigilanz und Schwindel, Wasserretention, Magen- und Darmbeschwerden sowie Knochenmarkdepressionen auftreten.

Kombinationsmöglichkeiten Carbamazepin kann mit anderen Antiepileptika, die über einen GABA-ergen-Mechanismus wirken wie Valproinsäure, Vigabatrin oder Tiagabin kombiniert werden.

Wechselwirkungen Zwischen Carbamazepin und zahlreichen anderen wichtigen Arzneimitteln gibt es Wechselwirkungen im Sinne einer Wirkungsverstärkung und Wirkungsabschwächung, für das diese im Einzelfall nachgeschlagen werden müssen. Carbamazepin führt zu starker Enzyminduktion und verhindert so z. B. die Wirkung von Midazolam vollständig.

Schwangerschaft und Stillzeit Carbamazepin kann und soll in der Schwangerschaft und Stillzeit verwendet werden.

Gegenanzeigen Absencen.

11.2.2 Valproinsäure[39]

Wirkungsmechanismus Valproinsäure wirkt über mehrere Mechanismen: Es hemmt den Natriumkanal und erhöht die synaptische GABA-Konzentration durch Hemmung GABA-abbauender Enzyme.

Wirkungen Valproinsäure ist ein Breitspektrum-Antiepileptikum, d. h. es ist bei zahlreichen Epilepsieformen anwendbar wie bei fokalen und generalisierten Anfällen sowie bei Absencen.

Nebenwirkungen Hierzu gehören zentral nervöse Störungen, gastrointestinale Beschwerden, Haarausfall, Gewichtzunahme, Gerinnungsstörungen und eventuell Leberfunktionsstörungen.

Kombinationsmöglichkeiten Valproinsäure kann mit Antiepileptika, die über Natriumkanalblockade wirken, kombiniert werden.

Wechselwirkungen Vor allem bei Kombination mit anderen Antiepileptika ist mit starken Wechselwirkungen zu rechnen. Auch mit anderen Arzneimitteln gibt es zahlreiche bedeutende Wechselwirkungen, die im Einzelfall beachtet werden müssen.

Schwangerschaft und Stillzeit Eine antiepileptische Therapie sollte in der Schwangerschaft nicht abgebrochen werden. Bei Kinderwunsch sollen niedrige Dosierungen über den ganzen Tag verteilt werden.

Gegenanzeigen Zu nennen sind schwerwiegende Lebererkrankungen, Blutgerinnungsstörungen und Nierenfunktionsstörungen.

11.2.3 Phenytoin[40]

Wirkungsmechanismus Phenytoin hemmt spannungsabhängige Natriumkanäle und hemmt so die Ausbreitung elektrischer Erregung. Es hemmt auch

---

36   A, CH, D: Trobalt

37   A, D: Diacomit; CH: –

38   A: Briviact; CH, D: –

39   A, CH: Convulex; D: Ergenyl, Convulex

40   A: Epanutin; CH, D: Phenhydan

die Freisetzung des erregenden Transmitters Glutamat und stabilisiert die Membran des Neurons gegen den Einfluss repetitiver Reize.

Wirkungen   Phenytoin kann bei allen Formen der Epilepsie eingesetzt werden, außer bei Absencen. Im Gegensatz zu Phenobarbital ist Phenytoin nur sehr schwach sedativ.

Nebenwirkungen   Eine häufige Nebenwirkung ist eine Zahnfleischwucherung, die sehr störend ist. Ferner Hypertrichose, Exantheme, Hirsutismus, Ataxie und Blutbildstörungen, Blutdruckabfall, Bradykardie, Kammerflimmern und Phlebitis bei Injektion am Injektionsort.

Kombinationsmöglichkeiten   Eine Kombination mit einem zweiten Antiepileptikum wie Valproinsäure, Primidon, Carbamazepin oder Lamotrigin ist möglich.

Wechselwirkungen   Wechselwirkungen im Sinne von Blutspiegelerhöhungen oder Blutspiegelerniedrigungen sind sehr häufig und können mit zahlreichen anderen Arzneimitteln auftreten. Eine sorgfältige Überprüfung des Einzelfalls ist notwendig.

Schwangerschaft und Stillzeit   Eine Phenytoin-Monotherapie in der Schwangerschaft und in der Stillzeit ist möglich.

Gegenanzeigen   sind schwere Blutbildveränderungen, manifeste Herzinsuffizienz, Herzrhythmusstörungen und schwere Hypertonie.

11.2.4   Phenobarbital[41]

Wirkungsmechanismus   Es verstärkt die inhibitorische Wirkung von GABA durch allosterischen Angriff am GABA-A-Rezeptor. Es erhöht die GABA-bedingte Öffnungsfrequenz des Chloridkanals und über eine Hyperpolarisation kommt es zu einer Hemmung der Erregbarkeit der Zelle.

Wirkungen   Phenobarbital wirkt bei allen Formen der Epilepsie, außer bei Absencen. Es wird ferner bei therapieresistentem Status epilepticus eingesetzt.

Nebenwirkungen   Im Vordergrund steht der sedative Effekt des Barbiturats. Phenobarbital ist ein starker Enzyminduktor und beschleunigt dadurch den Abbau anderer Arzneimittel, auch anderer Antiepileptika.

Kombinationsmöglichkeiten   Phenobarbital eignet sich zur Zweierkombination mit anderen Antiepileptika.

Wechselwirkungen   Wechselwirkungen beziehen sich auf die Enzyminduktion und führen u. a. zu verstärktem Abbau von anderen Antiepileptika, Antikoagulanzien, Herzglykosiden, Antibiotika und Steroiden.

Schwangerschaft und Stillzeit   Die Gabe von Phenobarbital in Schwangerschaft und Stillzeit ist möglich. Bei einer Kombinationstherapie sollte das Stillen abgebrochen werden.

11.2.5   Ethosuximid[42]

Wirkungsmechanismus   Ethosuximid sensibilisiert den GABA-A-Rezeptor, sodass Hemmungen durch das GABA-erge System verstärkt werden.

Wirkungen   Ethosuximid ist besonders gut wirksam gegen Absencen im Kindesalter.

Nebenwirkungen   sind Sedierung, Ataxie, Magen-, Darmbeschwerden, Exantheme und eventuelle Knochenmarkdepressionen.

11.2.6   Vigabatrin[43]

Wirkungsmechanismus   Vigabatrin blockiert den Abbau von GABA und erhöht dadurch dessen Wirkungen. Vigabatrin eignet sich zur

---

41   A: –; CH, D: Luminal

42   A, CH: Petinimid; D: Petnidan

43   A, CH, D: Sabril

Kombinationsbehandlung mit anderen Antiepileptika wie Carbamazepin oder Phenytoin.

Nebenwirkungen   Müdigkeit und Schläfrigkeit, Kopfschmerzen, Schwindel, bei Kindern Agitiertheit und aggressives Verhalten sowie gastrointestinale Störungen treten auf. Beobachtet wurden auch Gesichtsfeldeinschränkungen.

11.2.7   Lamotrigin[44]

Wirkungsmechanismus   Lamotrigin blockiert die Freisetzung exzitatorischer Transmitter, besonders die von Glutamat.

Wirkungen   Lamotrigin eignet sich als Monotherapie, zur Erstbehandlung fokaler und sekundär generalisierter Anfälle sowie als Zusatzbehandlung bei refraktären Anfällen.

Nebenwirkungen   Lamotrigin zeigt eine Reihe von Nebenwirkungen wie Kopfschmerzen, Müdigkeit, Übelkeit, Schwindel, Nystagmus und Hautausschläge.

Wechselwirkungen   Auf Wechselwirkungen bei Kombination mit anderen Antiepileptika ist zu achten.

11.2.8   Gabapentin[45]

Wirkungsmechanismus   Gabapentin ist zwar strukturähnlich der Gammaaminobuttersäue (GABA), besitzt aber keine direkten oder indirekten GABA-Wirkungen. Eine erhöhte Freisetzung von GABA aus Neuronen wird diskutiert.

Wirkungen   Gabapentin ist ein gut verträgliches Antikonvulsivum und findet auch bei der Behandlung neuropathischer Schmerzen Anwendung.

Nebenwirkungen   können Schläfrigkeit, Schwindel, periphere Ödeme, Übelkeit, Erbrechen, Dyspepsie

und Obstipation sein. Auch Blutbildveränderungen wurden beobachtet.

Kombinationsmöglichkeiten   Gabapentin wird meist mit anderen Antiepileptika kombiniert.

11.2.9   Pregabalin[46]

Wirkungsmechanismus   Pregabalin bindet selektiv und mit hoher Affinität an die α_2-δ-Untereinheit spannungsabhängiger Kalziumkanäle in Nervenzellen. Bei neuropathischen Schmerzsyndromen resultiert der verminderte Kalziumeinstrom in einer Reduktion der Freisetzung von erregenden Neurotransmittern wie Glutamat und Substanz P.

Wirkungen   Pregabalin wird als Zusatztherapie von partiellen Anfällen verwendet. Wichtiger erscheint seine Wirksamkeit bei neuropathischen Schmerzen wie bei diabetischer Polyneuropathie und postzosterischer Neuralgie. Es ist auch wirksam gegen Schlafstörungen, die mit diesen Erkrankungen einhergehen.

Nebenwirkungen   sind vor allem Benommenheit und Schläfrigkeit. Dazu kommt noch eine Reihe von zentralnervösen und vegetativen Nebenwirkungen.

Wechselwirkungen   Sedierende Wirkungen anderer Arzneimittel und von Alkohol werden verstärkt.

11.2.10   Lacosamid[47]

Wirkungsmechanismus   Lacosamid blockiert spannungsaktivierte Na-Kanäle in Form einer langsamen Inaktivierung. Diese führt nicht zu einer kompletten Blockade der Na-Kanäle.

Wirkungen   Lacosamid kann allein oder in Kombination mit anderen Antiepileptika eingesetzt werden, in letzter Zeit wurde es mit gutem Erfolg bei diabetischer Neuropathie verwendet.

---

44   A, CH, D: Lamictal

45   A, CH, D: Neurontin

46   A, CH, D: Lyrica

47   A, CH, D: Vimpad

11.2.11 Topiramat[48]

Wirkungsmechanismus Topiramat blockiert spannungsaktivierte Natriumkanäle und erhöht die Aktivität der GABA und damit den GABA-induzierten Einstrom der Chloridionen.

Wirkungen Topiramat kann allein oder in Kombination mit anderen Antiepileptika eingesetzt werden, eine besondere Bedeutung hat der Einsatz von Topiramat zur Intervalltherapie der Migräne. Topiramat führt nicht wie andere Migränemittel zu Gewichtzunahme und hat außer Sensibilitätsstörungen wenig Nebenwirkungen.

11.2.12 Felbamat[49]

Wirkungsmechanismus Felbamat interagiert mit dem NMDA-Rezeptor und verstärkt die GABA-erge Erregungsübertragung.

Wirkungen Felbamat wird in Kombinationstherapien mit Carbamazepin, Phenytoin und Valproinsäure eingesetzt.

Nebenwirkungen Schwere Nebenwirkungen wie aplastische Anämien und toxische Hepatopathien, weiters Müdigkeit, Schwindel, Ataxie, Kopfschmerzen und Schlafstörungen schränken die Anwendbarkeit ein.

Wechselwirkungen Auf Wechselwirkungen mit anderen Antikonvulsiva ist zu achten. Felbamat erhöht die Wirkung von Phenytoin und Valproinsäure und vermindert die Plasmaspiegel von Carbamazepin.

11.2.13 Clonazepam[50]

Wirkungsmechanismus Clonazepam ist ein Benzodiazepinderivat und verstärkt daher durch seine Bindung am GABA-Chlorid-Rezeptor-Komplex die Wirkung von GABA.

Wirkungen Clonazepam wird in Kombination mit anderen Antiepileptika wie Carbamazepin oder Phenytoin eingesetzt. Es wird auch beim Status epilepticus verwendet.

Nebenwirkungen Die Nebenwirkungen sind Benzodiazepin-Nebenwirkungen wie Schläfrigkeit, Müdigkeit, Mattigkeit, Schwindelgefühl, Benommenheit und Ataxie. Zeitweise können auch Unruhe, Erregbarkeit, aggressives Verhalten und Konzentrationsstörungen auftreten.

- **Therapie des Status epilepticus**

Der Status epilepticus ist eine lebensbedrohend verlaufende Anfallsform und wird hauptsächlich mit Diazepam[51], Lorazepam[52], Clonazepam, Fosphenytoin[53] oder Clomethiazol[54] behandelt.

---

48 A, CH, D: Topamax

49 A, CH, D: Taloxa

50 A, CH, D: Rivotril

51 A: Gewacalm; CH, D: Valium

52 A, CH: Temesta; D: Tavor

53 Pro-Epantin

54 A: –; CH, D: Distraneurin

Hormonelles System und Immunsystem

© Springer-Verlag GmbH Deutschland 2018
E. Beubler, *Kompendium der Pharmakologie*,
https://doi.org/10.1007/978-3-662-54559-1_12

In diesem Kapitel sollen die Schilddrüse, die Nebenschilddrüse, die Nebennierenrinde und die Gonaden besprochen werden. Auf Störungen wird nur insofern eingegangen, als diese mit Arzneimitteln behandelt werden können. Auf eine genaue Beschreibung der komplizierten regulatorischen Vorgänge wird verzichtet.

Die Regulation der Hormonfreisetzung in den genannten Organen erfolgt über die Funktionseinheit Hypothalamus und Hypophyse. Der Hypothalamus bildet, gesteuert über ein positives oder negatives Feedback aus den betroffenen Organen oder über das Vegetativum, sogenannte Releasing-Hormone (auch Liberine oder Freisetzungshormone) und Release-inhibiting-Hormone (hemmende Hormone). Diese gelangen über ein lokales Blutversorgungssystem (Pfortadersystem) zur Hypophyse und setzen dort im Hypophysenvorderlappen glandotrope (Thyreotropin, Corticotropin und Gonadotropine) und effektorische Peptidhormone (Somatotropin, Melanotropin und Prolaktin) frei. In den durch diese Hormone beeinflussten Erfolgsorganen werden letztlich die systemisch wirkenden Hormone (Schilddrüsenhormone, Nebennierenrindenhormone und Geschlechtshormone) freigesetzt.

12.1 Schilddrüse

Die Sekretion der Schilddrüsenhormone wird über Hypothalamus und Hypophysenvorderlappen bzw. deren Hormone gesteuert. Bei Anstieg der Schilddrüsenhormone im Blut wird die Hormonsekretion in Hypothalamus und Hypophyse gedrosselt und vice versa. Die hauptsächlich im Blut vorhandene Menge an Schilddrüsenhormon ist **Thyroxin**, da das eigentlich wirksame Hormon, das Triiodthyronin, zum großen Teil erst in der Zelle aus Thyroxin entsteht. Triiodthyronin bewirkt eine Steigerung des Energieumsatzes, des Sauerstoffverbrauches und der Wärmebildung im Körper. In der Leber steigert es die Glykogenolyse und die Glukoneogenese, beeinflusst den Fettstoffwechsel und Wachstumsvorgänge (☐ Abb. 12.1).

Arzneimittel zur Behandlung von Störungen der Schilddrüse
- Kaliumjodid[1]
- L-Thyroxin[2]
- Thyreostatika
  - Thiamazol[3]
  - Carbimazol[4]
  - Propylthiouracil[5]

Die wichtigsten Störungen der Schilddrüsenfunktion:
- Vergrößerung der Schilddrüse unter Jodmangel (Jodmangelstruma),
- Schilddrüsenüberfunktion (Hyperthyreose),
- Schilddrüsenunterfunktion (Hypothyreose),
- Schilddrüsenvergrößerung unter Jodmangel.

Bei Jodmangel, wie er bei einem großen Teil der Bevölkerung geographisch bedingt besteht, werden weniger Schilddrüsenhormone gebildet. Über ein positives Feedback aus dem Hypophysenvorderlappen wird sodann vermehrt Thyreotropin ausgeschüttet. Um ihrer Aufgabe gerecht zu werden, vergrößert sich die Schilddrüse nach und nach, und es entsteht ein Kropf ohne weitere Symptome, da die Schilddrüse eben den Jodmangel durch Vergrößerung ausgleicht (euthyreote Struma). Dieser Entwicklung wird durch Jodierung des Kochsalzes vorgebeugt. Die Behandlung erfolgt ebenfalls durch Jodidzufuhr, allein oder in Kombination mit L-Thyroxin.

12.1.1 Schilddrüsenüberfunktion

Die Behandlung der Schilddrüsenüberfunktion erfolgt durch Hemmung der Synthese der Schilddrüsenhormone durch Thyreostatika, durch selektive Schädigung der Zellen mit Jod 131 oder operativ.

---

1   A: Jodthyrox; CH: Kaliumiodid; D: Jodetten

2   A, CH, D: Euthyrox

3   A: Thiamazol; CH: –; D: Favistan

4   A: Carbistad; CH: Neo-Mercazole; D: Carbimazol

5   A: Prothiucil; CH: Propycil; D: Propycil

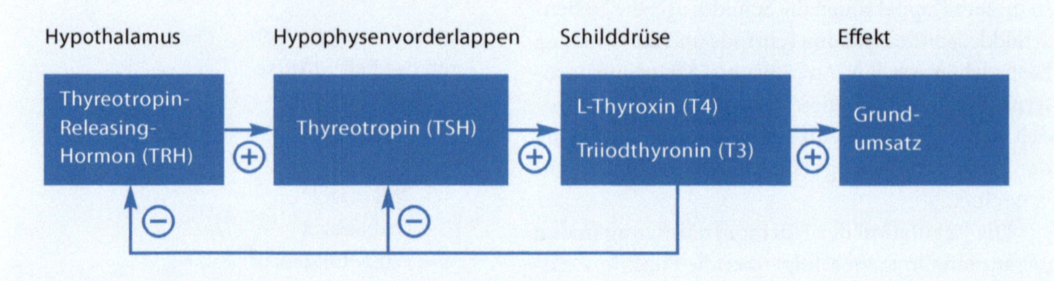

Abb. 12.1   Steuerung der Freisetzung der Schilddrüsenhormone

Thyreostatika

Wirkungsmechanismus   Thyreostatika verhindern durch Hemmung einer Peroxidase die Oxidation von Jodid zu Jod und damit den Einbau von Jod in das Thyreoglobulin der Schilddrüse und so die Bildung von L-Thyroxin und L-Triiodthyronin.

Wirkungen   Im Zuge der Behandlung wird der Hormongehalt der Schilddrüse vermindert und der Schilddrüsenhormonspiegel des Blutes herabgesetzt und so die Stoffwechsellage normalisiert.

Dosierung   Man beginnt mit hohen Initialdosen und geht dann langsam auf die Erhaltungsdosen zurück. Dabei soll der TSH-Spiegel ständig kontrolliert werden.

Nebenwirkungen   Nebenwirkungen können Arzneimittelexantheme, Gelenkschmerzen und selten Agranulozytose, die sich durch Halsschmerzen und Fieber ankündigt, sein. Eine engmaschige Überwachung ist anzuraten.

Kombinationsmöglichkeiten   Bei vollständiger Hemmung der Produktion von Schilddrüsenhormonen durch Thyreostatika wird mit L-Thyroxin kombiniert. Bei auftretenden Zeichen von Sympathikus-Erregung können β-Blocker verabreicht werden.

Wechselwirkungen   Jod und jodhaltige Arzneimittel können die thyreostatische Wirkung vermindern. Die Wirkung von Antikoagulanzien wird durch Thyreostatika verstärkt.

Schwangerschaft und Stillzeit   In der Schwangerschaft muss eine sorgfältige Nutzen-Risiko-Abwägung erfolgen. Bei einer Anwendung in der Stillzeit ist ein Abstillen angezeigt.

Gegenanzeigen   sind schwere Leberfunktionsstörungen und Knochenmarkdepressionen sowie bestehende Blutbildveränderungen.

Ausnahmetherapien bei Hyperthyreose sind **Natriumperchlorat**, das die Aufnahme von Jod in die Schilddrüse blockiert, die Gabe von **Radioiod**, das Schilddrüsengewebe zerstört und **Lithiumcarbonat**, das die Freisetzung von L-Thyroxin aus Thyreoglobulin hemmt.

12.1.2   Schilddrüsenunterfunktion

Bei der Neugeborenenhypothyreose, die eine Verzögerung der körperlichen und geistigen Entwicklung nach sich zieht, ist es wichtig, möglichst rasch nach der Geburt die Schilddrüsenhormone zu substituieren. Unter bestimmten Bedingungen entwickeln sich die Kinder dann normal. Lag aber schon bei der Mutter ein Schilddrüsenhormonmangel vor, ist eine normale geistige Entwicklung des Kindes nicht mehr möglich. Beim Erwachsenen manifestiert sich das Bild einer Hypothyreose im sogenannten Myxödem, das mit vermindertem geistigen Antrieb, mit vermindertem Grundumsatz, Übergewicht und brüchigen Haaren und Nägeln einhergeht. Die Therapie einer Hypothyreose erfolgt mit Thyroxin.

Calcitonin

Calcitonin ist ein Peptidhormon, das ebenfalls aus der Schilddrüse freigesetzt wird. Der Freisetzungsreiz ist ein überhöhter Kalziumspiegel im Blut.

Wirkungen Calcitonin hemmt die Freisetzung von Kalzium und Phosphat aus dem Knochen und fördert deren Einbau. Die Aktivität von Osteoklasten wird gehemmt und die Umwandlung von Osteoklasten in Osteoblasten gefördert. Darüber hinaus hat Calcitonin eine analgetische Wirkung.

Verwendung Calcitonin wird beim Morbus Paget, einer Knochenerkrankung und bei Osteoporose eingesetzt. Die Anwendung bei Osteoporose erfolgt als Intervalltherapie. Als Nebenwirkungen können Flush und gastrointestinale Beschwerden auftreten. Calcitonin ist heute ein Mittel 2. Wahl zur Behandlung von Osteoporose.

12.2 Nebenschilddrüse

In der Nebenschilddrüse wird Parathormon produziert, das als Gegenspieler von Calcitonin zu einer Erhöhung der Kalziumkonzentration und einer Erniedrigung der Phosphatkonzentration im Blut beiträgt. Es aktiviert im Knochen die Osteoblasten, fördert in der Niere die Rückresorption von Kalzium und hemmt die Rückresorption von Phosphat. Schließlich fördert es die Synthese von Calcitriol, der Wirkform von Vitamin D3.

Störungen der Nebenschilddrüse können Hypoparathyreoidismus und Hyperparathyreoidismus sein.

12.2.1 Hypoparathyreoidismus

Die Behandlung erfolgt mit Vitamin D3 oder mit Dihydrotachysterol[6], die beide oral applizierbar sind.

12.2.2 Hyperparathyreoidismus

Die Behandlung besteht in einer Begrenzung der Phosphatzufuhr und einer Gabe von Kalziumkarbonat. Das Arzneimittel Sevelamer[7] kann alternativ zu Kalziumkarbonat als Phosphatbinder verabreicht werden.

Ein sekundärer Hyperparathyreoidismus bei chronischer Niereninsuffizienz kann mit **Cinacalcet**[8] behandelt werden, das direkt die Parathormonfreisetzung senkt.

12.3 Osteoporose

Arzneimittel zur Prophylaxe und Behandlung der Osteoporose
- Basistherapie
    - Kalzium[9]
    - Vitamin D3 (Colecalciferol)
- Bisphosphonate
    - Alendronat[10]
    - Ibandronat[11]
    - Risedronat[12]
    - Clodronat[13]
    - Zoledronat[14]
    - Pamidronat[15]
- Parathormon
    - Teriparatid[16]
- Östrogene
    - Raloxifen[17]
    - Bazedoxifen[18]
- Andere
    - Strontium[19]
    - Calcitonin
    - Denosumab[20]
    - Fluoride

---

6 A: –; CH: A.T.10; D: A.T.10

7 A, CH, D: Actonel

8 A: Clomiphen; CH: Clomid; D: Clomifen

9 A, CH, D: Calcium Sandoz

10 A, CH, D: Fosamax

11 A, CH, D: Bonviva

12 A, CH, D: Actonel

13 A, D: Bonefos; CH: –

14 A, CH, D: Zometa

15 A, CH, D: Aredia

16 A, CH, D: Forsteo

17 A, CH, D: Evista

18 A, D: –; CH: Conbriza

19 A, D: Protelos;

20 A, CH, D: Prolia

Osteoporose ist eine Störung des Knochenstoffwechsels, die mit einer verminderten Knochenmasse und einer erhöhten Brüchigkeit einhergeht.

Kalzium und Vitamin-D3-Zufuhr dienen der Prophylaxe sowie einer Art Basistherapie bei bestehender Osteoporose.

12.3.1 Bisphosphonate

Wirkungsmechanismus Bisphosphonate vermindern die Resorption des Knochens durch Hemmung der Bildung und Förderung der Apoptose von Osteoklasten. Sie stimulieren indirekt die Bildung von Osteoblasten und lagern sich in der Knochenmatrix ein. Sie hemmen auch in unterschiedlichem Ausmaß die Mineralisation. Diese Hemmung ist bei den basischen Vertretern Alendronat, Ibandronat und Risedronat besonders gering.

Wirkungen Die Bisphosphonate verbessern die Knochendichte und vermindern die Häufigkeit von Knochenbrüchen.

Dosierung, Wirkungseintritt und Wirkungsdauer Alendronat und Risedronat werden einmal pro Woche per os, Ibandronat einmal im Monat per os oder einmal alle 3 Monate und Zoledronat einmal pro Jahr intravenös verabreicht.

Nebenwirkungen Im Vordergrund steht die schleimhautschädigende Wirkung in der Speiseröhre bei der Applikation. Es wird empfohlen, Bisphosphonate aufrechtstehend mit 200 ml Wasser 30 Minuten vor dem Frühstück einzunehmen.

Kombinationsmöglichkeiten Klinische Studien unterstützen eine Kombination mit einer Hormonersatztherapie.

Wechselwirkungen Bisphosphonate sollen nicht zugleich mit Kalziumpräparaten eingenommen werden. Ein Abstand von 1 Stunde wird empfohlen.

Schwangerschaft und Stillzeit Bisphosphonate sollen in Schwangerschaft und Stillzeit nicht verabreicht werden.

Gegenanzeigen Erkrankungen der Speiseröhre, Kalziummangel und schwere Nierenfunktionseinschränkungen.

12.3.2 Parathormonpräparate

Rekombinantes Parathormon bzw. Teriparatid[21], ein Fragment des Parathormons, werden zur Behandlung der manifesten Osteoporose bei postmenopausalen Frauen eingesetzt. Die Präparate werden einmal täglich vom Patienten subkutan verabreicht. Nebenwirkungen sind vor allem Übelkeit und Gliederschmerzen.

12.3.3 Raloxifen[22]

Raloxifen ist ein SERM („selective estrogen receptor modulator"), steigert dosisabhängig die Osteoblasten-Aktivität und hemmt die Osteoklasten-Tätigkeit. Es verhindert bei postmenopausalen Frauen die Inzidenz vertebraler Frakturen, erhält die Knochenmasse und erhöht die Knochendichte.

Nebenwirkungen Entsprechend der Östrogen-Eigenschaft von Raloxifen ist eine Risikoerhöhung betreffend thromboembolischer Ereignisse zu erwarten.

12.3.4 Strontium

Strontium wird an der Hydroxyapatitoberfläche adsorbiert und ersetzt Kalzium im Apatit-Kristall ohne die Knochenqualität und Elastizität zu verändern. Es reduziert das Risiko von Wirbel- und Hüftfrakturen bei postmenopausaler Osteoporose.

Nebenwirkungen Kopfschmerzen und gastrointestinale Störungen stehen im Vordergrund. Hauterscheinungen und ein erhöhtes thromboembolisches Risiko sind zu beachten.

---

21   A, CH, D: Forsteo

22   A, CH, D: Evista

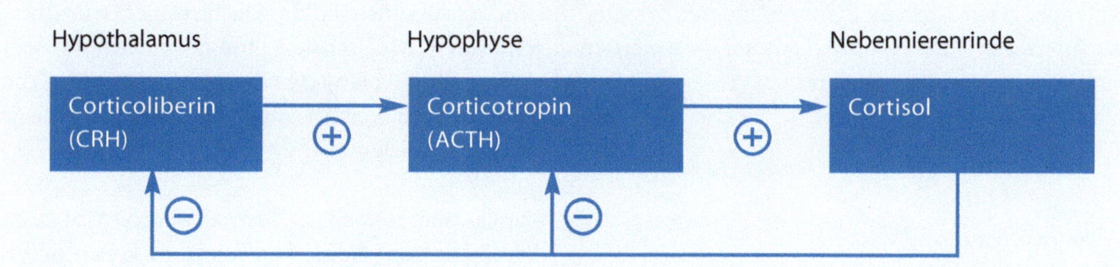

□ Abb. 12.2 Physiologische Steuerung der Freisetzung der Nebennierenhormone

12.3.5 Calcitonin

Calcitonin ist heute Mittel 2. Wahl zur Behandlung der Osteoporose (▸ Kap. 12).

12.3.6 Denosumab[23]

Denosumab verhindert die Aktivierung unreifer Osteoklasten und hemmt dadurch eine vermehrte Knochenresorption. Es wird hauptsächlich bei Osteoporose, bei postmenopausalen Frauen und bei skelettassoziierten Komplikationen beim Prostatakarzinom eingesetzt.

12.3.7 Fluoride

Die Therapie mit Fluoriden hat nicht die gewünschten Erfolge gebracht. Fluorid fördert zwar den Knochenaufbau, der Knochen ist aber weniger belastbar, sodass die Frakturhäufigkeit nicht sinkt.

12.4 Nebennierenrindenhormone (Corticosteroide)

Die Nebennierenrindenhormone wie Cortisol (= Hydrocortison) und dessen Derivate werden als Glucocorticoide und Aldosteron und dessen Derivate als Mineralocorticoide bezeichnet. Sie sollen hier nur insoweit besprochen werden, als sie therapeutisch eingesetzt werden. Dies trifft vor allem auf

die Glucocorticoide zu, die wegen ihrer ausgeprägten entzündungshemmenden Wirkung therapeutisch verwendet werden (□ Abb. 12.2).

Die Freisetzung von CRH respektive von ACTH wird über einen positiven oder negativen Rückkoppelungsmechanismus von Cortisol im Blut beeinflusst.

Die Nebennierenrindenhormone sind Steroidhormone, die aus Cholesterin mit der Zwischenstufe Progesteron synthetisiert werden. Cortisol zeichnet sich durch seine glucocorticoiden Wirkungen und Aldosteron durch seine mineralocorticoiden Wirkungen aus. Zu den Wirkungen der Glucocorticoide gehören im Wesentlichen die Beeinflussung der Neusynthese von Glucose aus Aminosäuren (Gluconeogenese) und die Bereitstellung dieser Aminosäuren. Therapeutisch verwendet werden Glucocorticoide jedoch in höheren Konzentrationen wegen ihrer entzündungshemmenden Wirkung. Das Mineralocorticoid Aldosteron steigert die aktive Rückresorption von Natrium und Wasser und erhöht so das extrazelluläre Volumen.

12.4.1 Glucocorticoide

Wirkungsmechanismus Glucocorticoide binden sich an spezifische Rezeptoren im Zytosol und werden gemeinsam mit dem Rezeptor in den Zellkern transloziert, wo sie letztlich in die Proteinsynthese vieler Proteine eingreifen. Die antiphlogistische Wirkung beruht auf mehreren Mechanismen: Hemmung der Phospholipase A2, die die Freisetzung von Arachidonsäure bewirkt, weiters die Blockade der COX-2-Induktion und damit die Hemmung der Prostaglandinsynthese, ferner die Hemmung der Interleukin-1-Bildung in Makrophagen und der Interleukin-2-Synthese in

---

23   A, CH: Prolia; D: –

T-Lymphozyten. Auch die Synthese anderer Zytokine wie Interferon oder Tumornekrosefaktor a werden von Glucocorticoiden gehemmt.

> **Vertreter therapeutisch verwendeter Glucocorticoide**
> - Hydrocortison[24]
> - Prednisolon[25]
> - Methylprednisolon[26]
> - Dexamethason[27]
> - Betamethason[28]
> - Triamcinolon[29]
>
> **Glucocorticoide zur topischen Applikation (Inhalation)**
> - Beclometason[30]
> - Flunisolid[31]
> - Budesonid[32]
> - Fluticason[33]
> - Mometason[34]

Wirkungen   Glucocorticoide sind die wirksamsten entzündungshemmenden Stoffe, die wir kennen. Daneben wirken sie antiallergisch und immundepressiv. Glucocorticoide zeigen ein breites Anwendungsspektrum: Hauterkrankungen, rheumatische Erkrankungen, allergische Reaktionen, Atemwegerkrankungen, chronisch entzündliche Darmerkrankungen und viele andere mehr. In Kombination mit anderen Antiemetika wirken sie antiemetisch und werden auch bei Tumorerkrankungen eingesetzt.

Dosierung, Wirkungseintritt und Wirkungsdauer
Wegen der verschiedenen Potenz der einzelnen Glucocorticoide sind die Dosierungen sehr unterschiedlich. Meistens ist eine hohe Anfangsdosis nötig; soll nach längerer Einnahmedauer die Therapie beendet werden, muss die Dosierung ausgeschlichen werden.

Applikationsformen   Glucocorticoide gibt es zur Applikation auf die Haut in Form von Gelen, Salben und Lösungen, als Augentropfen, als Tropfen und Sprays für intranasale Behandlung, so wie als Ampullen und Tabletten zur systemischen Behandlung. Für die systemische Applikation gibt es von einzelnen Glucocorticoiden Depotpräparate mit einer verlängerten Wirksamkeit. Zur Intervalltherapie von Asthma gibt es Inhalate (▸ Kap. 5, Atemwege) und zur Behandlung chronisch-entzündlicher Darmerkrankungen rektale Applikationsformen.

Nebenwirkungen   Eine Therapie mit Glucocorticoiden bewirkt eine erhöhte Infektionsgefahr, eine gestörte Wundheilung, erhöhte Gefahr von Magen- und Darmgeschwüren, vor allem in Kombination mit NSAR, Abnahme der Skelettmuskelmasse, Osteoporose und in Folge mineralocorticoider Eigenschaften Blutdruckanstieg und Ödeme. Über zentralnervöse Wirkungen kommt es zu Euphorie, eine Wirkung, die auch, vor allem bei Tumorpatienten, therapeutisch ausgenutzt wird. Bei inhalativer Anwendung kommt es zu Soor und bei Anwendung auf der Haut zu Hautatrophie und anderen Erscheinungen.

Bei Überdosierung entsteht das sogenannte Cushing-Syndrom, das einhergeht mit einem runden, dunkelrot gefärbten Vollmondgesicht und Stammfettsucht. Begleitet ist dieses Krankheitsbild von Störungen des Stoffwechsels, des hämatopoetischen Systems und des Zentralnervensystems.

Eine weitere Komplikation länger dauernder Glucocorticoid-Gabe ist eine Hemmung der ACTH-Freisetzung in der Hypophyse und in der Folge eine Nebennierenrindenatrophie. Bei Absetzen der Glucocorticoidzufuhr geht die Atrophie wieder zurück, doch kann es Monate dauern, bis die Normalfunktion wiederhergestellt ist.

Kombinationsmöglichkeiten   Topische Glucocorticoide werden oft mit Antibiotika kombiniert. Glucocorticoide verbessern die antiemetische Wirkung anderer Antiemetika.

---

24   A: Hydrocortone; CH, D: Hydrocortison

25   A: Soludacortin; CH: Hexacorton; D: Decortin

26   A: Urbason; CH: Advantan; D: Urbason

27   A, CH, D: Fortecortin

28   A, CH, D: Betnesol

29   A: Volon A; CH: Kenacort; D: Delphicort

30   A: Beclomet; CH: Beconase; D: Bronchocort

31   A, CH: –; D: Syntaris

32   A, CH, D: Pulmicort

33   A: Flixotide; CH: Flutinase; D: Flutide

34   A, CH: Nasonex (Nasenspray); D: Asmanex

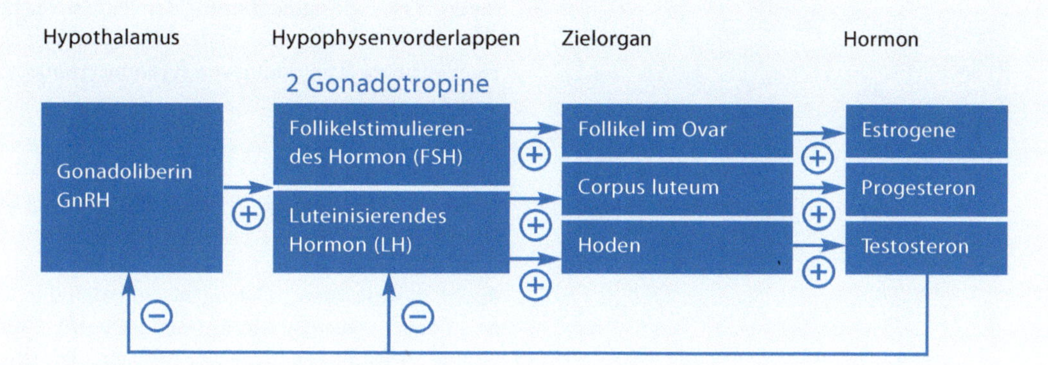

Abb. 12.3　Steuerung der Freisetzung der Sexualhormone

Wechselwirkungen　Glucocorticoide erhöhen die gastrointestinale Toxizität von NSAR, vermindern die Wirkung von Antikoagulanzien und von oralen Antidiabetika. Arzneimittel, die den Abbau von Glucocorticoiden hemmen, wie z. B. Antimykotika können auch bei topisch applizierten Glucocorticoiden zu Cushing-Syndrom führen.

Schwangerschaft und Stillzeit　Eine notwendige Glucocorticoidbehandlung darf auch während der Schwangerschaft weitergeführt werden. Das gilt auch für die Stillzeit, wobei nach hohen Dosen einige Stunden mit dem Stillen gewartet werden soll.

Gegenanzeigen　sind gastrointestinale Geschwüre, Osteoporose, Viruserkrankungen und Glaukom.

12.4.2　Mineralocorticoide (Aldosteron)

Aldosteron ist an der Regulation des Elektrolyt- und Wasserhaushaltes beteiligt. Es steigert die Rückresorption von Natrium und die Ausscheidung von Kalium und Protonen. Bei primärer Nebennierenrindeninsuffizienz wird außer Cortisol das Mineralocorticoid Fludrocortison[35] verabreicht. Als Nebenwirkungen können Ödeme sowie Kaliumverluste auftreten.

35　A: Astonin; CH: Florinef; D: Astonin

12.5　Sexualhormone

Die Sekretion der Sexualhormone wird über Hypothalamus und Hypophysenvorderlappen bzw. deren Hormone gesteuert. Bei Anstieg der Sexualhormone (Abb. 12.3) im Blut wird die Hormonsekretion in Hypothalamus und Hypophyse gedrosselt und vice versa. Das follikelstimulierende Hormon (FSH) regt bei der Frau das Wachstum und die Reifung des Follikels im Ovar an und bewirkt eine Östrogensekretion. Beim Mann fördert es die Spermatogenese. Das luteinisierende Hormon (LH) induziert bei der Frau den Eisprung, die Bildung des Corpus luteum und regt die Progesteronsekretion an. Beim Mann bewirkt es die Testosteronfreisetzung aus den Hoden.

12.5.1　Östrogene

Wichtige Vertreter der Östrogene
- Ethinylestradiol[36]
- Estradiol[37]
- Estriol[38]

36　A, CH, D: In vielen Kombinationen

37　A: Estrofem; CH: Estrofem; D: Estrifam

38　A, CH, D: Ovestin

Antiöstrogene
- Clomifen[39]
- Tamoxifen[40]
- Raloxifen[41]
- Toremifen[42]

Aromatasehemmstoffe
- Anastrozol[43]
- Letrozol[44]
- Exemestan[45]

Östrogene (z. B. Estradiol) werden bei entsprechendem Hormonmangel, für medikamentöse Kontrazeption und zur postmenopausalen Hormonersatztherapie eingesetzt. Wegen eines ungünstigen Nutzen-Risiko-Verhältnisses ist die obligatorische Hormontherapie in der Menopause nicht mehr zu empfehlen. Im Einzelfall soll so kurz als möglich behandelt werden.

Wirkungsmechanismus   Östrogene vermitteln ihre Wirkung mittels intrazellulärer Östrogenrezeptoren, die in zwei Isoformen, den α- und den β-Rezeptoren, vorkommen.

Wirkungen   Östrogene bewirken das Wachstum der weiblichen Sexualorgane, verändern die Uterusschleimhaut und die Viskosität des Zervikalsekrets und beeinflussen Stoffwechselvorgänge im Knochen.

Indikationen   Östrogene werden bei Östrogenmangel wie z. B. nach Entfernung der Eierstöcke sowie im Klimakterium und zur postmenopausalen Osteoporoseprophylaxe verwendet.

Nebenwirkungen   Östrogene erhöhen das Thromboserisiko, führen zur Gewichtzunahme, Ödembildung und Hyperpigmentierung der Haut. Bei Langzeitgabe von Östrogenen in der Menopause ist mit einer vermehrten Bildung von Endometriumkarzinomen zu rechnen.

Wechselwirkungen   Zahlreiche Arzneimittel hemmen durch Enzyminduktion die Wirkung der Östrogene.

Applikationsformen   Östrogene sind als Tabletten und Dragees, als Pflaster zur transdermalen Applikation, als Ampullen, Nasenspray, Vaginaltabletten, -creme, -emulsion und -ring im Handel.

Schwangerschaft und Stillzeit   In der Schwangerschaft gibt es keine Indikationen für Östrogene, in der Stillzeit sollen sie nicht eingenommen werden.

Gegenanzeigen   sind Verdacht auf Mammakarzinom, chronische Lebererkrankungen, thromboembolische Erkrankungen, Vaginalblutungen unbekannter Genese, sowie Schwangerschaft und Stillperiode.

Tibolon

Tibolon ist ein synthetisches Östrogen mit gestagenen und schwachen androgenen Wirkungen. Die Anwendung geht ebenfalls mit einem erhöhten Risiko für Mamma- und Endometriumkarzinom sowie für Schlaganfall einher.

12.5.2   Antiöstrogene

Clomifen[46]

Clomifen hemmt durch Blockade von Östrogenrezeptoren im Hypothalamus das negative Feedback und stimuliert auf diese Art die Gonadotropinsekretion und damit die Ovulation. Clomifen wird zur Ovulationsauslösung bei Frauen mit unerfülltem Kinderwunsch angewendet.

---

39   A: Clomiphen; CH: Serophene; D: Clomifen

40   A, CH, D: Nolvadex

41   A, CH, D: Evista

42   A, CH, D: Fareston

43   A, CH, D: Arimidex

44   A, CH, D: Femara

45   A, CH, D: Aromasin

46   A: Clomiphen; CH: Clomid; D: Clomifen

Nebenwirkungen können Hitzewallungen, Appetitlosigkeit, Kopfschmerzen, Sehstörungen und Spannungsgefühl in den Brüsten sein.

Raloxifen[47]

Raloxifen wird zur Osteoporoseprophylaxe in der Postmenopause verwendet.

Nebenwirkungen sind Hitzewallungen und ein erhöhtes Thromboserisiko.

Tamoxifen[48] und Toremifen[49]

Selektive Östrogenrezeptormodulatoren (SERM) wie Tamoxifen werden zur Osteoporoseprophylaxe und bei metastatisierendem Mammakarzinom im Rahmen der palliativen Therapie angewendet.

Toremifen ist dem Tamoxifen sehr ähnlich. Unter der Therapie ist ein erhöhtes Risiko für ein Endometriumkarzinom und für Thrombosen gegeben.

Nebenwirkungen Im Allgemeinen werden Tamoxifen und Toremifen gut vertragen, doch werden sehr viele Nebenwirkungen genannt. Mit allgemeinen Nebenwirkungen wie Übelkeit, Erbrechen, Hautausschlag, Schwindel, Müdigkeit und Depression bis zu Unterleibssymptomen wie vaginaler Ausfluss, Blutungen, Schmerzen u. a ist zu rechnen.

12.5.3 Aromatasehemmstoffe

Diese Substanzen hemmen die körpereigene Östrogenbildung und können bei metastasierenden Östrogen-abhängigen Mammakarzinomen verwendet werden. Die Anwendung ist nur sinnvoll nach Eierstockentfernung bzw. in der Menopause, wenn keine ovarielle Östrogensynthese mehr stattfindet.

Nebenwirkungen sind Müdigkeit, Benommenheit, Ataxie, Schwindel, Übelkeit und Hauterscheinungen.

12.5.4 Gestagene

Wichtige Vertreter der Gestagene
- Hydroxyprogesteron[50]
- Medroxyprogesteron[51]
- Norethisteron[52]
- Lynestrenol[53]
- Dydrogesteron[54]

Antigestagene
- Mifepriston[55]
- Drospirenon[56]

Gestagene werden therapeutisch bei drohendem Abort, bei Sterilität durch Gelbkörperinsuffizienz, bei primärer und sekundärer Amenorrhö und anderen Zyklusstörungen eingesetzt. Gestagene verändern die Gebärmutterschleimhaut, unterdrücken Ovulation und Menstruation und hemmen die hypophysäre Sekretion gonadotroper Hormone durch ihr negatives Feedback. In Kombination mit Östrogenen werden sie als orale Kontrazeptiva eingesetzt.

Nebenwirkungen Spannungsschmerzen in den Milchdrüsen, Kopfschmerzen, Übelkeit und Erbrechen, Durchfälle sowie Natrium- und Wasserretention. Die Libido ist vermindert. Es kann zu Durchbruch und Schmierblutungen kommen, sowie zu vaginalen Infektionen, Hautveränderungen und bei Neigung zu Depressionen zu einer Verschlechterung der Stimmung.

Wechselwirkungen Arzneimittel mit enzyminduktorischer Wirkung wie Antiepileptika und bestimmte Antibiotika können die Wirksamkeit von Gestagenen abschwächen. Der Bedarf an oralen Antidiabetika oder Insulin kann sich erhöhen.

---

47 A, CH, D: Evista

48 A, CH, D: Nolvadex

49 A, CH, D: Fareston

50 A: Proluton; CH, D: –

51 A, CH: Farlutal; D: Clinofem

52 A: Trisequens CH: Primolut; D: –

53 A: Orgametril; CH, D: –

54 A, CH, D: Duphaston

55 A, CH, D: Mifegyne

56 A, CH, D: Yasmin

Schwangerschaft und Stillzeit In Schwangerschaft und Stillzeit sollen Gestagene nicht eingesetzt werden.

Gegenanzeigen Schwere Leberfunktionsstörungen, thromboembolische Prozesse, Progesteron-abhängige Tumore.

12.5.5 Antigestagene

Eine antigestagen wirkende Substanz, das Mifepriston, wird als Abortivum verwendet. Es verhindert, rechtzeitig verabreicht, die Nidation oder induziert nach erfolgter Nidation einen Abort.

12.5.6 Kontrazeptiva

Beispiele für hormonelle Kontrazeption
- Orale Kontrazeptiva
    - Kombinationen
        - Ethinylestradiol[57] + Levonorgestrel[58]
        - Ethinylestradiol + Drospirenon[59]
    - Niedrig dosierte Gestagene (Minipille)
        - Lynestrenol[60]
        - Norethisteron[61]
    - Hochdosiertes Gestagen (Pille danach)
        - Levonorgestrel[62]
        - Uliprishtal[63]
- Transvaginales System (flexibler Ring[64])
    - mit Östrogen und Gestagen – 3 Wochen plus 1 Woche Pause
- Transdermales System (Pflaster[65])
    - Östrogen plus Gestagen – 3 Wochen plus 1 Woche Pause

- Implantierte Stäbchen[66] mit Gestagen – für 3 Jahre
- Hormonspirale[67] mit Gestagen für 5 Jahre
- Injizierbare Depotgestagene
    - Medroxyprogesteron[68] für 3 Monate

Die klassischen oralen Kontrazeptiva enthalten eine Kombination aus einem Östrogen, meist Ethinylestradiol, und einem Gestagen wie Levonorgestrel in verschiedenen Dosen. Diese Mittel werden 21 Tage lang eingenommen, dann folgen 7 Tage Pause, während der es zu einer Abbruchblutung kommt.

Wirkungsmechanismus Die **Östrogene** hemmen die Sekretion von FSH über ein negatives Feedback auf den Hypophysenvorderlappen und unterdrücken so die Entwicklung der Follikel. **Gestagene** hemmen die Sekretion von LH im Hypophysenvorderlappen und verhindern die Ovulation. Sie verändern den Zervikalschleim und machen ihn weniger durchlässig für Spermien. Östrogene und Gestagene verändern die Gebärmutterschleimhaut im Sinne einer Verhinderung der Nidation.

Wirkungen Orale Kontrazeptiva gehören zu den sichersten Hemmern einer Konzeption und übertreffen bei Weitem mechanische oder spermizide Maßnahmen der Konzeptionsverhütung.

Die zweite Möglichkeit der oralen Kontrazeption sind niedrig dosierte Gestagene allein wie Levonorgestrel, Lynestrenol oder Norethisteron. Diese sogenannte „Minipille" hat den Nachteil der geringeren Sicherheit.

Die dritte Möglichkeit ist eine postkoitale Behandlung mit einer hohen Dosis Levonorgestrel allein oder kombiniert mit einer hohen Dosis Ethinylestradiol. Diese Methode ist auf besondere Fälle

57 A, CH, D: in vielen Kombinationen

58 A, CH, D: Microgynon

59 A, CH, D: Angeliq, Yasmin

60 A: Orgametril; CH, D: –

61 AD: Trisequens; CH: Primolut

62 A: Postinor, Vikela; CH: NorLevo; D: Evaluna

63 A, CH, D: Ellaone

64 A, CH, D: Nuva Ring

65 A, CH, D: Evra

66 A, CH, D: Implanon

67 A, CH, D: Mirena

68 A: Farlutal-Depot, Depocon-Fertigspritze; CH: Farlutal; D: Depo-Clinovir

beschränkt und mit zahlreichen Nebenwirkungen wie Übelkeit und Erbrechen ist zu rechnen.

Andere Methoden der hormonellen Kontrazeption

Weitere Methoden der hormonellen Kontrazeption sind gestagenhaltige Intrauterinspiralen mit einer Verweildauer von 5 Jahren, implantierte „Hormonstäbchen" mit dem Wirkstoff Etonogestrel[69] mit einer Wirkungsdauer von 3 Jahren, transdermale Systeme (Pflaster) mit einem Östrogen und einem Gestagen, mit einer Wirkungsdauer von 3 Wochen und einer pflasterfreien Woche danach sowie ein flexibler transparenter Ring, der in die Vagina eingeführt werden muss und ebenfalls für 3 Wochen verweilt, worauf eine Woche Pause gemacht wird.

Schließlich gibt es die sogenannte 3-Monatsspritze mit Medroxyprogesterone[70] die im Abstand von 3 Monaten intramuskulär appliziert wird.

Nebenwirkungen Hormonelle Kontrazeption erhöht das Risiko für Thromboembolien. Für Frauen, die rauchen, ist auch das Risiko eines Herzinfarktes oder Schlaganfalls erhöht. Von Nebenwirkungen wie Hautausschläge, Kopfschmerz und Schwindel, depressive Verstimmungen, Angst, Schlaflosigkeit, Müdigkeit, Veränderungen der Libido und gastrointestinale Nebenwirkungen werden berichtet.

Wechselwirkungen Andere Arzneimittel wie gewisse Antibiotika, Antiepileptika u. a können die Sicherheit einer Antikonzeption vermindern. Die Wirkung oraler Antidiabetika kann durch hormonelle Kontrazeption abnehmen.

Gegenanzeigen Hormonabhängige Tumore, thromboembolische Prozesse, schwerer Diabetes mellitus, schwere Leberfunktionsstörungen und Schwangerschaft.

---

69 A, CH, D: Implanon

70 A: Farlutal-Depot, Depocon-Fertigspritze; CH: Farlutal Depot; D: Depo-Clinovir

12.5.7 Androgene

- Wichtige Androgene
  - Testosteron[71]
- Wichtige Antiandrogene
  - Finasterid[72]
  - Dutasterid[73]
  - Cyproteronacetat[74]
  - Flutamid[75]
  - Bicalutamid[76]

Androgene (z. B. Testosteron) werden bei entsprechendem Hormonmangel substituiert. Pflasterpräparate[77] mit Testosteron erleichtern die Anwendung. Einige Androgene werden auch als Anabolika verwendet.

Die Bildung von Testosteron, dem wichtigsten androgenen Hormon, erfolgt in den Hoden und wird über Hypothalamus und Hypophysenvorderlappen bzw. deren Hormone (GnRH und LH) gesteuert. In der Prostata und anderen Organen wird Testosteron durch die 5-α-Reduktase in 5-α-Dihydrotestosteron umgewandelt, das eine höhere Affinität zum Androgenrezeptor besitzt als Testosteron. Eine Verminderung von Dihydrotestosteron ist eine wichtige Maßnahme bei der Behandlung der benignen Prostatahyperplasie (BPH).

Wirkungsmechanismus Wie die anderen Steroidhormone bindet Testosteron an intrazelluläre Rezeptoren, 5α-Dihydrotestosteron stärker als Testosteron selbst.

Wirkungen Testosteron fördert die Entwicklung der männlichen Sexualorgane und in der Pubertät die sekundären männlichen Geschlechtsmerkmale.

---

71 A, CH, D: Andriol

72 A, CH, D: Propecia

73 A, CH, D: Avodart

74 A, CH, D: Androcur

75 A: Flutastad; CH: –; D. Flutamid

76 A, CH, D: Casodex

77 A, CH, D: Intrinsa

Testosteron ist wichtig für die Funktion der männlichen Sexualorgane und zusammen mit FSH für die Spermienproduktion. Testosteron erhöht die Libido und die Potenz und steigert die Eiweiß- und Nukleinsäuresynthese (anabole Wirkung). Testosteron ist auch, bei genetischer Veranlagung, verantwortlich für Glatzenbildung.

Applikationsformen   Testosteron selbst kann nur intravenös oder mittels Pflaster transdermal angewendet werden. Andere Testosteronverbindungen sind peroral wirksam bzw. können als Depotpräparate injiziert werden und weisen dann eine verlängerte Wirkungsdauer auf (eine halbe bis zwei Wochen).

Nebenwirkungen   Über ein negatives Feedback kann es zu Funktionsstörungen des Hypophysenvorderlappens und damit zu einer Hemmung der Funktion und zur Atrophie der männlichen und weiblichen Keimdrüsen kommen. Bei Männern kann es zu Priapismus und bei Frauen zu Virilisierung kommen. Allgemeine Nebenwirkungen sind gastrointestinale Störungen, Kopfschmerzen, Akne, Glatzenbildung und Leberfunktionsstörungen.

Wechselwirkungen   Die gerinnungshemmende Wirkung von Antikoagulanzien kann durch Androgene verstärkt werden. Der Insulinbedarf bei Diabetikern nimmt ab und in Kombination mit Corticosteroiden kann die Gefahr für Ödembildung erhöht werden.

Schwangerschaft und Stillzeit   Androgene sind während Schwangerschaft und Stillzeit absolut kontraindiziert.

Gegenanzeigen   Bestehendes oder vermutetes Prostatakarzinom oder Mammakarzinom beim Mann.

■   **Antiandrogene**

Androgenrezeptorantagonisten wie **Cyprosteronacetat** werden beim Prostatakarzinom verwendet. Der 5-α-Reduktasehemmer Finasterid, der die körpereigene Synthese von Hydroxy-Testosteron hemmt, wird zur Behandlung der benignen Prostatahyperplasie (BPH) verwendet.

12.5.8   Anabolika

Wichtige Vertreter
- Nandrolon[78]
- Danazol

Anabolika werden zur Förderung des Eiweißaufbaus bei schweren Erkrankungen oder danach eingesetzt.

Nebenwirkungen sind Leberfunktionsstörungen und über Hemmung der Gonadotropinsekretion eine Reduktion der Spermatogenese. Bei Frauen kommt es zu Stimmveränderung. Bei Prostatakarzinom oder in der Schwangerschaft sind Anabolika streng kontraindiziert.

12.6   Immunmodulatoren

Während die Immunstimulation mit pharmakologischen Mitteln nicht wirklich funktioniert, ist die Immunsuppression pharmakologisch möglich und wichtig bei Organtransplantationen zur Verhinderung einer Organabstoßung und zur Behandlung von Autoimmunerkrankungen.

Wichtige Immunsuppresiva
- Ciclosporin[79]
- Tacrolimus[80]
- Sirolimus[81]
- Everolimus[82]
- Glucocorticoide (▶ Kap. 12)

Zytostatika
- Cyclophosphamid[83]
- Methotrexat[84]
- Azathioprin[85]
- Mycophenolat mofetil[86]

---

78   A, D: –; CH: Deca-Durabolin

79   A, CH, D: Sandimmun

80   A, CH, D: Prograf

81   A, CH, D: Rapamune

82   z. B. in Drug Eluting STENTS

83   A, CH, D: Endoxan

84   A: Ebetrexat; CH: Methotrexat; D: Lantarel

85   A, CH, D: Imurek

86   A: Cellcept, Myfortic; CH, D: Cellcept

Monoklonale Antikörper
- Basiliximab[87]
- Daclizumab[88]

12.6.1 Ciclosporin

Ciclosporin ist ein zyklisches Polypeptid, das humorale und zelluläre Immunreaktionen unterdrückt. Es wird angewendet, um Abstoßungsreaktionen nach Organtransplantationen zu verhindern. Auch der Einsatz bei Autoimmunerkrankungen wird versucht.

Nebenwirkungen Eine Reihe von Nebenwirkungen sind zu beachten, am Wichtigsten ist die Störung der Nierenfunktion. Gastrointestinale Störungen, neurologische Störungen, Stoffwechselstörungen und Störungen im Bereich des Herzkreislaufsystems sind möglich und erfordern daher eine genaue Dosierung.

Wechselwirkungen Arzneimittel, die das Cytochrom P450-System stimulieren wie Johanniskraut, Erythromycin oder Carbamazepin, können die Elimination von Ciclosporin beschleunigen und so seine Wirkung vermindern. Von Organabstoßungen aufgrund der Wirkungslosigkeit von Ciclosporin als Folge einer Wechselwirkung wird berichtet.

Schwangerschaft und Stillzeit In Schwangerschaft und Stillzeit ist Ciclosporin kontraindiziert.

Gegenanzeigen Schwere Niereninsuffizienz, schwere Hypertonie und unkontrollierte Infekte.

12.6.2 Tacrolimus[89]

Auch die Wirkung von Tacrolimus beruht auf einer Hemmung von zellvermittelten und humoralen Immunantworten.

Nebenwirkungen Die Nebenwirkungen sind ähnlich wie die von Ciclosporin. Zusätzlich sind neurotoxische Symptome und Depressionen beobachtet worden.

Wechselwirkungen Tacrolimus wird durch das Cytochrom P450 3A4-System metabolisiert. Arzneistoffe, die dieses System stimulieren oder hemmen, können Tacrolimus im Blut erniedrigen oder erhöhen und so die Wirkung verändern. Bei gleichzeitiger Gabe nephrotoxischer oder neurotoxischer Arzneimittel wie bestimmten Antibiotika oder NSAR kann die Toxizität von Tacrolimus verstärkt werden.

Schwangerschaft und Stillzeit In Schwangerschaft und Stillzeit ist Tacrolimus kontraindiziert.

Gegenanzeigen Schwangerschaft

12.6.3 Sirolimus[90]

Sirolimus unterscheidet sich im Wirkungsmechanismus von Ciclosporin und Tacrolimus, indem es die Wirkung von Interleukin 2 hemmt. Sirolimus wird eingesetzt nach Nierentransplantationen, es zeichnet sich auch durch eine geringere Nephrotoxizität als die genannten Immunsuppressiva aus.

12.6.4 Glucocorticoide

Neben ihrer entzündungshemmenden Wirkung haben die Glucocorticoide auch eine starke immunsuppressive Wirkung. Diese wird benützt zur Behandlung der rheumatoiden Arthritis, des Morbus Crohn und der multiplen Sklerose. Wann immer es möglich ist, werden Glucocorticoide topisch, z. B. im Bronchialtrakt, an der Haut und bei entzündlichen Darmerkrankungen eingesetzt. Oft ist dennoch die systemische Gabe notwendig.

---

87 A, CH, D: Simulect

88 A, D: Zinbryta, CH: –

89 A, CH, D: Prograf

90 A, CH, D: Rapamune

12.6.5 Zytostatika

Mycophenolat mofetil[91]

Mycophenolat mofetil wird zur Unterdrückung der Abstoßung nach Nieren- und Herztransplantationen in Kombination mit Ciclosporin und Glucocorticoiden eingesetzt.

Nebenwirkungen   Die Nebenwirkungen sind geringer als die der genannten Immunsuppressiva, beschränken sich auf Durchfälle und Infektanfälligkeit. Gleichzeitige Verabreichung von Colestyramin hemmt die Resorption von Mycophenolat-mofetil.

Schwangerschaft und Stillzeit   In Schwangerschaft und Stillzeit soll Mycophenolat mofetil nicht eingesetzt werden.

Cyclophosphamid[92]

Cyclophosphamid ist ein alkylierendes Zytostatikum, das in niedriger Dosis auch zur Immunsuppression verwendet wird. In dieser Dosis ist Cyclophosphamid besser verträglich, dennoch können gastrointestinale Nebenwirkungen, Blutbildstörungen oder Haarausfall auftreten.

Nebenwirkungen   Gastrointestinale Störungen wie Übelkeit und Erbrechen, Blutbildveränderungen, toxische Wirkungen auf Blase und Harntrakt, Störungen der Ovulation und der Wundheilung wurden beobachtet. Bei hohen Dosen kann es zu Myokardnekrosen kommen.

Wechselwirkungen   Der Abbau von Cyclophosphamid wird durch Allopurinol gehemmt und es kann zu gefährlichen Intoxikationen kommen. Cyclophosphamid soll nicht zugleich mit Glucocorticoiden verabreicht werden. Enzyminduzierende Stoffe wie Antiepileptika können die Konzentrationen von Cyclophosphamid erhöhen und damit seine Toxizität verstärken.

Schwangerschaft und Stillzeit   In der ersten Hälfte der Schwangerschaft ist Cyclophosphamid absolut kontraindiziert, in der zweiten Hälfte bei gravierender Indikation verwendbar. In der Stillzeit darf Cyclophosphamid nicht gegeben werden.

Methotrexat[93]
▶ Kap. 9

Azathioprin[94]
▶ Kap. 9

12.6.6 Monoklonale Antikörper

Muromonab CD3[95]

Muromonab CD3 wird zur Behandlung akuter Abstoßungsreaktionen nach Organtransplantationen eingesetzt.

Wichtige Nebenwirkungen sind Fieber, Schüttelfrost, Brustschmerzen und gastrointestinale Beschwerden. Blutbildveränderungen und Anfälligkeit gegen Infektionen wie bei allen immunsuprimierenden Substanzen.

Basiliximab[96]

Basiliximab wird zur Prophylaxe der akuten Transplantatabstoßung in Kombination mit Ciclosporin und Glucocorticoiden eingesetzt.

Nebenwirkungen sind hauptsächlich Verstopfung, Harnweginfekte, Schmerzen und Wasserretention und in der Folge Hypertonie.

Daclizumab[97]

Dieser monoklonale Antikörper dient zur Prophylaxe akuter Abstoßungsreaktionen nach Nierentransplantationen. Die Nebenwirkungen sind mit denjenigen von Basiliximab vergleichbar.

---

91   A: Cellcept, Myfortic; CH, D: Cellcept
92   A, CH, D: Endoxan

93   A: Ebetrexat; CH: Methotrexat; D: Lantare
94   A, CH, D: Imurek
95   A, CH: –; D: Orthoclone
96   A, CH: –; D: Simulect
97   A: Zinbryta; CH: –; D: Zenapax

Antiinfektive Arzneimittel

© Springer-Verlag GmbH Deutschland 2018
E. Beubler, *Kompendium der Pharmakologie*,
https://doi.org/10.1007/978-3-662-54559-1_13

13.1 Antibiotika[1]

Für die Auswahl eines Antibiotikums zur Behandlung einer bakteriellen Infektion ist es für den behandelnden Arzt nicht so wichtig, die genaue Wechselwirkung zwischen Antibiotikum und Mikroorganismus zu kennen. Wichtiger ist es für die Therapie – vor allem für eine Kombinationstherapie – zu erkennen, ob ein Antibiotikum bakterizid, d. h. Bakterien abtötend oder bakteriostatisch, d. h. Bakterien in ihrer Vermehrung hemmend, ist (Tab. 13.1). Da gewisse bakterizide Antibiotika nur die in Vermehrung befindlichen Zellen töten können, ist es verständlich, dass eine Kombination eines solchen Antibiotikums mit einem bakteriostatischen Antibiotikum keinen Sinn ergibt. Bei den einzelnen Vertretern wird auf Kombinationsmöglichkeiten hingewiesen.

Bei der Auswahl des Antibiotikums sind mehrere Kriterien ausschlaggebend: Das erkrankte Organ, respektive Organsystem, die Dringlichkeit einer antibiotischen Therapie aufgrund des Allgemeinzustands des Patienten, eine Verdachtsdiagnose hinsichtlich des beteiligten Erregers und die mikrobiologische Abklärung. Oft wird man nicht auf das Laborergebnis warten, sondern aufgrund der Verdachtsdiagnose mit einem bestimmten Antibiotikum die Therapie beginnen.

Die klinische Erfahrung ist hier ein nicht zu unterschätzendes Faktum. Die heute am häufigsten verordneten Antibiotika gehören zu den Betalactamen (Penicilline, Cephalosporine und Peneme) den Tetracyclinen (Minocyclin und Doxicyclin) und den Makroliden (Azithromycin, Clarithromycin, Erythromycin). Die Verordnung der Gyrasehemmer, allen voran Ciprofloxacin und Ofloxacin, ist leicht rückläufig. Sulfonamide sind faktisch verschwunden und auch die Verordnung der Sulfonamid-Trimetoprim-Kombination (Cotrimoxazol) geht zurück.

13.1.1 Betalactam-Antibiotika

Penicilline

Die wichtigsten Vertreter der Penicilline

- Benzylpenicillin (nur parenteral)
  - Penicillin G[2]
- Phenoxymethylpenicillin (peroral)
  - Penicillin V[3]
- Isoxazolylpenicilline (Penicillinase-fest)
  - Flucloxacillin[4]
- Aminopenicilline (Breitbandwirkung)
  - Ampicillin[5]
  - Amoxicillin[6]
- Acylaminopenicilline
  - Mezlocillin[7]
- Penicilline + Betalactamase-Hemmer
  - Amoxicillin + Clavulansäure[8]
  - Piperacillin + Tazobactam[9]
  - Sultamicillin[10]

Wirkungsmechanismus   Penicilline zeigen eine bakterizide Wirkung auf sich vermehrende Bakterien

Tab. 13.1 Bakteriostatische und bakterizide Antibiotika	
Bakteriostatisch	**Bakterizid**
Tetracycline	Betalactam-Antibiotika
Makrolide	Penicilline
Sulfonamide	Cephalosporine
Trimethoprim	Peneme
Chloramphenicol	Gyrasehemmer
	Aminoglykoside

---

1   Dieser Ausdruck wird hier für alle antibakteriellen Substanzen verwendet.

2   A, CH, D: Penicillin

3   A, CH: Ospen; D: Isocillin

4   A, CH: Floxapen; D: Staphylex

5   A: Standacillin; CH, D: Ampicillin

6   A, CH: Clamoxyl; D: Amoxicillin

7   A: Baypen; CH: –; D: Mezlocillin

8   A, CH: Augmentin; D: Augmentan

9   A: Tazonam; CH, D: Tazobac

10   A: Unasyn; CH: –; D: Unacid

durch Hemmung der Zellwandsynthese aufgrund einer Blockierung der bakteriellen Transpeptidase.

Wirkungen (Indikationen)   Penicilline sind allgemein anwendbar bei Infektionskrankheiten des Mund- und Rachenraumes, des Atmungstraktes, der Haut und der Geschlechtsorgane. Von den Erregern zu nennen sind Streptokokken, Pneumokokken, Staphylokokken, *Haemophilus influenzae*, Borrelien und andere.

Applikationsformen   Während Penicillin G und Acylaminopencilline nur parenteral wirksam sind, können Penicillin V, die penicillinaseresistenten Isoxazolylpenicilline und die Aminopenicilline auch oral verabreicht werden.

Nebenwirkungen   Die häufigste Komplikation ist die Penicillinallergie aufgrund einer früheren Sensibilisierung. Darüber hinaus sind Penicilline auch in hohen Dosen gut verträglich.

Kombinationsmöglichkeiten   Kombinationen mit bakteriostatischen Antibiotika sollen vermieden werden. Eine wichtige Kombination ist die mit Betalactamase-Hemmern. Viele Bakterien bilden ein Enzym, die Betalactamase, die in der Lage ist, Penicilline abzubauen. Der Zusatz eines Betalactamase-Hemmers kann diesen Prozess stoppen und das Penicillin wirksamer machen.

Wechselwirkungen   Die Wirksamkeit oraler Antikonzeptiva kann durch Penicilline gehemmt werden. Bei der Kombination mit Antipyretika kann es zur gegenseitigen Ausscheidungshemmung kommen. Eine Kombination mit bakteriostatischen Antibiotika soll vermieden werden.

Schwangerschaft und Stillzeit   Penicilline sind die Antibiotika der Wahl in Schwangerschaft und Stillzeit.

Gegenanzeigen   Penicillin-Überempfindlichkeit, auch Cephalosporin-Überempfindlichkeit wegen einer möglichen Kreuzallergie.

Benzylpenicillin (Penicillin G)

Wirkungen   Gute Wirkung gegen verschiedene Streptokokken, Gonokokken, Meningokokken, Diphteriebakterien, Spirocheten und Anaerobier.

Ferner wirksam gegen *Staphylococcus aureus*, Listerien, Clostridien und Campylobacter-Arten. Die meisten Staphylokokken-Stämme sind resistent. Resistent sind auch Salmonellen, *Vibrio cholerae* u. a.

Applikationsarten   Pencillin G kann nur intramuskulär oder intravenös verabreicht werden. Depotpenicilline wie Benzathin-Penicillin-G[11] lassen eine Wirkung über 3–4 Wochen erwarten. Benzathin-Penicillin-G kann auch oral angewendet werden.

Wechselwirkungen   Penicillin G kann die Wirksamkeit von Antikoagulanzien, Thrombozytenaggregationshemmern und oralen Kontrazeptiva vermindern.

Phenoxymethylpenicilline (Penicillin V[12])

Wirkungen   Das Wirkungsspektrum entspricht dem des Penicillin G. Hauptindikationen sind leichtere Infektionen wie Streptokokkenangina, Scharlach, Borrelieninfektionen, Harnwegsinfektionen und Endokarditis-Prophylaxe.

Applikationsformen   Phenoxymethyl-Penicilline sind säurestabil und daher oral anwendbar.

Nebenwirkungen   Geringere Sensibilisierungsgefahr, aber gastrointestinale Störungen.

Schwangerschaft und Stillzeit   Auch Penicillin V ist in Schwangerschaft und Stillzeit verwendbar.

Gegenanzeigen   Nicht angewendet werden sollen Phenoxymethylpenicilline bei Meningitis, Sepsis und Endokarditis.

Isoxazolylpenicilline (Flucloxacillin[13])

Flucloxacillin ist Penicillinase-fest, säurefest und oral anwendbar. Es ist gut wirksam gegen Penicillinase-bildende Staphylokokken.

Nebenwirkungen   Gelegentlich gastrointestinale Wirkungen wie Übelkeit und Durchfall, selten

---

11   A: Retarpen; CH: –; D: Tardocillin

12   A, CH: Ospen; D: Isocillin

13   A, CH: Floxapen; D: Staphylex

Überempfindlichkeitsreaktionen. Vereinzelte Fälle von Colitis und gelegentlich Anstieg der Serumtransaminasen wurden beobachtet.

Wechselwirkungen   Flucloxacillin soll nicht mit anderen bakteriostatisch wirkenden Antibiotika wie Tetracyclinen oder Erythromycin kombiniert werden. Orale Konzeptiva können ihre Wirkung verlieren.

Gegenanzeigen   Penicillinallergie, Kreuzreaktion mit anderen Penicillinderivaten ist möglich.

Aminopenicilline

- **Ampicillin[14]**

Wirkungen   Ampicillin ist ähnlich wirksam wie Penicillin G, zeigt unterschiedliche Resistenzausbildungen, Kreuzresistenz besteht mit Amoxycillin und Penicillin G.

Applikationsformen   Ampicillin wird peroral verabreicht

Nebenwirkungen   Gut verträglich, gelegentlich Magen-Darm-Erscheinungen und Exantheme. Unter Umständen pseudomembranöse Enterocolitis mit *Clostridium difficile*, die mit Vancomycin behandelt werden kann.

Wechselwirkungen   sind ähnlich wie bei Penicillin G

Gegenanzeigen   Staphylokokken-, Streptokokken- und Pneumokokkeninfektion, Angina, Pneumonie und Wundinfektion.

- **Amoxicillin[15]**

Wirkungen   Wirkungsspektrum ähnlich wie das von Ampicillin, wichtige Indikationen sind die orale Behandlung von Sinusitis, Mittelohrentzündung und Bronchitis, sowie unkomplizierte Harnwegsinfektionen.

Applikationsformen   Amoxicillin wird oral verabreicht.

Nebenwirkungen und Interaktionen   Wie bei Ampicillin.

Acylaminopenicilline (Mezlocillin[16] und Piperacillin)

Wirkungen   Piperacillin und Mezlocillin sind gut wirksam gegen Enterobakterien, Haemophilus und Anaerobier. Sie sind einsetzbar bei Infektionen des Urogenitaltrakts und der Gallenwege.

Kombinationsmöglichkeit   Kombination von Mezlocillin und Sulbactam ist zur Betalactamase-Hemmung sinnvoll. Auch Kombinationen mit Metronidazol können das Wirkungsspektrum verbessern.

Wechselwirkungen   Die Wirkung von oralen Antikoagulanzien und Thrombozytenaggregationshemmern kann beeinflusst werden.

Kombinationen von Penicillinen mit Betalactamasehemmern

Die Resistenz von gramnegativen Stäbchen und Staphylokokken ist weitgehend durch Betalactamasen bedingt, die Penicilline abbauen. Dieser Effekt lässt sich teilweise durch Betalactamase-Hemmer vermindern. Diese Zusatzstoffe haben jedoch selbst Nebenwirkungen und können in ungünstigen Fällen Betalactamase induzieren. Daher sind die klinischen Ansichten über diese Kombinationen geteilt.

- **Amoxicillin + Clavulansäure[17]**

Wirkungen   Clavulansäure ist ein starker, irreversibler Betalactamase-Hemmer und macht an sich Amoxicillinresistente Stämme von Staphylokokkus, Haemophilus influenzae und andere für Penicilline empfindlich.

Nebenwirkungen   Clavulansäure kann zu Übelkeit, krampfartigen Bauchschmerzen, Erbrechen und Durchfall führen. Eine Überschreitung der empfohlenen Dosis ist nicht ratsam. Leberfunktionsstörungen und cholestatische Gelbsucht sind beobachtet worden.

Wechselwirkungen   Die Kombination Amoxicillin und Clavulansäure kann die Wirkung von

---

14   A: Standacillin; CH: –; D: Ampicillin

15   A, CH: –; D: Amoxicillin

16   A: Baypen; CH: –, D: Mezlocillin

17   A, CH: Augmentin; D: Augmentan

Antikoagulanzien, Thrombozytenaggregationshemmern und oralen Kontrazeptiva vermindern.

Gegenanzeigen   Überempfindlichkeit gegenüber Betalactam-Antibiotika und frühere Leberschädigung bei der Anwendung dieser Kombinationen.

- **Piperacillin + Tazobactam[18]**

Wirkungen   Tazobactam hemmt die meisten Betalactamasen und auch viele Cephalosporinasen. Piperacillin wirkt in dieser Kombination auch gegen sonst resistente Stämme von *Staphylococcus aureus, Haemophilus influenzae* und *Escherichia coli.*

Nebenwirkungen   Gastrointestinale Störungen wie weicher Stuhl oder Durchfall, Bauchschmerzen, Krämpfe, Übelkeit und Erbrechen, Anstieg der Leberenzyme und Blutbildveränderungen, kardiovaskuläre Störungen und eventuell pseudomembranöse Enterokolitis.

- **Ampicillin + Sulbactam[19]**

Anwendbar bei Betalactamase-bildenden Stämmen von *Staphylococcus aureus* und epidermis, *Escherichia coli, Klebsiella pneumoniae* u. a.

Nebenwirkungen   Blutveränderungen und vereinzelt Erhöhung der Leberenzymwerte.

Wechselwirkungen   Eine Kombination mit bakteriostatisch wirkenden Antibiotika wie Tetracyclinen oder Makroliden soll vermieden werden. Orale Kontrazeptiva und Thrombozytenaggregationshemmer werden in ihrer Wirksamkeit vermindert.

Gegenanzeigen   Nicht anwenden bei lymphatischer Leukämie oder infektiöser Mononukleose wegen vermehrter Hautreaktionen.

Cephalosporine

Wirkungemechanismus   Die Cephalosporine (□ Tab. 13.2) hemmen wie die Penicilline die Synthese der Bakterienzellwand und wirken nur in der Wachstumsphase der Bakterien bakterizid.

Wirkungen   Cephalosporine sind gegen viele grampositive und gramnegative Bakterien wirksam.

Nebenwirkungen   Allergische Reaktionen sind seltener als bei Penicillinen und es ist meist keine Kreuzallergie mit Penicillinen zu beobachten. Bei oraler Gabe kann es gastrointestinale Störungen und nach intramuskulärer Injektion Schmerzen und Gewebeschädigung geben. Intravenös können Cephalosporine zu Thrombophlebitis führen.

Wechselwirkungen   Cephalosporine können die Wirksamkeit von Antikoagulanzien und Thrombozytenaggregationshemmern vermindern.

Schwangerschaft und Stillzeit   Wie die Penicilline können Cephalosporine (□ Tab. 13.2) in Schwangerschaft und Stillzeit eingesetzt werden.

Carbapeneme

Die Carbapeneme vereinigen Wirkungen der Penicilline und der Cephalosporine und sind zur Behandlung eines sehr großen Erregerspektrums geeignet. Sie hemmen ebenfalls die Zellwandsynthese der Bakterien und zeigen bereits in niedrigen Konzentrationen eine starke bakterizide Wirkung. Auch β-Lactamase bildende Stämme sind gut behandelbar.

Wichtige Vertreter
- Imipenem[20]
- Meropenem[21]
- Aztreonam[22]
- Ertapenem[23]

Die wichtigsten Indikationen sind Mischinfektionen und schwere Infektionen auch vor dem Erregernachweis, Sepsis, intraabdominelle und gynäkologische

---

18   A: Tazonam; CH, D: Tazobac

19   A: Unasyn; CH: –; D: Unacid

20   A: Zienam; CH: Imipenem in Komb.; D: Zienam

21   A: Optinem; CH, D: Meronem

22   A, CH: Azactam; D: Cayston

23   A, CH, D: Invanz

◪ Tab. 13.2 Wichtige Vertreter der Cephalosporine

Generation	Vertreter	Eigenschaften
Parenteral zu applizierende Cephalosporine		
1. Generation	Cefazolin[a]	Basis-Cephalosporin gegen Staphylokokken Keine β-Lactamasestabilität
2. Generation	Cefuroxim[b] Cefamandol[c] Cefoxitin[d]	β-Lactamase-stabil Schwere Infektionen durch empfindliche Erreger: Atemwege Urogenitaltrakt, Peritonitis, Haut, Weichteile, Knochen, Gelenke) β-Lactamasestabil, besonders gegen Anaerobier
3. Generation	Cefotaxim[e] Ceftriaxon[f] Ceftazidim[g] Cefepim[h]	Breitspektrum-Cephalosporine Pseudomonas-wirksam
Peroral applizierbare Cephalosporine		
1. Generation	Cefalexin[i] Cefaclor[j] Cefadroxil[k]	Gegen gramnegative Stäbchen, gegen Strepto- und Pneumokokken und *Haemophilus influenza*
2. Generation	Cefuroxim[l]	β-Lactamasestabil gegen Pneumo-, Strepto- und Staphylokokken, gegen viele resistente Stämme
3. Generation	Cefixim[m] Cefpodoxim[n]	Ähnlich wie 1. Generation, aber viel stärker wirksam

[a] A, CH: Kefzol; D: Cefazolin
[b] A: Cefuroxim; CH: Zinacef; D: Elobact
[c] A, CH: Mandokef; D: –
[d] A: Mefoxitin; CH, D: –
[e] A: Cefotaxin; CH: –; D: Claforan
[f] A, CH, D: Rocephin
[g] A: Fortum; CH: Fortam; D: –

[h] A, CH: Cefepim; D: Maxipime
[i] A: Ospexin; CH: –; D: Cephalex
[j] A, CH: Ceclor; D: Panoral
[k] A, Duracef; CH: –; Grüncef
[l] A: Zinnat; CH: Zinacef; D: Cefuroxim
[m] A: Aerocef; CH, D: Cefixim
[n] A: Otreon; CH: Cefpodoxim, D: Orelox

Infektionen und Fälle, bei denen Penicilline und Cephalosporine versagen. Sie sind auch einsetzbar bei Meningitis, die durch sonst resistente Keime verursacht ist, bei komplizierten Harnwegsinfektionen (vor allem Aztreonam) und bei schweren Zahninfektionen (Ertapenem).

Nebenwirkungen   Carbapeneme sind relativ gut verträglich, gastroinestinale Störungen, Hautreaktionen und zentralnervöse Nebenwirkungen wurden beobachtet. Selten treten Blutbildveränderungen auf.

Kombinationsmöglichkeiten   Kombinationen mit Vancomycin, Metronidazol, einem Aminoglykosid oder Ciprofloxacin sind möglich.

Schwangerschaft und Stillzeit   In Schwangerschaft und Stillzeit sollen Carbapeneme nicht verwendet werden.

13.1.2 Tetracycline

Tetracycline sind Breitbandantibiotika mit bakteriostatischer Wirkung.

Vertreter
- Doxycyclin[24]
- Minocyclin[25]
- Tigecyclin[26]

Wirkungsmechanismus Tetracycline hemmen die ribosomale Proteinsynthese und verhindern dadurch die Vermehrung der Bakterien.

Wirkungen Tetracycline sind wirksam gegen Streptokokken und Pneumokokken, Meningokokken, Listerien, Yersinien, *Campylobacter jejuni*, Borrelien, Chlamydien und bei Bronchitis mit *Mycoplasma pneumoniae* u. a. m. **Minocyclin** wird gegen Bakterien bei Akne eingesetzt.

Nebenwirkungen Tetracycline zeichnen sich durch gute Verträglichkeit aus, gastrointestinale Reizungen sind nicht selten. Wegen Komplexbildung mit zweiwertigen Kationen kommt es zu einer irreversiblen Veränderung der Zähne, zu Nagelschäden und Wachstumsstörungen. Zu beachten ist auch die Photosensibilisierung.

Kombinationsmöglichkeiten Tetracycline sollen nicht mit Betalactam-Antibiotika kombiniert werden.

Wechselwirkungen Tetracycline verstärken die Wirkung von Antikoagulanzien und von oralen Antidiabetika. Antazida vermindern die Tetracyclinresorption.

Schwangerschaft und Stillzeit Tetracycline sollen in Schwangerschaft und Stillzeit nicht verwendet werden.

Gegenanzeigen sind schwere Leberschäden, Schwangerschaft und Stillzeit.

13.1.3 Makrolid-Antibiotika

Makrolide und Ketolide sind kompliziert aufgebaute, zyklische Antibiotika mit einem Wirkungsspektrum ähnlich dem Penicillin G, jedoch wirken sie extrazellulär und intrazellulär und werden in Geweben gespeichert, sodass Blutspiegel und Wirksamkeitsdauer nicht korrelieren.

Wichtige Vertreter
- Makrolid
  - (Erythromycin[27])
  - Clarithromycin[28]
  - Roxithromycin[29]
  - Azithromycin[30]
  - Josamycin[31]
- Ketolid
  - Telithromycin[32]

Wirkungsmechanismus Makrolide hemmen die Proteinsynthese und wirken bakteriostatisch auf wachsende Keime. In höheren Dosen bzw. bei bestimmten Bakterien wirken sie auch bakterizid.

Wirkungen Makrolide wirken gegen grampositive extrazelluläre und intrazelluläre Keime ähnlich dem Penicillin G. Sie sind wirksam gegen Staphylo-, Strepto- und Pneumokokken, bei Keimen mit Penicillinresistenz und vor allem bewährt bei Erkrankungen des Atmungstraktes mit *Haemophilus influenzae* oder *Mycoplasma pneumoniae*. Azithromycin zeichnet sich durch eine hohe Gewebsbindung aus, sodass es nur 3 Tage verabreicht werden muss, um eine 14-tägige Wirkung zu erreichen.

Nebenwirkungen Gastrointestinale Störungen, Übelkeit, Durchfälle und unter Umständen Leberschädigungen können auftreten. Erythromycin kann zu EKG-Veränderungen führen.

---

24 A, CH: Vibramycin; D: Doxycyclin

25 A: Minostad; CH: Minocin; D: Klinomycin

26 A, CH, D: Tygacil

27 A, CH, D: Erythrocin

28 A, CH, D: Klacid

29 A: Rulide; CH, D: Roxithromycin

30 A, CH, D: Zithromax

31 A: Josalid; CH, D: –

32 A: Ketek; CH: –; D: Ketek

Wechselwirkungen   Makrolide, vor allem Erythromycin und Clarithromycin, hemmen Cytochrom-P450-Enzyme in der Leber, die für den Abbau anderer Arzneimittel wichtig sind. Diese Arzneimittel sind dann in ihrer Wirkung verstärkt und können vermehrt Nebenwirkungen verursachen. Dazu gehören Benzodiazepine, Statine, Phenytoin und Cumarine. Makrolid-Antibiotika können die Wirkung von Betalactam-Antibiotika hemmen. Eine gleichzeitige Einnahme ist nicht sinnvoll.

Schwangerschaft und Stillzeit   Erythromycin kann in der Schwangerschaft angewendet werden, Azithromycin, Clarithromycin und Roxithromycin sind Mittel zweiter Wahl. In der Stillzeit bestehen keine Bedenken gegen diese Antibiotika.

Gegenanzeigen   sind schwere Nierenschäden und gleichzeitige Verabreichung von Substanzen, welche die QT-Zeit im EKG verlängern.

- **Telithromycin**

Telithromycin hemmt wie die Makrolide die bakterielle Proteinsynthese. Es ist indiziert bei leichten bis mittelschweren Atemwegsinfektionen und anderen akuten Infektionen des oberen Respirationstraktes. Nebenwirkungen sind vor allem gastrointestinale Störungen und leichte zentral nervöse Störungen wie Kopfschmerzen und Schwindel.

13.1.4   Gyrasehemmer

Gyrasehemmer sind bakterizide Antibiotika. Sie hemmen ein Enzym, das Gyrase, auch Topoisomerase II heißt, und für die Ordnung des Erbgutes nach der Zellteilung verantwortlich ist. Wird dieses Enzym gehemmt, stirbt der Erreger ab. Der Mensch hat keine Gyrase und wird daher nicht geschädigt.

> **Wichtige Vertreter**
> - Ciprofloxacin[33]
> - Levofloxacin[34]
> - Moxifloxacin[35]
> - Norfloxacin[36]
> - Ofloxacin[37]
> - Nadifloxacin[38]

Wirkungsmechanismus   Die Gyrasehemmer haben alle den gleichen Wirkungsmechanismus, sie hemmen ein wichtiges Enzym, die Gyrase, die für die Vermehrung der Erreger wichtig ist.

Wirkungen   **Ciprofloxacin** hat ein breites Spektrum gegen grampositive und gramnegative Erreger. Es wirkt auch gegen Erreger, die gegen Penicilline, Cephalosporine und Aminoglykoside resistent sind, ist wirksam gegen *Haemophilus influenzae*, Campylobacter und Pseudomonas. Ciprofloxacin ist das Standardarzneimittel bei Infektionen der Harnwege, der Gallenwege und des Darmtraktes. Spezielle Indikationen sind Gonorrhö, Prostatitis, Legionellose, Milzbrand, Salmonellose und Reisediarrhö. Ciprofloxacin ist auch ein wichtiges Mittel bei Mukoviszidose.

Levofloxacin ist wirksam bei chronischer Bronchitis, komplizierten Harnwegsinfektionen, Haut- oder Weichteilinfektionen, ebenfalls bei Gonorrhö, Chlamydien und Mycoplasmeninfektionen. Levofloxacin ist auch wirksam bei Typhusenteritis und Lepra.

Moxifloxacin wurde als Atemwegsgyrasehemmer eingeführt. Auch bei schweren Haut- oder Weichteilinfektionen, Gallenwegsinfektionen und abdominellen Infektionen ist es anwendbar. Ebenso bei therapieresistenten Chlamydieninfektionen.

Nebenwirkungen   Das Nebenwirkungsprofil der Gyrasehemmer ist im Prinzip ähnlich. Am häufigsten sind gastrointestinale Reaktionen wie Übelkeit, Erbrechen, Diarrhö und Magenschmerzen, seltener zentral nervöse Reaktionen, wie Schwindel, Kopfschmerzen, Müdigkeit, Erregtheit und Ängstlichkeit. Unruhe und Schlaflosigkeit können in schweren Fällen mit Benzodiazepinen behandelt werden.

---

33   A, CH: Ciproxin; D: Ciprobay
34   A, CH, D: Tavanic
35   A: Avelox; CH, D: Avalox
36   A: Zoroxin; CH: Norflocin; D: Norfluxx
37   A, CH, D: Tarivid
38   A, D: Nadixa; CH:-

Hautreaktionen, Kreislaufreaktionen und ein gehemmtes Reaktionsvermögen im Straßenverkehr sind zu beachten.

Kombinationsmöglichkeiten Gyrasehemmer können mit anderen Antibiotika wie Betalactam-Antibiotika und Aminoglykosiden kombiniert werden. Auch Metronidazol und Clindamycin können in Kombination gegeben werden.

Wechselwirkungen Eine Reihe von Arzneimitteln kann die Resorption von Gyrasehemmern beeinflussen. Andererseits können Gyrasehemmer die Blutspiegel anderer Arzneimittel erhöhen und zu vermehrten Nebenwirkungen führen wie zum Beispiel von Theophyllin, Pentoxifyllin, Ciclosporin, Cumarinen, Benzodiazepinen und Methotrexat.

Schwangerschaft und Stillzeit Gyrasehemmer sind in Schwangerschaft und Stillzeit kontraindiziert.

Gegenanzeigen Kinder und Jugendliche sollen nicht mit Gyrasehemmern behandelt werden.

13.1.5 Aminogylkoside

Aminoglykoside sind bakterizide Antibiotika, die die Proteinsynthese in den Erregern hemmen. Sie besitzen ein breites Spektrum an antimikrobieller Aktivität, doch sind viele Resistenzen entstanden. Von den Nebenwirkungen sind die Nierentoxizität und Gehörschäden am gefährlichsten.

Wichtige Vertreter
- Gentamicin[39]
- Amikacin[40]
- Tobramycin[41]
- Neomycin[42]

Wirkungsmechanismus Aminoglykoside hemmen die bakterielle Proteinsynthese und sind bakterizid. Der Effekt wird durch Antibiotika, die mit der Zellwandsynthese interferieren (Betalactam-Antibiotika, Vancomycin, Bacitracin etc.), verstärkt.

Wirkungen Die Substanzgruppe besitzt ein breites Wirkungsspektrum und ist bei Enterobakterien, Staphylokokken und Pseudomonas verwendbar. Wenn andere, besser verträgliche Antibiotika versagen, können Aminoglykoside bei Sepsis und vielen anderen komplizierten Infektionen verwendet werden. Ein besonders breites Spektrum besitzt Amikacin, das auch noch wirkt, wenn Resistenzen gegen andere Vertreter dieser Gruppe vorliegen. Neomycin wird oral nicht resorbiert, kann aber zur Entkeimung des Darmes vor Operationen verwendet werden. Neomycin wird hauptsächlich lokal bei infektiösen Haut-, Augen- und Ohrenerkrankungen verwendet.

Applikationsformen Gentamicin, Tobramycin, Netilmicin und Amikacin sind als Ampullenlösungen zur parenteralen Applikation verfügbar. Gentamicin und vor allem Neomycin, gibt es in Lösungen, Puder, Salben, Cremes, Augen-, Ohren- und Nasentropfen, in besonderen Arzneiformen für die Zahnheilkunde sowie als Lutschtabletten und als Vaginalzäpfchen.

Nebenwirkungen Im Vordergrund stehen Gehörschäden und Nierenschädigungen. Auch Sehstörungen, Gleichgewichtsstörungen und Störungen des Geruchssinns sind möglich. Dazu kommen gastrointestinale Beschwerden und Hautschäden.

Kombinationsmöglichkeiten Aminoglykoside können mit anderen, zellwandschädigenden Antibiotika wie Betalactamen und Vancomycin kombiniert werden. Externa mit Glucocorticoiden werden oft mit Antibiotika dieser Gruppe kombiniert.

Wechselwirkungen Durch andere, potenziell gehörschädigende oder nephrotoxische Medikamente (Amphothericin B, Ciclosporin, Schleifendiuretika etc.) können die Nebenwirkungen der Aminoglykoside hinsichtlich Gehörschaden bzw. Nierentoxizität verstärkt werden.

---

39 A: Refobacin; CH: Garamycin; D: Refobacin

40 A: Biklin; CH: Amikin; D: Biklin

41 A: Tobrasix; CH: Obracin; D: Tobramycin

42 A: Baneocin; CH: in Kombination; D: Myacyne

Schwangerschaft und Stillzeit   In Schwangerschaft und Stillzeit ist die systemische Anwendung von Aminoglykosiden nicht erlaubt.

Gegenanzeigen   Niereninsuffizienz, Gehörschädigungen und Schwangerschaft. Vorsicht bei bestehendem Parkinsonismus.

13.1.6   Sulfonamide

Sulfonamide, 1935 von Domagk als erste wirksame antibakterielle Substanzen in die Therapie eingeführt, haben wegen Resistenzentwicklungen und Nebenwirkungen mittlerweile ihre Bedeutung verloren. Sulfonamide sind bakteriostatisch, sie hemmen die Synthese von Dihydrofolsäure und wirken auf grampositive und gramnegative Erreger. Nur die Kombination Sulfamethoxazol mit Trimethoprim wird heute noch verwendet.

> **Wichtiger Vertreter**
> - Sulfamethoxazol (in Kombination mit Trimethoprim)[43]

Wirkungsmechanismus   Sulfametoxazol verdrängt kompetitiv die p-Aminobenzosäure, die von Bakterien zum Aufbau der Hydrofolsäure benötigt wird. Sulfamethoxazol ist bakteriostatisch, auch in höheren Dosen nicht bakterizid.

Wirkungen   Die Kombination Sulfamethoxazol plus Trimethoprim, auch als Co-Trimoxazol bezeichnet, wird bei akuten und chronischen Harnweginfektionen, bei chronisch bakterieller Prostatitis und beim Prostataabszess eingesetzt. Bei eitriger Bronchitis und Sinusitis wirkt die Kombination gegen Haemophilus, Moraxella und Pneumokokken. Auch bei Typhus und Paratyphus ist Co-Trimoxazol wirksam. Ferner bei Enteritiden wie Ruhr, Cholera, Salmonellosis, Yersiniose und andere Infektionen. Eine wichtige Indikation ist die Prophylaxe und Therapie der *Pneumocystis jiroveci* (früher *carinii*), einer Lungenentzündung, die vor allem bei HIV-infizierten und immunsupprimierten Menschen auftritt.

Applikationsformen   Co-Trimoxazol gibt es als Tablette, Sirup oder Suspension und als i.v.-Infusion.

Nebenwirkungen   Im Vordergrund stehen allergische Reaktionen und Blutbildveränderungen, daneben gibt es Nebenwirkungen auf den Gastrointestinaltrakt wie Übelkeit, Erbrechen, Durchfälle und pseudomembranöse Kolitis. Selten Leberschädigungen und Veränderungen des Blutbildes. Ferner beobachtet wurden Neuropathien und Stoffwechselstörungen.

Wechselwirkungen   Sulfamethoxazol und Trimethoprim interferieren mit dem Cytochrom-P450-System und können im Einzelfall den Metabolismus anderer Arzneimittel beeinflussen. Gleichzeitig gegebene Antikoagulanzien vom Cumarintyp verlängern die Blutungszeit und der Blutspiegel von Phenytoin wird erhöht. Bei gleichzeitiger Gabe von Sulfonylharnstoffen kann eine Hypoglykämie auftreten.

Schwangerschaft und Stillzeit   Cotimoxazol ist bei Schwangerschaft ein Antibiotikum 2. Wahl. Einer Anwendung während der Stillzeit bei Harnwegsinfekten steht nichts im Wege.

Gegenanzeigen   Bluterkrankungen, Leberschäden und schwere Niereninsuffizienz.

13.1.7   Glykopeptidantibiotika

> **Wichtige Vertreter**
> - Vancomycin[44]
> - Teicoplanin[45]
> - Fosfomycin[46]
> - Bacitracin[47]

---

43   A, D: Eusaprim; CH: Bactrim

44   A: Vancomycin; CH: Vancocin; D: Vancomycin

45   A, CH, D: Targocid

46   A, CH, D: Monuril

47   A: Baneocin; CH: in Kombinationen; D: –

Wirkungsmechanismus   Glykopeptidantibiotika hemmen den Aufbau der bakteriellen Zellwand und sind bakterizid.

Wirkungen   Vancomycin und Teicoplanin sind wirksam gegen Staphylokokken und Streptokokken. Fosfomycin wird oral als Einmalgabe bei unkomplizierten Harnwegsinfekten und intravenös in der Intensivmedizin verwendet. Glykopeptidantibiotika sind wirksam gegen *Clostridium difficile*, Diphteriebakterien und grammpositive Anaerobier. Fosfomycin wirkt auch auf Salmonellen, Shigellen, Pseudomonas und auch bei Anaerobiern.

Applikationsformen   Vancomycin und Teicoplanin werden nicht resorbiert und sind daher nach oraler Gabe nur lokal im Darm wirksam. Für systemische Wirkungen müssen die Substanzen intravenös infundiert werden.

Nebenwirkungen   Vancomycin kann Gehörschädigungen und Blutbildveränderungen verursachen. Teicoplanin wird im Allgemeinen gut vertragen, selten aber treten Hörverlust, Tinnitus und Gleichgewichtsstörungen auf. Fosfomycin führt zu gastrointestinalen Nebenwirkungen mit Brechreiz und Magendruck, seltener Erbrechen und Durchfall.

Kombinationsmöglichkeiten   Glykopeptidantibiotika können mit Rifampicin[48] und Gentamicin[49] kombiniert werden. Dabei ist auf Gehörschäden zu achten.

Wechselwirkungen   Vorsicht bei Kombination mit anderen potenziell ototoxischen und nephrotoxischen Arzneimitteln.

Schwangerschaft und Stillzeit   Polypeptidantibiotika sollen in der Schwangerschaft nur bei vital bedrohlicher Situation verwendet werden. In der Stillzeit sind Vancomycin und Teicoplanin zwar milchgängig, werden vom Säugling aber nicht resorbiert.

Bacitracin ist ein ausschließlich lokal anwendbares, sehr toxisches Polypeptidantibiotikum mit bakterizider Wirkung auf grampositive Bakterien, vor allem Staphylokokken und Enterokokken. Verwendet wird es in Kombination mit Neomycin in Form von Salben, Pudern, Lösungen, Augen- und Nasensalben.

13.1.8 Daptomycin[50]

Daptomycin ist ein Lipopeptid, das als Porenbildner bakterizid gegen grampositive Keime wirkt. Es kann zu Behandlung schwerer Haut- und Weichteilinfektionen, sowie bei Endokarditis eingesetzt werden. Nebenwirkungen sind Muskelschmerzen, Schädigung der Muskulatur und Rhabdomyolyse.

13.1.9 Andere Antibiotika mit Wirkung auf die Proteinsynthese der Bakterien

Wichtige Vertreter
- Chloramphenicol[51]
- Clindamycin[52]
- Fusidinsäure[53]
- Linezolid[54]

Chloramphenicol

Chloramphenicol ist schwach wirksam und eher von historischer Bedeutung. Eine systemische Anwendung ist selten.

Clindamycin

Clindamycin hemmt die Proteinbiosynthese von Bakterien und wirkt bakteriostatisch oder bakterizid. Es ist ein wichtiges Antibiotikum für schwere Anaerobier- und Staphylokokkeninfektionen und ist

---

48   A: Eremfat; CH: Rifampicin; D: Eremfat

49   A: Refobacin; CH: Garamycin; D: Refobacin

50   A, CH, D: Cubicin

51   A: nur lokal; CH: in Kombination; D: Posifenicol

52   A, CH: Dalacin; D: Clinda

53   A, CH: Fucidin; D: Fucidine

54   A, CH, D: Zyvoxid

gut geeignet für Knochen- und Gewebsinfektionen. Wichtigste Nebenwirkung ist die pseudomembranöse Enterocolitis durch toxinbildende Clostridien. Zur Behandlung gibt man Vancomycin oral oder Metronidazol.

Fusidinsäure

Bakteriostatische Wirkung durch Hemmung der Proteinsynthese des Bakteriums. Fusidinsäure ist ein Staphylokokkenantibiotikum 2. Wahl bei schweren Staphylokokkeninfektionen. Bei oraler Gabe sind gastrointestinale Nebenwirkungen wie Magenschmerzen, Brechreiz oder Erbrechen möglich. Selten treten Leberschäden auf.

Linezolid

Linezolid hemmt die bakterielle Proteinsynthese an den Ribosomen und wirkt bakteriostatisch. Es ist ein neues Antibiotikum für Infektionen hoch resistenter grampositiver Erreger. Linezolid hat als Nebenwirkung eine Monoaminoxidase-Hemmung, woraus sich zahlreiche Interaktionen und Wechselwirkungen mit anderen Arzneimitteln ergeben. Weitere Nebenwirkungen sind Durchfall, Kopfschmerz und Blutdruckanstieg.

13.1.10 Nitroimidazole

Wichtige Vertreter
- Metronidazol[55]
- Nitrofurantoin[56]

Wirkungsmechanismus   Nitroimidazole hemmen die Nukleinsäuresynthese anaerober Bakterien und entwickeln dadurch eine stark bakterizide Wirkung.

Wirkungen   Metronidazol ist wirksam gegen Protozoen, *Entamoeba histolytica*, *Trichomonas vaginalis*, *Giardia lamblia* (Lamblien) und andere anaerobe Bakterien. So wirkt es auch gegen *Campylobacter fetus* und *Helicobacter pylori*. Zahlreiche Resistenzen wie gegen *Trichomonas vaginalis* und Helicobacter sind bekannt.

Nebenwirkungen   Metronidazol ist subjektiv nicht gut verträglich. Gastrointestinale Störungen wie Übelkeit, Erbrechen und Durchfälle sowie ein unangenehmer Metallgeschmack machen die Therapie schwierig. Dazu kommen periphere Neuropathien und zentral nervöse Störungen, Hautsensationen wie Exantheme und Juckreiz sowie eine ausgeprägte Alkoholintoleranz.

Kombinationsmöglichkeiten   Metronidazol wird oft in Kombination mit Breitspektrumantibiotika wie Piperacillin, Cephalosporinen und Ciprofloxacin verabreicht. Bei Helicobacter-pylori-Infektionen wird es mit Penicillinen oder Clarithromycin plus Omeprazol kombiniert.

Wechselwirkungen   Bei gleichzeitiger Gabe wird die Wirkung oraler Antikoagulanzien verstärkt und mit Alkohol gibt es antabusähnliche Wirkungen.

Schwangerschaft und Stillzeit   In der Schwangerschaft soll Metronidazol nur bei strengster Indikation und in der Stillzeit gar nicht verwendet werden.

Nitrofurantoin gilt als Ausweichpräparat bei akuter und rezidivierender Zystitis. Nebenwirkungen sind schwere allergische Reaktionen, gastrointestinale Störungen, zentralnervöse Symptome und Blutbildveränderungen. Von länger dauernder Einnahme wird abgeraten.

13.1.11 Behandlung der Tuberkulose

Die Tuberkulose nimmt weltweit zu und ist wahrscheinlich die Erkrankung, die die meisten Opfer fordert. Nach Schätzungen sterben jährlich zwei Millionen Menschen an Tuberkulose. Dabei ist diese Erkrankung mit einer kombinierten Therapie gut beherrschbar. Initial werden über zwei Monate Isoniazid, Rifampicin und Pyrazinamid verabreicht, bei vermuteter Resistenz zusätzlich mit Ethambutol kombiniert. Als weiterführende Therapie wird über 4 Monate Isoniacid mit Rifampicin verabreicht. Bei

---

55   A: Anaerobex; CH: Perilox; D: Metronidazol

56   A, CH, D: Furadantin

Patienten mit Befall der Knochen und Gehirnhäute wird die Therapie noch länger fortgeführt.

Vertreter zur Behandlung der Tuberkulose
- Isoniazid[57]
- Rifampicin[58]
- Rifabutin[59]
- Pyrazinamid[60]
- Ethambutol[61]

Isoniazid

Isoniazid ist an sich bakteriostatisch wirksam, bei Mykobakterien, die sich in Teilung befinden, jedoch bakterizid. Der Wirkungsmechanismus ist unbekannt. Die wichtigsten Nebenwirkungen sind Hautreaktionen und Fieber, in Einzelfällen kommt es zu Leberschädigungen und Blutbildveränderungen. Die Blutspiegel von Antiepileptika wie Phenytoin[62], Ethosuximid[63] und Carbamazepin[64] werden erhöht und zugleich auch deren Nebenwirkungen vermehrt.

Rifampicin und Rifabutin

Diese Substanzen hemmen die Nukleinsäuresynthese und wirken extrazellulär und intrazellulär bakterizid. Wichtige Nebenwirkungen sind Hautreaktionen, Fieber und gastrointestinale Störungen, Leberschäden sind selten. Durch Enzyminduktion können sie den Abbau von Cumarinen, Glucocorticoiden und oralen Antidiabetika beschleunigen und diese wirkungslos machen. Auch orale Kontrazeptiva werden in ihrer Wirkung gehemmt.

Ethambutol

Ethambutol hemmt das Wachstum von Mykobakterien, der Wirkungsmechanismus ist nicht bekannt. Als Nebenwirkungen sind Sehstörungen, vor allem Rot-Grün-Blindheit, zu beachten. Ansonsten ist Ethambutol gut verträglich.

Pyrazinamid

Pyrazinamid ist wegen des sauren intrazellulären Milieus auf phagozytierte Mykobakterien wirksam. Als Nebenwirkungen sind Uratablagerungen in den Gelenken sowie gastrointestinale Störungen und Fieber zu beachten. In höheren Dosen kann Pyrazinamid lebertoxisch sein.

Rifaximin[65]

Rifaximin wirkt ähnlich wie Rifampicin auf die bakterielle Synthese von RNA über Hemmung einer Polymerase. Rifaximin wird peroral verabreicht, aber faktisch nicht resorbiert, woraus eine äußerst hohe Verträglichkeit resultiert. Die Wirkung im Darm kann zur Behandlung einer Reisediarrhö herangezogen werden. Weitere Indikationen sind pseudomembranöse Colitis, Divertikelerkrankungen und präoperative Darmdekontamination.

13.2 Virustatika

In diesem Kapitel sollen Substanzen besprochen werden, die gegen Herpes- oder Influenzaviren sowie gegen Hepatitis B und Hepatitis C wirksam sind. HIV-Therapeutika und Substanzen gegen Zytomegalie-Viren werden in diesem Buch nicht besprochen.

Wichtige antivirale Substanzen
- Gegen Herpesviren
  - Aciclovir[66]
  - Valaciclovir[67]

---

57 A: INH; CH: –; D: Isozid

58 A: Eremfat; CH: Rifampicin; D: Eremfat

59 A, CH, D: Mycobutin

60 A: Pyrafat; CH: Pyrazinamid; D: Pyrafat

61 A, CH, D: Myambutol

62 A: Epanutin; CH, D: Phenhydan

63 A, CH: Petinimid; D: Petnidan

64 A, CH: Tegretol; D: Tegretal

65 A: Colidimin; CH, D: Xifaxan

66 A, CH, D: Zovirax

67 A, CH, D: Valtrex

- Famciclovir[68]
- Brivudin[69]
- Gegen Influenza-Viren
  - Zanamivir[70]
  - Oseltamivir[71]
- Gegen Hepatitis B
  - PEG-Interferon alpha[72]
  - Tenofovir[73]
  - Entecavir[74]
  - Telbivudin[75]
  - Lamivudin[76]
- Gegen Hepatitis C
  - PEG-Interferon-alpha[77]
  - Ribavirin[78]
  - Simeprevir[79]
  - Paritapreviv[80]
  - Sovosbuvir[81]
  - Basabuvir[82]
  - Daclatasvir[83]
  - Ledipasvir[84]
  - Ombitasvir[85]
  - Ritonavir[86]

---

68   A, CH, D: Famvir

69   A: Mevir; CH: Brivex; D: Zostex

70   A, CH, D: Relenza

71   A, CH, D: Tamiflu

72   A, CH, D: Pegasys

73   A, CH, D: Genvoya

74   A, CH, D: Baraclude

75   A, CH, D: Sebivo

76   A, CH, D: Zeffix

77   A, CH, D: Pegasys

78   A, CH, D: Cobegus

79   A, CH, D: Olysio

80   A, CH, D: in: Viekirax

81   A, CH, D: Sovaldi und in Harvoni

82   A, CH, D: Exviera

83   A, CH, D: Daklinza

84   A, CH, D: in: Harvoni

85   A, CH, D: in: Viekirax

86   A, CH, D: in: Viekirax

13.2.1   Mittel gegen Herpesviren

Aciclovir/Valaciclovir

Wirkungsmechanismus   Die Substanzen hemmen die virale DNS-Polymerase und verhindern so eine Vermehrung. Bei Viren, die sich nicht vermehren, hat Aciclovir keine Wirkung und reduziert auch nicht die Rezidivhäufigkeit. Valaciclovir ist ein Ester von Aciclovir der schneller resorbiert und dann in Aciclovir umgewandelt wird.

Wirkungen   Aciclovir und Valaciclovir werden bei schweren Herpes-simplex-, Herpes-zoster- und Herpes-genitalis-Infektionen eingesetzt.

Arzneiformen   Aciclovir gibt es zur oralen Verabreichung als Tablette und als Saft zur parenteralen Verabreichung, als Pulver zur Herstellung einer Infusionslösung und zur lokalen Gabe als Creme sowie als Augensalbe.

Nebenwirkungen   Aciclovir und Valaciclovir sind im Allgemeinen gut verträglich. Selten kommt es zu gastrointestinalen Störungen wie Übelkeit und Erbrechen oder Durchfall. Weitere Nebenwirkungen sind Kopfschmerzen, Schwindel und Hautausschlag. Bei höheren Dosen kommt es zu zentralnervösen Störungen mit Verwirrtheit und Halluzinationen.

Wechselwirkungen   Bei gleichzeitiger Gabe von nephrotoxischen Substanzen kann die Nephrotoxizität verstärkt werden.

Schwangerschaft und Stillzeit   Die systemische Gabe in der Schwangerschaft ist nur bei strenger Indikation gestattet. In der Stillzeit soll bei parenteraler Gabe eine Stillpause eingelegt werden. Lokale Applikation ist sowohl in der Schwangerschaft als auch in der Stillzeit unproblematisch.

Famciclovir[87]

Famciclovir hat einen ähnlichen Mechanismus wie Aciclovir und wird ebenfalls bei Herpes genitalis und

---

87   A, CH, D: Famvir

Herpes zoster eingesetzt. Mögliche Nebenwirkungen sind Kopfschmerzen und Übelkeit. Auf eingeschränkte Nierenfunktion ist zu achten.

Brivudin[88]

Brivudin ist eine Alternative zu Aciclovir, wenn Viren gegen dieses resistent sind. Als Nebenwirkungen treten Übelkeit, Erbrechen, Durchfall, Bauchschmerzen, Kopfschmerz und Müdigkeit auf. Gelegentlich kommt es zu Beeinträchtigung der Niere, der Leber und zu Blutbildveränderungen.

Wechselwirkungen Bei gleichzeitiger Gabe mit Fluorouracil erhöht sich die Gefahr von Nebenwirkungen.

Schwangerschaft und Stillzeit In Schwangerschaft und Stillzeit ist Brivudin kontraindiziert.

13.2.2 Grippetherapie

Mit Zanamivir[89] und Oseltamivir[90] stehen heute zwei Substanzen zur Verfügung, die erstmals gegen Influenza A und B wirksam sind. Sie hemmen die virale Neuraminidase, ein Enzym, das für die Vermehrung des Influenzavirus unbedingt notwendig ist. Die Behandlung soll möglichst in den ersten 24 Stunden nach Krankheitsbeginn einsetzen. Während Zanamivir inhaliert werden muss, kann Oseltamivir auch oral verabreicht werden, was einen großen Vorteil darstellt. Die Substanzen sind gut verträglich, bei Oseltamivir kann gelegentlich Übelkeit und Erbrechen auftreten.

Schwangerschaft und Stillzeit Es liegen keine ausreichenden Daten für die Anwendung von Oseltamivir bei Schwangeren vor.

Wechselwirkungen Es sind bis jetzt keine gravierenden Wechselwirkungen bekannt.

---

88 A: Mevir; CH: Brivex; D: Zostex

89 A, CH, D: Relenza

90 A, CH, D: Tamiflu

13.2.3 Hepatitis

Hepatitis A

Das Hepatitis-A-Virus wird durch kontaminierte Lebensmittel oder Trinkwasser übertragen. Die Erkrankung zeigt keinen chronischen Verlauf und ist selbst limitierend. Zur Prophylaxe steht eine aktive Immunisierung zur Verfügung, in Einzelfällen ist auch eine passive Immunisierung indiziert.

Hepatitis B

Hepatitis B wird durch Körperflüssigkeiten übertragen, dementsprechend bei sexuellem Kontakt oder Spritzentausch bei Drogenabhängigen. In 50–70 % der Fälle verläuft die Erkrankung chronisch. Die Basistherapie von Hepatitis B ist pegyliertes Interferon (PEG-Interferon). Es kann auch in der Frühphase einer akuten Hepatitis-C-Infektion verwendet werden. Nebenwirkungen sind grippeähnliche Symptome wie Fieber, Schüttelfrost, Müdigkeit, Gelenk- und Muskelschmerzen. Bei fortgeschrittener Leberzirrhose soll es nicht gegeben werden. PEG-Interfon wirkt nicht direkt auf die Viren, sondern beeinflusst die Proteinsynthese der befallenen Hepatozyten.

Den anderen für die Therapie der Hepatitis B zugelassenen Arzneimitteln, Tenofovir, Entecavir, Telbivudin und Lamivudin ist gemeinsam, dass sie die Hepatitis-B-Virus-DNA-Polymerase hemmen und damit die virale Replikation.

Die Therapie der Hepatitis B ist sehr nebenwirkungsreich, sodass bei gefährdeten Personen eine aktive Immunisierung in hohem Maße empfehlenswert ist.

Hepatitis C

Der Hepatitis-C-Virus wird hauptsächlich mit Blut übertragen und die Infektion ist dementsprechend bei Drogenabhängigen, Hämophilen und Dialysepatienten verbreitet. Das Virus kommt in 6 Hauptgenotypen vor und je nach Genotypus variiert auch geringfügig die Therapie.

Die chronische Hepatitis wird mit einer Kombination von PEG-Interferon und Ribavirin therapiert. Da es mit dieser Therapie nicht möglich war, das Virus gänzlich zu eliminieren, sind eine Reihe weiterer Substanzen eingeführt wurden, die es möglich machen, das Hepatitis-C-Virus zu 100 % aus dem Organismus zu entfernen. Wenngleich auch diese Arzneimittel eine Reihe von Nebenwirkungen nach sich ziehen, ist das Ziel die Eliminierung des Hepatitis-C-Virus aus dem Organismus eine entsprechende Rechtfertigung. Besonders zu beachten sind zahlreiche Wechselwirkungen mit anderen Arzneimitteln. Eine Impfung gegen Hepatitis C gibt es zurzeit noch nicht.

13.3   Antimykotika

Pilzinfektionen werden durch systemisch zu verabreichende oder lokal wirksame Antimykotika behandelt.

> **Wichtige Antimykotika**
> - Antimykotika zur systemischen Therapie
>   - Amphotericin B[91]
>   - Itraconazol[92]
>   - Ketoconazol[93]
>   - Fluconazol[94]
>   - Voriconazol[95]
>   - Caspofungin[96]
>   - Terbinafin[97]
>   - Flucytosin[98]
>   - Micafungin[99]
> - Antimykotika zur lokalen Therapie
>   - Nystatin[100]
>   - Clotrimazol[101]

---

91 A, CH, D: Ampho-Moronal

92 A, CH: Sporanox; D: Sempera

93 A, CH, D: Nizoral

94 A, CH, D: Diflucan

95 A, CH, D: Vfend

96 A, CH, D: Cancidas

97 A, CH, D: Lamisil

98 A, CH, D: Ancotil

99 A, CH, D: Mycamine

100 A, CH: Mycostatin; D: Moronal

101 A, CH, D: Canesten

> - Miconazol[102]
> - Naftifin[103]
> - Amorolfin[104]
> - Bifonazol[105]
> - Isoconazol[106]
> - Oxiconazol[107]

13.3.1   Antimykotika zur systemischen Therapie

Amphotericin B

Amphotericin ist ein wichtiges parenterales Antimykotikum zur Therapie lebensbedrohlicher invasiver Pilzinfektionen.

Applikationsformen   Ampullen zur intravenösen Infusion, Lutschtabletten zur Anwendung in der Mundhöhle und Oraltabletten zur Therapie intestinaler Hefemykosen. Ferner gibt es Salben und Cremes zur topischen Anwendung.

Nebenwirkungen   Im Vordergrund steht die Nierentoxizität. Darüber hinaus kann es zu Fieber, Schüttelfrost, Übelkeit, Erbrechen, Glieder- und Gelenksschmerzen sowie Arrhythmien kommen. Selten treten Blutbildveränderungen auf.

Wechselwirkungen   Amphotericin B löst eine Hypokaliämie aus und kann die Wirkung von Herzglykosiden und Antiarrhythmika verstärken.

Schwangerschaft und Stillzeit: Amphotericin B darf in der Schwangerschaft nur bei bedrohlichen Mykosen parenteral eingesetzt werden. In der Stillzeit soll es vermieden werden.

---

102 A, CH: Daktarin; D: Daktar

103 A: Exoderil; CH: –; D: Exoderil

104 A, CH, D: Loceryl-Nagellack

105 A: Canesten Bifonazol; CH: –; D: Canesten-Extra

106 A, CH: Travogen; D: Travocort

107 A: –; CH: Oceral; D: –

Itraconazol[108] und Fluconazol[109]

Itraconazol und Fluconazol sind oral und intravenös anwendbare Antimykotika mit systemischer Wirkung. Itraconazol ist mit einem breiten Spektrum ausgestattet, Fluconazol ist bei Candida und Cryptokokkus-Infektionen wirksam.

Applikationsformen Itraconazol und Fluconazol sind als Kapseln und besser resorbierbar als orale Suspension anwendbar und können intravenös verabreicht werden.

Nebenwirkungen Itraconazol und Fluconazol sind im Allgemeinen gut verträglich, die häufigsten Nebenwirkungen sind gastrointestinale Störungen wie Übelkeit, Erbrechen und Durchfall sowie zentral nervöse Störungen wie Kopfschmerz und Schwindel. Leberfunktionsstörungen sind selten.

Wechselwirkungen Itraconazol und Fluconazol hemmen Enzyme der Cytochrom-P450 3A4-Familie, die wichtig für den Metabolismus anderer Arzneimittel sind. Tödliche Zwischenfälle durch Kombination mit Terfenadin, einem harmlosen Antihistamin, haben auf die Brisanz der Wechselwirkungen generell aufmerksam gemacht. Zu beachten sind Wirkungsverstärkung von Cumarinderivaten, Theophyllin, Phenytoin, oralen Antidiabetika und Carbamazepin.

Schwangerschaft und Stillzeit Eine systemische antimykotische Therapie mit Itraconazol und Fluconazol sollte nur bei zwingender Indikation erfolgen. In der Stillzeit sollte, wenn unumgänglich, Fluconazol gewählt werden.

Gegenanzeigen Die gleichzeitige Gabe von Triazolam, Midazolam sowie von Statinen ist kontraindiziert.

Voriconazol[110]

Voriconazol ist ein neues, systemisch wirksames Breitband-Antimykotikum zur Anwendung bei Aspargillus-, Fusasrium- und invasiven Candidainfektionen.

Applikationsarten Es stehen Mittel zur intravenösen und oralen Therapie zur Verfügung.

Nebenwirkungen Voriconazol ist insgesamt gut verträglich, vorübergehende Veränderung der Leberenzyme, Exantheme und Verwirrtheitszustände wurden berichtet.

Wechselwirkungen Voriconazol ist Hemmer von Cytochrom-P450-Enzymen und erhöht daher die Konzentrationen einer Reihe anderer Arzneimittel wie Omeprazol, Cumarine, Sulfonylharnstoffe, Antiepileptika etc. Andererseits können klassische Enzyminduktoren wie Carbamazepin oder Phenytoin die Voriconazol-Plasma-Konzentration senken.

Schwangerschaft und Stillzeit Es gibt keine hinreichenden Daten für die Verwendung von Voriconazol bei Schwangerschaft und in der Stillzeit.

Caspofungin[111]

Caspofungin ist eine neue Substanz mit guter Verträglichkeit für die Primärtherapie invasiver Candidainfektionen und die Sekundärtherapie invasiver Aspargillusinfektionen.

Arzneiformen Caspofungin ist als Pulver zur Herstellung einer Infusionslösung im Handel.

Nebenwirkungen Das Nebenwirkungsprofil erscheint sehr günstig. Vereinzelt können Fieber, Übelkeit und Kopfschmerzen auftreten.

Terbinafin[112]

Terbinafin dient zur systemischen Therapie schwerer Pilzerkrankungen der Haut. Es ist im Allgemeinen gut verträglich, gastrointestinale Störungen und Hauterscheinungen wurden beobachtet. Es gilt als potenziell hepatotoxisch.

---

108 A, CH: Sporanox; D: Sempera

109 A, CH, D: Diflucan

110 A, CH, D: Vfend

111 A, CH, D: Cancidas

112 A, CH, D: Lamisil

Flucytosin[113]

Flucytosin ist ein Antimykotikum zur systemischen Anwendung bei Kryptokokken-Meningoenzephalitis und komplizierten Candidainfektionen; wegen Resistenzentwicklung mit Amphotericin B oder Fluconazol zu kombinieren.

Micafungin[114]

Mycamine wird intravenös appliziert und wird eingesetzt bei verschiedenen Candidosen, vor allem bei Patienten mit Stammzelltransplantation.

13.3.2 Topische Antimykotika

Die im Überblickskasten genannten topischen (lokalen) Antimykotika sollen hier nicht detailliert besprochen werden. Die zur Verfügung stehenden Arzneiformen sind vielfältig (Creme, Puder, Lösung, Nagellack, Vaginalzäpfchen, Salben, Spray, eventuell Lutschtabletten etc.). Bei der lokalen Applikation ist eine systemische Nebenwirkung faktisch auszuschließen. Lokal kann es zu Reizungen kommen, ein Präparatewechsel ist eine Möglichkeit.

Im ersten Trimenon der Schwangerschaft ist eine vaginale Anwendung nicht empfehlenswert.

13.4 Wurmmittel

> **Mittel gegen Wurmerkrankungen**
> — Bandwürmer
>   - Praziquantel[115]
>   - Niclosamid[116]
> — Rundwürmer
>   - Mebendazol[117]

- Albendazol[118]
- Pyrantel[119]
- Pyrviniumembonat

Die wichtigsten Würmer, die in unserem Lebensraum klinisch relevante Erkrankungen hervorrufen, sind Bandwürmer und Rundwürmer.

Von den **Bandwürmern** ist es hauptsächlich der Rinderbandwurm, eventuell noch der Schweinebandwurm, der bei uns vorkommt. Bei diesen Bandwürmern ist der Mensch der Wirt. Die Eier werden ausgeschieden und führen zu neuen Infektionen. Beim Fuchsbandwurm und beim Hundebandwurm sind die entsprechenden Tiere die Wirte, der Mensch kann die Eier oral aufnehmen und die Larven wachsen dann in den menschlichen Organen. Die entstehende Echinokokkose kann eigentlich nur durch chirurgische Maßnahmen behandelt werden oder durch Langzeitgabe von Wurmmitteln.

Die wichtigsten **Rundwürmer** sind die Spulwürmer (Askariden) und die Madenwürmer (Oxyuren). Hackenwurm und Trichine kommen seltener vor.

13.4.1 Mittel gegen Bandwürmer

Praziquantel

Praziquantel ist das Mittel der Wahl gegen Bandwurminfektionen. Eine einmalige Behandlung ist ausreichend.

Nebenwirkungen   Vorübergehend Kopfschmerzen, Schläfrigkeit, gastrointestinale Beschwerden und Urticaria.

Wechselwirkungen   Arzneimittel, die das Cytochrom-P450-System induzieren, können zu einem verminderten Plasmaspiegel von Praziquantel führen. Umgekehrt können Hemmer des

---

113 A, CH, D: Ancotil

114 A, CH, D: Mycamine

115 A, CH: –; D: Cesol

116 A, CH: –; D: Yomesan

117 A: Pantelmin; CH, D: Vermox

118 A: Eskazole; CH: Zentel; D: Eskazole

119 A: Combantrin; CH: Cobantril; D: Helmex

Cytochrom-P450-Systems erhöhte Plasmaspiegel von Praziquantel verursachen.

Schwangerschaft und Stillzeit Praziquantel soll in Schwangerschaft und Stillzeit nicht verwendet werden.

Niclosamid[120]

Niclosamid ist ebenfalls ein sicheres Bandwurmmittel. Es wird nicht resorbiert.

Nebenwirkungen Gelegentliche gastrointestinale Störungen.

Wechselwirkungen Da Niclosamid nicht resorbiert wird, sind Wechselwirkungen auszuschließen.

Schwangerschaft und Stillzeit Niclosamid ist das Bandwurmmittel der Wahl in Schwangerschaft und Stillzeit, da es nicht resorbiert wird.

13.4.2 Mittel gegen Rundwürmer

Mebendazol[121]

Mebendazol ist ein sehr wirksames und gut verträgliches Mittel gegen Rundwürmer.

Nebenwirkungen Vorübergehende Durchfälle und Leibschmerzen sind selten.

Wechselwirkungen Wechselwirkungen mit Mebendazol sind nur hinsichtlich Cimetidin beschrieben, das kaum noch verwendet wird.

Schwangerschaft und Stillzeit Mebendazol darf bei behandlungspflichtigen Wurmerkrankungen in der Schwangerschaft und in der Stillzeit eingesetzt werden.

Albendazol[122]

Albendazol wirkt sehr ähnlich wie Mebendazol und besitzt ein breites Wirkungsspektrum. Die Nebenwirkungen sind etwas ausgeprägter, daher gilt es als Ausweichpräparat. In der Schwangerschaft wird es nur zur Behandlung einer Echinokokkose verwendet.

Pyrantelembonat[123]

Pyrantel wirkt gegen Askariden und Oxyuren. Es wird schlecht resorbiert, dennoch können Kopfschmerzen und Müdigkeit sowie gastrointestinale Nebenwirkungen auftreten. In Schwangerschaft und Stillzeit sollen andere Wurmmittel verwendet werden.

Pyrviniumembonat[124]

Pyrviniumembonat ist gegen Madenwürmer gut wirksam. Es ist im Allgemeinen gut verträglich, gastrointestinale Störungen wie Übelkeit, Erbrechen oder Durchfall können auftreten. Auch in Schwangerschaft und Stillzeit ist Pyrviniumembonat verwendbar.

13.5 Malaria

Die Malaria gehört weltweit zu den wichtigsten Infektionskrankheiten, an der über hundert Millionen Menschen erkranken und etwa zwei Millionen Menschen pro Jahr versterben. Die Malaria tritt in drei Formen auf, der Malaria tertiana, der Malaria quartana und der lebensgefährlichen Malaria tropica.

Der Überträger der Malaria ist die Anophelesmücke, die Sporozoiten mit dem Speichel ins Blut des Menschen bringt. Diese entwickeln sich in der Leber zu Gewebeschizonten, die in der Folge Merozoiten freisetzen, welche dann die Erythrozyten befallen. Aus den Blutschizonten werden beim Zerfall des Erythrozyten erneut Merozoiten freigesetzt, die wieder

---

120 A, CH: –; D: Yomesan

121 A: Pantelmin; CH, D: Vermox

122 A: Eskazole; CH: Zentel; D: Eskazole

123 A: Combantrin; CH: Cobantril; D: Helmex

124 A: Molevac; CH: –; D: Pyrcon

◘ Tab. 13.3 Wichtige Arzneimittel für Malariaprophylaxe und Therapie

Chloroquin[a]	Prophylaxe und Therapie der Malaria tertiana und quartana
Mefloquin[b] (ev. +Doxycyclin)	Prophylaxe und in der Kombination zur Therapie der Malaria tropica
Proguanil[c] + Atovaquon[d]	Prophylaxe und Therapie der Malaria tropica
Arthemether + Lumefantrin[e]	Therapie der Malaria tropica

[a] A: Resochin; CH: Nivaquine; D: Resochin
[b] A, D: Lariam; CH: Mefloquin
[c] A: Paludrine; CH, D: –
[d] A, CH, D: Malarone
[e] A, CH, D: Riamed

in Erythrozyten eindringen und der Zyklus beginnt von Neuem. Die zu Prophylaxe und Therapie verwendeten Arzneimittel greifen an unterschiedlichen Stellen dieses Zyklus ein. Es ist wichtig zu wissen, dass eine Infektion nicht verhindert werden kann, jedoch der Ausbruch der Krankheit.

In Europa gibt es keine Malaria. Für Reisen empfiehlt sich die Auskunft eines Tropeninstituts oder eines Universitätsinstituts mit entsprechenden kompetenten Abteilungen. Für Europäer gibt es Malariaerkrankungen nur bei fehlender Prophylaxe, bei falscher Prophylaxe, respektive bei unzureichender Vorbereitung auf Reisen. Für Zurückgekommene ist es ganz wichtig, den Ärzten von den Reisen zu berichten (◘ Tab. 13.3).

13.5.1 Chloroquin

Chloroquin unterbricht die Malaria auf der Stufe der Blutschizonten. Chloroquin ist nach wie vor in vielen Gebieten zur Prophylaxe geeignet und ist auch verwendbar zur Therapie der Malaria tertiana und quartana.

Nebenwirkungen Zu Behandlungsbeginn Sehstörungen, die reversibel und erst nach langfristiger Anwendung hoher Dosen irreversibel sind. Daneben gibt es Wirkungen auf den Gastrointestinaltrakt wie Übelkeit, Erbrechen und Durchfälle und auf das Zentralnervensystem mit Schlafstörungen, Benommenheit und Verwirrtheitszuständen. Selten sind Hautausschläge und Blutbildveränderungen.

Wechselwirkungen Chloroquin[125] darf nicht zusammen mit MAO-Hemmstoffen eingenommen werden und kann die Plasmakonzentration von Digoxin erhöhen. Vor der gleichzeitigen Gabe von Metronidazol wird ebenfalls abgeraten.

Schwangerschaft und Stillzeit Chloroquin ist in allen Stadien der Schwangerschaft das Mittel der ersten Wahl zur Infektionsprophylaxe und zur Therapie der Malaria. Auch in der Stillzeit ist Chloroquin das Mittel der Wahl.

13.5.2 Mefloquin[126]

Mefloquin greift ebenfalls an den Blutschizonten an, Mefloquin eignet sich zur Behandlung der Malaria tropica bei Versagen einer Prophylaxe mit Chloroquin.

Nebenwirkungen Zentralnervöse Nebenwirkungen bis hin zur Psychose sowie Neuropathien, Krämpfe, Sehstörungen, Tinnitus und vestibuläre Störungen machen die Substanz problematisch. Auch das kardiovaskuläre System mit Kreislaufstörungen und Herzrhythmusstörungen sowie Wirkungen auf das Blutbild müssen beachtet werden.

---

125 A: Resochin; CH: Nivaquine; D: Resochin
126 A, CH: Mefloquin; D: Lariam

Wechselwirkungen   Bei der Kombination mit Arzneimitteln, die das Reizleitungssystem des Herzens beeinflussen wie Antiarrhythmika, β-Blocker, Kalziumantagonisten usw. ist auf Verlängerung des QT-Intervalls zu achten.

Schwangerschaft und Stillzeit   Bei Chloroquin-resistenter Malaria tropica ist die Anwendung von Mefloquin vertretbar. Auch in der Stillzeit darf Mefloquin angewendet werden.

13.5.3 Proguanil + Atovaquon (Malarone)

Diese Kombination greift sequenziell in den Malariazyklus ein: Proguanil zerstört die Gewebeschizonten und Atovaquon die Blutschizonten. Daraus erklärt sich auch die gute Wirksamkeit. Malarone ist ein wichtiges und relativ nebenwirkungsarmes Mittel zur Prophylaxe und zur Therapie der unkomplizierten Malaria tropica.

Nebenwirkungen   Das Kombinationspräparat aus Atovaquon und Proguanil ist relativ gut verträglich. Nebenwirkungen treten im Gastrointestinaltrakt (Übelkeit, Erbrechen und Diarrhö), im Blut- und Lymphsystem (Anämie und Neutropenie) auf, weiters ist mit erhöhten Leberwerten, Kopfschmerzen, Fieber und Ausschlägen zu rechnen.

Wechselwirkungen   Die gleichzeitige Gabe von Metoclopramid oder Tetracyclinen vermindert die Blutspiegel von Atovaquon.

Schwangerschaft und Stillzeit   Zu Atovaquon gibt es keine verlässlichen Daten, für Proguanil ist die Anwendung in Schwangerschaft und Stillzeit kein Problem.

13.5.4 Arthemether + Lumefantrin (Riamet)

Beide Stoffe greifen an den Blutschizonten an. Riamet ist nicht zur Prophylaxe, jedoch zur Therapie der Malaria tropica geeignet.

Nebenwirkungen   Kopfschmerzen, Schwindel, abdominale Schmerzen, Anorexie und Schlafstörungen. Unter Umständen gastrointestinale Nebenwirkungen wie Diarrhö, Übelkeit und Erbrechen.

Wechselwirkungen   Die Substanzen induzieren Cytochrom-P450-Enzyme und können über diesen Weg die Kinetik anderer Arzneimittel beeinflussen. Eine Kombination mit Arzneimitteln, die die QT-Zeit verlängern, ist zu vermeiden (Makrolide, Gyrasehemmer, Antimykotika).

Schwangerschaft und Stillzeit   Nur bei strenger Indikationsstellung anzuwenden.

Toxikologie

© Springer-Verlag GmbH Deutschland 2018
E. Beubler, *Kompendium der Pharmakologie*,
https://doi.org/10.1007/978-3-662-54559-1_14

■ Gifte und Vergiftungen

Die Toxikologie ist die Lehre von den Vergiftungen. Ihre Aufgabe ist es, durch sorgfältige Dokumentation Diagnose und Therapie von Vergiftungen zu verbessern, Wirkungsmechanismen von Schadstoffen aufzuklären und durch Erstellung von Grenzwerten am Arbeitsplatz und in der Umwelt weiteren Vergiftungen vorzubeugen. Da die meisten Krankheitssymptome auch durch eine Vergiftung hervorgerufen werden können, ist es für den Arzt besonders wichtig, immer auch an die Möglichkeit einer Vergiftung als Ursache einer Symptomatik zu denken.

Als **Gifte** werden unbelebte Stoffe bezeichnet, die erfahrungsgemäß zur Gesundheitsschädigung führen können, wenn sie dem menschlichen oder tierischen Körper absichtlich oder unabsichtlich zugeführt werden. Praktisch sind Gifte solche Stoffe, bei denen das Risiko einer Schädigung groß ist, d. h. dass schon kleine Dosen gefährlich sind und man mit steilen Dosiswirkungskurven rechnen muss.

Giftwirkungen sind letztlich gesundheitsschädliche Folgen biologischer Wechselwirkungen chemischer Stoffe mit körpereigenen Strukturen. Sie sind abhängig von der Dosis, der Einwirkungsart, der Einwirkungshäufigkeit und der Einwirkungsdauer. Die Einschätzung der Giftigkeit von Stoffen durch den Laien ist oft unrealistisch. So zeigt sich, dass Botulinustoxin, ein in der Kosmetik heute zugelassener und häufig eingesetzter Stoff millionenfach giftiger ist als Kaliumzyanid (Zyankali), ein aus dem Kriminalroman sehr bekanntes Mordgift.

Als **Vergiftung** wird im Folgenden die Erkrankung durch einen Giftstoff bezeichnet und nicht die äußerst seltene Beibringung eines Giftstoffes.

■ Häufigkeiten

Die Angaben über Häufigkeiten nicht tödlicher oder tödlicher Vergiftungen sind bei den einzelnen erhebenden Zentren so unterschiedlich, dass die folgenden Zahlen nur als grobe Schätzwerte zu bewerten sind. Man nimmt an, dass etwa 25 Personen von 10 000 eine Vergiftung erleiden und dass etwa 0,5 % aller Todesfälle auf eine Vergiftung zurückzuführen sind. Zum Vergleich sind etwa 7 % aller Todesfälle auf Unfälle im Straßenverkehr zurückzuführen.

◘ Tab. 14.1 Häufigkeiten von Vergiftungen nach Substanzgruppen

Arzneimittel	67 %
Haushaltsprodukte (inkl. Nahrungsmittel und Kosmetika)	10 %
Technische Produkte (inkl. Landwirtschaft)	10 %
Genussmittel, Drogen und Alkohol	6 %
Pflanzen und Pilze	4 %
Andere oder unbekannte Noxen	3 %

Quelle: Schweizerische Ärztezeitung 2006(87):2

In ◘ Tab. 14.1 werden Stoffe bzw. Stoffgruppen genannt, die häufig zu Vergiftungen führen können. Es muss betont werden, dass zwei Drittel aller Vergiftungen auf Arzneimittel, und das in den meisten Fällen auf rezeptpflichtige Arzneimittel, zurückzuführen sind – ein Umstand, der dem Arzt eine bedeutende Rolle bei der Prophylaxe gegen Vergiftungen zuteilt.

Bei den Arzneimitteln sind es vor allem Psychopharmaka, Analgetika, Schlafmittel und Sedativa, Hustenmittel, Betablocker, Kalziumantagonisten und ACE-Hemmer, die im Vordergrund von Vergiftungen stehen. Im Haushalt sind es Waschmittel und Kosmetika, und in der Landwirtschaft Schädlingsbekämpfungsmittel, die gefährlich sind.

Unter der Rubrik „andere Noxen" ist vor allem **Kohlenmonoxid** als herausragende Vergiftungsursache zu nennen.

■ Ätiologie von Vergiftungen

Man unterscheidet akzidentelle Vergiftungen, absichtliche Selbstbeibringung (Suizid) und absichtliche Fremdbeibringung (Mord oder Totschlag). Weit über die Hälfte aller Vergiftungen beim Erwachsenen sind absichtliche Selbstbeibringung, also Suizid oder Suizidversuch, in den meisten Fällen mit Arzneimitteln. Bei Kindern steht die akzidentelle Vergiftung im Vordergrund und absichtliche Fremdbeibringung wird als äußerst selten eingestuft (unter 1 % aller Vergiftungen).

14.1 Allgemeine Toxikologie

Für eine Giftwirkung maßgebend sind die
- Expositionsphase, die
- pharmakokinetische Phase (Toxikokinetik) und die
- pharmakodynamische Phase (Toxikodynamik).

14.1.1 Expositionsphase

Ist bei einem Arzneimittel hauptsächlich die Dosis für das Ausmaß der Wirkung verantwortlich, kommt bei Vergiftungen noch die Einwirkungsdauer als wichtiger Faktor hinzu. Daraus ergeben sich die Begriffe **akute Vergiftung**, bei der meist einmalig oder wenige Male hohe Dosen eines Stoffes in den Körper gelangen und **chronische Vergiftung**, bei der die Giftexposition über einen längeren Zeitraum anhält.

Ist bei der akuten Vergiftung die Latenzzeit (das ist die Zeit von der Aufnahme des Giftes bis zum Auftreten von Symptomen) auf wenige Sekunden bis Tage beschränkt, kann es bei einer chronischen Vergiftung sehr lange dauern bis erste Symptome auftreten. Dabei ist der Beginn oft schleichend und es kann, auch nach Jahren, plötzlich ein akutes Krankheitsgeschehen auftreten (z. B. chronische Bleivergiftung).

Ein und derselbe Stoff kann unter akuten oder unter chronischen Bedingungen völlig unterschiedliche Symptome hervorrufen. So führt die akute Arsentrioxidvergiftung zu schweren gastrointestinalen Symptomen, während die chronische Arsenvergiftung Hautkrebs verursacht. Eine chronische Vergiftung kann durch Kumulation kleiner Dosen im Körper (z. B. Thallium) oder Summation wiederholter Effekte (Karzinogene) hervorgerufen werden.

14.1.2 Toxikokinetische Phase

Wie in der Pharmakologie sind Aufnahme, Verteilung und Elimination eines Stoffes im Körper für Verlauf und Dauer einer Vergiftung verantwortlich.

Aufnahme Die meisten Vergiftungen erfolgen auf peroralem Wege, ein weiterer häufiger Aufnahmeweg ist die Inhalation. Bei dieser ist noch die resorptive (z. B. Blausäure) von der lokalen (z. B. Salzsäure) Wirkung zu unterscheiden.

Verteilung Wie bei Arzneimitteln erfolgt die Verteilung von Giftstoffen entsprechend ihrer physikochemischen Eigenschaften.

Elimination Diese umfasst den Metabolismus und die Ausscheidung. Eine besondere Bedeutung kommt dabei dem Metabolismus zu, zumal Giftstoffe nicht nur entgiftet werden, sondern auch erst im Körper die giftigen Metaboliten entstehen können (Bioaktivierung, Giftung). Diese Bioaktivierung kann sehr unterschiedlich laufen, wie die folgenden Beispiele zeigen: Tetrachlorkohlenstoff wird in Leberzellen zu einem Trichlormetanradikal metabolisiert, welches die Leberzellmembranen irreversibel schädigt. Benzol wird in der Leber zu Phenol oxidiert, welches dann im Knochenmark, dem Ort der Schädigung, weiter zu einem Chinon oxidiert wird. Ist das Zielgewebe aber beispielsweise die Nervenzelle, so kann sie selbst nicht metabolisieren, wird aber durch z. B. in der Leber hergestellte Metaboliten geschädigt. Dies ist der Fall bei einer n-Hexan-Belastung, bei der in der Leber ein Diketon entsteht. Die Möglichkeit der Speicherung hat keine besondere Bedeutung, trifft aber z. B. für Silbersulfid und DDT zu.

Ausscheidung Wie bei Arzneistoffen steht auch bei Giftstoffen die Niere als Ausscheidungsorgan im Vordergrund. Stoffe können jedoch auch über die Leber mit den Fäzes, über die Haut, über die Lunge und, unter Umständen gefährlich, über die Muttermilch ausgeschieden werden. Letzteres trifft vor allem auf ubiquitär verteilte Schadstoffe wie DDT, PCB, HCH, TCDD etc. zu.

14.1.3 Toxikodynamische Phase

Wie in der Pharmakologie lassen sich toxische Wirkungen mit statistischen Methoden beschreiben. Gibt man einer Gruppe von Individuen steigende

Dosen eines Giftes und beobachtet eine Alles-oder-nichts-Reaktion wie Krampf oder Tod, werden bei einer kleinen Dosis nur wenige Tiere reagieren, mit zunehmender Dosis steigt jedoch die Zahl der Tiere, bis bei einer Dosis alle Tiere reagieren (▶ Kap. 1, Abb. 1.1). Wird als Wirkung der Tod gemessen, so wird die Dosis, bei der 50 % der Versuchstiere sterben, als LD_{50} bezeichnet. Die LD_{50} ist also die Dosis eines Stoffes, bei der 50 % eines Kollektivs stirbt.

In der modernen Toxikologie gilt die Ermittlung eines exakten LD_{50}-Wertes nicht mehr als wissenschaftlich begründbar. Der Umstand, dass ein Tier an einer bestimmten Dosis stirbt, gibt keinen Aufschluss über die zugrunde liegenden Mechanismen, ist aber einfach zu beobachten. Heute werden Stoffe eher in Toxizitätsklassen eingeteilt.

14.1.4 Allgemeine Diagnose

Da etwa 5 % aller akuten Krankenhausaufnahmen auf Vergiftungen zurückgeführt werden (davon sehr häufig Arzneimittelvergiftungen) und sehr viele Krankheitssymptome durch Gifte simuliert werden können, ist es von größter Wichtigkeit, an die Möglichkeit einer Vergiftung zu denken. Da spezifische Symptome selten sind, muss unspezifischen Symptomen bzw. Symptomkomplexen entsprechende Bedeutung beigemessen werden.

Wichtig ist auch eine genaue Erfassung des Umfeldes und der Begleitumstände. Bewusstseinsstörungen, akute gastrointestinale Symptome wie Übelkeit, Erbrechen und Durchfälle, Pupillenweite, Hautfarbe und Temperatur sowie der Geruch der Ausatemluft können wichtige Hinweise liefern. Ein nicht traumatisches Koma, plötzlich auftretende Herzrhythmusstörungen, Krämpfe, Ikterus, blutiges Erbrechen und blutiger Stuhl oder Mundtrockenheit, um einige Symptome zu nennen, können ihre Ursache in einer akuten Vergiftung haben. Bei chronischen Vergiftungen können Polyneuropathien im Vordergrund stehen.

Um die Menschen am Arbeitsplatz und im Freien vor übermäßiger Schadstoffeinwirkung zu schützen, hat der Gesetzgeber für viele Stoffe Grenzwerte eingesetzt.

14.1.5 Grenzwerte und ihre Definitionen, ein Kurzüberblick

Definitionen der Grenzwerte (gekürzt):

- Der **MAK-Wert** ist die höchstzulässige Konzentration eines Arbeitsstoffes als Gas, Dampf oder Schwebstoff in der Luft am Arbeitsplatz, die bei täglich 8-stündiger Exposition im Allgemeinen die Gesundheit der Beschäftigten nicht beeinträchtigt und diese nicht unangemessen belästigt. In den MAK-Wert-Tabellen werden die Angaben noch ergänzt durch Informationen über Hautresorption, Sensibilisierung, Fotosensibilisierung und Spitzenkonzentrationen. Hinweise für Schwangere werden in 4 Kategorien angegeben.
- Der **BAT-Wert** ist die beim Menschen höchst zulässige Quantität eines Arbeitsstoffes oder die dadurch ausgelöste Abweichung eines biologischen Indikators von seiner Norm. BAT-Werte werden in der Alveolarluft, im Vollblut, in Erythrozyten, im Plasma oder im Harn gemessen.
- Der **TRK-Wert** wurde für krebserzeugende und erbgutändernde Arbeitsstoffe eingeführt, für die keine MAK-Werte ermittelt werden können. Unter dem TRK-Wert eines gefährlichen Arbeitsstoffes versteht man diejenige Konzentration als Gas, Dampf oder Schwebstoff in der Luft, die als Anhaltspunkt für die zutreffenden Schutzmaßnahmen und die messtechnische Überwachung am Arbeitsplatz heranzuziehen ist. TRK-Werte sind keine MAK-Werte. Auch bei Einhaltung der TRK-Werte ist eine Gesundheitsgefährdung nicht vollständig auszuschließen (◨ Tab. 14.2).

ADI-Werte werden von der Weltgesundheitsorganisation (WHO) erlassen und geben die maximale tolerierbare Aufnahmemenge eines Schadstoffes über die Nahrung an.

Die **MIK** ist die maximal zulässige Konzentration eines luftverunreinigenden Stoffes, die bodennah im Freien für Mensch, Tier oder Pflanze bei dauernder Einwirkung als unbedenklich anzusehen ist. MIK-Werte gibt es nur für NO_2, Ozon, SO_2 und Staub.

Tab. 14.2	Wichtige Grenzwerte
MAK	Maximale Arbeitsplatzkonzentration
BAT	Biologischer Arbeitsstoff-Toleranzwert
TRK	Technische Richtkonzentration
ADI	Acceptable daily intake
MIK	Maximale Immissionskonzentration

Die Dimension von MAK, TRK und MIK ist ppm („part per million") was gleichbedeutend ist mit cm^3/m^3 für Gase oder mg/m^3 für Stäube.

Für Innenräume gibt es keine gesetzlichen Grenzwerte, jedoch werden Richtwerte angegeben, die Empfehlungscharakter haben.

Anmerkung In Deutschland wurde in der Gefahrstoffverordnung in der Neufassung vom 1. Jänner 2005 der Begriff MAK durch den Begriff AGW für (Arbeitsplatzgrenzwert) und der Begriff BAT durch den Begriff „BGW" (biologischer Grenzwert) ersetzt. Der Begriff TRK kommt in dieser Verordnung nicht mehr vor. In Österreich und in der Schweiz sind nach wie vor die Begriffe MAK, BAT und TRK in Verwendung.

14.1.6 Erstmaßnahmen bei Vergiftungen

Die Erstmaßnahmen für Vergiftungen umfassen unter Beachtung der eigenen Sicherheit die Verhinderung weiterer Resorption, respektive Einwirkung des Giftes, die Aufrechterhaltung von lebenswichtigen Organfunktionen, die Gabe von Gegenmitteln und die Beschleunigung der Giftelimination.

Primäre Giftelelimination

Die primäre Giftelimination betrifft das Entfernen des Giftes vom bzw. aus dem Organismus zur Hemmung weiterer Resorption. Nach oraler Gabe kann mit Sirup Ipecacuanhae[1] Erbrechen ausgelöst werden, um das nicht resorbierte Gift aus dem Magen

---

1   A, CH, D: Orpec-Sirup

zu entfernen. Diese Maßnahme ist kontraindiziert bei Vergiftungen mit Säuren, Laugen, Tensiden, organischen Lösungsmitteln und Bewusstlosigkeit.

Eine Magenspülung wird heute von den meisten Vergiftungszentren als zu gefährlich abgelehnt. In Einzelfällen muss sie unter strengsten Kautelen (z. B. Intubation) durchgeführt werden. Unbedenklicher ist die Gabe von Aktivkohle, die eine große Zahl gängiger Giftstoffe absorbieren und damit entgiften kann. Nicht wirksam ist Aktivkohle bei Ethanolvergiftung, Methanolvergiftung, Vergiftung mit Schwermetallen, organischen Lösungsmitteln, Säuren und Laugen.

Nach **Inhalation** von giftigen Stoffen ist es wichtig, den Patienten aus der giftigen Atmosphäre in die frische Luft zu bringen. Bei vielen Vergiftungen reicht diese Maßnahme bereits aus. Andere Maßnahmen hängen von der Natur des Gases ab.

Nach **perkutaner Kontamination** mit giftigen oder aggressiven Stoffen ist es wichtig, die Kleider zu entfernen und die Haut mit viel Wasser zu waschen. Am Auge wird vor allem Spülen mit viel Wasser unter zwanghafter Offenhaltung des Auges empfohlen. Chemische Neutralisationen sollen nicht versucht werden.

Sekundäre Giftelimination

Bereits aufgenommenes Gift muss rasch eliminiert werden. Aus dem Darm gelingt es mit rasch wirkenden Abführmitteln (salinische Abführmittel), über die Niere mit forcierter Diurese und extrakorporal durch Hämoperfusion oder Hämodialyse.

Dazu gehören Aufrechterhaltung der Atmung, der Herzkreislauffunktion, der Nierentätigkeit und der Temperaturregulation.

Gabe von Gegenmitteln

Spezifische Gegenmittel (Antidote) sind leider nur für wenige Vergiftungen bekannt. In Tab. 14.3 werden einige Beispiele von Antidota angeführt. Es ist entscheidend, dass diese rasch eingesetzt werden können. Es gibt noch weitere mehr oder weniger spezifische Gegenmittel, jedoch, gemessen an der hohen Zahl möglicher Gifte, sind es viel zu wenige und die Therapie bleibt in vielen Fällen symptomatisch.

◻ Tab. 14.3 Antidote

Art der Vergiftung	Antidot
Opioide	Naloxon
Benzodiazepine	Flumazenil
Paracetamol	N-Acetylcystein
Organophosphate	Atropin oder Oxime
Schwermetalle	Chelatbildner (EDTA, DMPS, Deferoxamin u. a.)
Methämoglobinbildner	Redoxfarbstoffe
Blausäure, Cyanide	Natriumthiosulfat Dimethylaminophenol (DMAP)

14.2 Spezielle Toxikologie

Im diesem Abschnitt werden einzelne Gifte bzw. giftige Stoffgruppen besprochen. Unter „Vorkommen" werden Eigenschaften des Stoffes, Vorkommen und Vergiftungsmöglichkeiten genannt, unter „Toxizität" folgen Angaben zur Giftigkeit mithilfe von MAK-Werten, MIK-Werten und/oder LD_{50}-Werten, während unter „Akute Vergiftung" bzw. „Chronische Vergiftung" Verlauf und Symptome der akuten bzw. chronischen Vergiftung beschrieben werden.

14.2.1 Gasförmige Stoffe mit systemischer Wirkung

> **Wichtige Vertreter und ihre Kurzbezeichnungen**
> - Kohlenmonoxid (CO)
> - Kohlendioxid (CO_2)
> - Blausäure (HCN) und Cyanide
> - Schwefelwasserstoff (H_2S)

Kohlenmonoxid (CO)

Vorkommen CO ist ein farb-, geruch- und geschmackloses Gas mit einer ähnlichen Dichte wie Luft, das daher keine Warnwirkung aufweist. Es entsteht bei unvollständiger Verbrennung kohlenstoffhaltiger Materialien. Hauptvergiftungsursache sind Autoabgase in geschlossenen Räumen sowie schadhafte Heizungsanlagen. Vom Ort der Entstehung steigt es langsam auf und durchdringt Mauern und Decken. CO entsteht ferner bei Schwelbränden, bei Kohle- und Erzverarbeitung und ist Bestandteil des Tabakrauchs. Die häufigste Todesursache aufgrund einer CO-Vergiftung ist der absichtliche oder unabsichtliche „Garagentod".

Wirkungsmechanismus CO hat eine 200–300-fach höhere Affinität zum 2-wertigen Eisen im Hämoglobinmolekül als Sauerstoff. Dementsprechend verdrängt es schon in geringster Konzentration Sauerstoff von seinem Transportvehikel und es kommt zu Sauerstoffmangel. Aus dem Sauerstoffgehalt der Luft (20 %) und der Affinität von Kohlenmonoxid errechnet sich, dass bei etwa 0,07 % CO in der Einatemluft bereits 50 % des gesamten Hämoglobins blockiert sind, was bereits eine schwere Vergiftung ausmacht. Da auch die CO_2-Transportkapazität unter CO abnimmt, kommt es also zu einer schweren Hypoxie, aber auch zu einer metabolischen Azidose. Körperliche Arbeit beschleunigt den Verlauf der Vergiftung. Zu Zellschädigungen kommt es durch freigelöstes CO. Darüber hinaus hemmt CO eine Reihe von Enzymen, wirkt auf die Schilddrüse und den Glukosestoffwechsel.

Toxizität Die MAK für CO beträgt 30 ppm, zu Vergiftungen kommt es ab einem Hb-CO-Gehalt über 20 %. 50 % Hb-CO-Gehalt sind lebensgefährlich und bei über 70 % Hb-CO tritt der Tod in wenigen Minuten ein.

Akute Vergiftung Die Symptome der akuten Vergiftung sind abhängig vom Hb-CO-Gehalt im Blut:
- Bei 5–10 % kommt es zu Visuseinschränkung.
- Bei 10–20 % treten leichter Kopfschmerz, Mattigkeit, Unwohlsein und Kurzatmigkeit auf.
- Bei 20–30 % kommt es zu Schwindel, Bewusstseinseinschränkung, Gliederschlaffheit
- Bei 30–40 % zu rosa Haut, Bewusstseinsschwund und flacher Atmung.
- 40–60 % führen zu tiefer Bewusstlosigkeit und Lähmungen.
- 60–70 % sind tödlich in wenigen Minuten bis einer Stunde.
- 70 % sind tödlich in wenigen Minuten.

Spätschäden bzw. Folgekrankheiten sind Hirnschädigungen, Herzmuskelnekrosen, Nervenlähmungen, Sinnesstörungen, Darm- und Blasenlähmungen, Epilepsie, Enzephalitis, psychische Störungen und Nervenentzündungen. Auch leichte akute Vergiftungen können zu schweren Nachkrankheiten führen.

Chronische Vergiftung Unspezifische Symptome wie Antriebsverlust, Gedächtnisschwäche und Psychosen könnten auf chronische CO-Belastung zurückzuführen sein. Die Zusammenhänge sind nicht gesichert.

Diagnose Ein CO-Vergifteter zeichnet sich durch rosige (kirschrote) Farbe von Haut und Schleimhäuten aus.

Therapeutische Maßnahmen Die wichtigste therapeutische Maßnahme ist Beatmung, entweder mit reinem Sauerstoff oder besser mit Carbogen ($O_2 + 5\%$ CO_2). Bei Auftreten eines Hirnödems müssen Glucocorticoide systemisch verabreicht werden. Wichtig ist die Behandlung einer u. U. vorliegenden Azidose.

Kohlendioxid (CO_2)

Vorkommen CO_2 ist ein farb- und geruchloses Gas, schwerer als Luft und mit 0,03 % Anteil Bestandteil der Luft. Es ist ein Endprodukt der alkoholischen Gärung (Gär- und Weinkeller), entsteht bei Feuer, Fäulnis, in Jauchegruben und in Getreide- und Grünfuttersilos. Serienvergiftungen in Gärkellern und Grünfuttersilos sind nicht selten.

Wirkungsmechanismus Ab 3–4 % CO_2 in der Luft kann das körpereigene CO_2 nicht mehr abgeatmet werden. Es kommt zu Azidose und letztlich zu Sauerstoffmangel.

Toxizität Die MAK beträgt 5000 ppm (= 0,5 %), Symptome können allerdings bereits ab 0,1 % auftreten.

Akute Vergiftung Ab 4–5 % CO_2 in der Einatemluft entstehen Kopfschmerzen, Ohrensausen, Herzklopfen, Blutdruckanstieg, psychische Erregung, Schwindel und Benommenheit, 8–10 % führen zu Atemnot, Blutdruckanstieg, Taumeln, Krämpfen

und Bewusstlosigkeit. 12 % bewirken einen tödlichen Atemstillstand.

Chronische Vergiftung Eine chronische Vergiftung mit diesem körpereigenen Stoffwechselprodukt ist nicht bekannt.

Therapeutische Maßnahmen Rasche Frischluftzufuhr ist meist ausreichend, in schweren Fällen kann mit Sauerstoff beatmet werden. Die Azidosebehandlung erfolgt mit Pufferlösungen.

Blausäure (HCN) und Cyanide

Vorkommen Blausäure ist eine farblose Flüssigkeit mit einem Siedepunkt von 26 °C. Sie hat einen charakteristischen Geruch nach Bittermandeln, der nicht von allen Menschen wahrgenommen werden kann. Cyanide sind die Salze der Blausäure und liegen in kristalliner Form vor. Blausäure und Cyanide werden in großen Mengen in der Edelmetallindustrie, in der Galvanisierung, beim Goldschmied und in der Farbstoffindustrie verwendet. Blausäure wird eingesetzt als Pestizid zum Ausgasen großer Räume, entsteht bei Bränden, z. B. aus Polyurethanschaumstoffen und ist im Tabakrauch enthalten.

Wirkungsmechanismus Das Cyanidanion bindet an das 3-wertige Eisen der Cytochromoxidase, ein Enzym, das an der Zellatmung beteiligt ist. Darüber hinaus blockiert es eine Reihe anderer Enzyme wie die Xanthinoxidase, die Carboanhydrase, die Nitritreduktase u. a. Durch die Blockade der Cytochromoxidase wird die Zellatmung unterbrochen und vor allem im Nervensystem bricht sehr rasch der Energiestoffwechsel zusammen.

Toxizität Die MAK von HCN beträgt 10 ppm. Die tödliche Dosis für den Menschen liegt bei ca. 1 mg/kg Blausäure bzw. bei 2 mg/kg Cyanid.

Akute Vergiftung Die Inhalation von Blausäure führt sehr rasch zum Tod. Die Symptome sind ein warmes Gefühl im Hals, Lufthunger, kurze Hyperpnoe, Kollaps, Apnoe, Krämpfe und rote Haut, da das Hämoglobin den Sauerstoff nicht ans Gewebe abgeben kann. Bei der oralen Aufnahme von Cyaniden wird durch die Magensäure HCN freigesetzt und durch die dabei entstehende Lauge ein Brechreiz ausgelöst. Die Symptome sind Lufthunger und Hyperpnoe, Erbrechen, Bewusstlosigkeit, Krämpfe, Tachykardie und der Tod tritt innerhalb von 10 bis 20 Minuten ein. Bei Aufnahme von Kaliumcyanid in gelöster Form kann das auch viel rascher vor sich gehen.

Chronische Vergiftung   Eine chronische Vergiftung ist nicht bekannt; bei chronischer Zufuhr wird durch das körpereigene Enzym Rhodanase Cyanid in Thiocyanat umgewandelt, das zu einer Hypothyreose führen kann.

Diagnostik   Charakteristisch sind der Bittermandelgeruch und die rote Haut.

Therapeutische Maßnahmen   Bei HCN-Exposition ist es wichtig, den Betroffenen aus der giftigen Atmosphäre zu bringen. Wird dieser Schritt überlebt, tritt eine rasche Erholung ein. Bei oraler Aufnahme von Cyaniden soll Kaliumpermanganat p. o. zur Oxidation und Natriumthiosulfat i. v. als Schwefellieferant für die körpereigene Rhodanase gegeben werden. Methämoglobinbildner oxidieren das 2-wertige Eisen im Hämoglobin zu 3-wertigem, welches einen großen Teil der Cyanidionen auffangen kann. Die Methämoglobinbildung erfolgt mit Natriumnitrit oder besser mit γ-Dimethylaminophenol; wirksam ist auch eine Komplexbildung mit Kobalt in Form von Kobalt EDTA oder Hydroxocobalamin.

Schwefelwasserstoff (H_2S)

Vorkommen H_2S entsteht bei Zersetzung schwefelhaltiger Aminosäuren, also bei Fäulnisprozessen, tritt auf in Schwefelquellen, in Vulkangasen und den Abwässern von Zuckerfabriken, Gelatinefabriken und Gerbereien. H_2S entsteht auch in hohen Konzentrationen in Jauche und Abwassergruben; Reihenvergiftungen sind nicht selten.

Wirkungsmechanismus H_2S inaktiviert schwermetallhaltige Enzyme, ähnlich dem Cyanidanion.

Toxizität   Die MAK von H_2S beträgt 10 ppm.

Akute Vergiftung   Übelkeit, Erregung und Schwindel, ab 1400 ppm tritt Bewusstlosigkeit und Atemstillstand ein (apoplektiforme Vergiftung). Weitere

Schäden betreffen das Myokard und den Gastrointestinaltrakt. H_2S kann auch ein Lungenödem verursachen.

Chronische Vergiftung   Diese ist nicht genau bekannt, ein Hinweis auf Karzinogenität existiert nicht. Spätfolgen können Lungenentzündung, Herzmuskeldegenerationen, Intelligenzdefekte und Gewichtabnahme sein.

Therapeutische Maßnahmen   Eine spezifische Therapie existiert nicht.

14.2.2 Gasförmige Stoffe mit lokaler Reizwirkung (Reizgase)

Schleimhautreizende Gase (Reizgase) sind chemisch unterschiedliche, stark reaktive Stoffe, die konzentrationsabhängig Eiweiß denaturieren und so die Atemwege bei Inhalation schädigen. Das Krankheitsbild wird von der Wasserlöslichkeit bestimmt und zwar schlagen sich Reizgase mit hoher Wasserlöslichkeit auf den Schleimhäuten der Trachea und am Auge nieder (Ammoniak, Salzsäure-Dämpfe und Formaldehyd), Reizgase mittlerer Wasserlöslichkeit schädigen die Bronchien und die Bronchiolen (Schwefeldioxid, Chlor- und Bromgas), und Reizgase mit schlechter Wasserlöslichkeit respektive guter Lipidlöslichkeit schädigen die Alveolen der Lunge (Ozon, Nitrose-Gase, Phosgen).

Schleimhautreizende Gase und ihre chemische Abkürzung

(in der Reihenfolge ihrer zunehmenden Lipidlöslichkeit)
- Ammoniak (NH_3)
- Salzsäure (HCl)
- Formaldehyd (HCOH)
- Schwefeldioxid (SO_2)
- Chlorgas (Cl_2)
- Bromgas (Br_2)
- Ozon (O_3)
- Stickstoffoxid (NO_2)
- Phosgen ($COCl_2$)
- Rauch- und Brandgase

Reizgase mit hoher Wasserlöslichkeit führen zu Verätzungen, langwierigen Entzündungen, Stimmritzenkrampf, Glottisödem und verheilen unter Narbenbildung. Reizgase mittlerer Wasserlöslichkeit verursachen einen starken Hustenreiz, führen zu Schleimabsonderung in den Bronchien, zu Bronchokonstriktion und Spasmus. Spätfolgen können Bronchitis und Bronchopneumonie sein. Reizgase hoher Lipidlöslichkeit führen zu exudativen Entzündungen im Bereich der Lungenalveolen.

Es kommt zum Austritt von Blutflüssigkeit in den Interstitialraum, zu einer Verbreiterung der Diffussionsstrecke von Sauerstoff und CO_2 und letztlich zu einem Lungenödem mit starker Schaumbildung. Die Inhalation verursacht zuerst keine subjektiven Beschwerden, dann kommt es zu Beschwerden bei Anstrengung und noch später schon bei Lagewechsel. Nach mehrstündiger Latenz kommt es zum toxischen Lungenödem und unter Umständen zum Tod durch Ersticken.

Therapeutische Maßnahmen Reizgasexponierte Personen sollen auch ohne Symptomatik stationär eingewiesen werden und strenge Bettruhe ist einzuhalten. Das toxische Lungenödem entwickelt sich in Abhängigkeit von der Arbeitsleistung und der aufgenommenen Flüssigkeitsmenge nach Exposition. Eventuell wird der Patient mit Diazepam ruhiggestellt, Sauerstoffbeatmung durchgeführt und Glucocorticoide inhalativ oder intravenös verabreicht.

Ammoniak (NH_3)

Vorkommen Ammoniak ist ein stechend riechendes Gas, gut wasserlöslich und bildet mit Wasser Ammoniumhydroxid (NH_4OH), eine stark alkalische Flüssigkeit. In komprimiertem Zustand findet sich Ammoniak in Kühlanlagen und ist ein wichtiges Lösungsmittel in der chemischen Industrie.

Wirkungsmechanismus Die Wirkung auf die Schleimhäute des Atmungstraktes ist eine Laugenverätzung.

Toxizität. Die MAK beträgt 25 ppm.

Akute Vergiftung Nach Inhalation kann mit erheblicher Latenz eine Kolliquationsnekrose und ein Glottisödem auftreten.

Chronische Vergiftung Berufliche Langzeitexposition kann zu Entzündungen am Auge und in den Atemwegen führen.

Chlorwasserstoff, Salzsäure (HCl)

Vorkommen Chlorwasserstoff in wässriger Lösung heißt Salzsäure und diese ist ein häufig verwendetes Lösungsmittel in Haushalt, Landwirtschaft, Industrie und Technik.

Wirkungsmechanismus Chlorwasserstoff verbindet sich mit der Feuchtigkeit der Luft und wirkt als Salzsäure auf den Schleimhäuten. Er ist ein starker Reizstoff, besonders für die oberen Atemwege und die Augen, aber auch für die Haut.

Toxizität Die MAK beträgt 8 ppm.

Akute Vergiftung Bei Inhalation treten Glottisödem, Bronchospasmus, Bronchopneumonien und Lungenödem auf und es besteht Erstickungsgefahr. Am Auge können schwere Entzündungen an der Bindehaut auftreten.

Chronische Vergiftung Bei chronischer Exposition kommt es zu Entkalkungserscheinungen an den Zähnen und zu Zahnfleischveränderungen.

Formaldehyd (HCOH)

Vorkommen Formaldehyd ist ein technisches Härtungsmittel in der Kunststoffindustrie, wird verwendet als Desinfektionsmittel, zur Konservierung von Leichenteilen, als Saatbeizmittel und entsteht als normaler Metabolit im Körper im C1-Stoffwechsel. In Innenräumen von Neubauten liegt die Formaldehydkonzentration meistens monatelang über der wünschenswerten Raumkonzentration von 0,025 ppm und führt in Büro- und Wohnungsräumen zu einer starken Belastung der betroffenen Personen.

Wirkungsmechanismus Formaldehyd reagiert mit Proteinen und zerstört ihre biologische Aktivität.

Toxizität Die MAK beträgt 1 ppm, Formaldehyd gilt als potenziell karzinogen, d. h., dass im Tierversuch eine karzinogene Wirkung nachgewiesen wurde, ein Beweis am Menschen jedoch nicht erbracht wurde.

Reizungen sind ab 0,05 ppm möglich, krankmachend ist es ab 0,3 ppm.

Akute Vergiftung   Formaldehyd führt zu Hautreizungen, Augenreizungen, Reizungen im Atmungstrakt, Kopfschmerzen und Übelkeit. Trinken von Formaldehydlösung führt zu schwerer Schleimhautreizung, zu Magen- und Würgekrämpfen, blutigem Erbrechen, Nekrosen sowie zu Lungen- und Hirnödem.

Chronische Vergiftung   Als körpereigenes Stoffwechselprodukt bewirkt Formaldehyd keine chronische Vergiftung – außer bei ständiger Einatmung eine asthmaähnliche Sensibilisierung des Atmungstrakts.

Schwefeldioxid (SO$_2$)

Vorkommen   Schwefeldioxid ist ein stechendes Gas. Es wird als Konservierungsmittel, als Desinfektionsmittel zum Ausräuchern von Fässern oder Räumen, als Bleichmittel in der Zelluloseindustrie und in Kühlsystemen verwendet. Es entsteht bei der Verbrennung fossiler Brennstoffe wie Kohle und Heizöl, bei Erzverarbeitung, bei der Zementherstellung und beim Hausbrand. Schwefeldioxid ist ein wichtiges Leitgas der Umweltverschmutzung.

Wirkungsmechanismus   SO$_2$ ätzt die Schleimhaut durch Bildung von schwefeliger Säure nachhaltig. Es zeichnet sich aus durch einen besonders ausgeprägten subjektiven Hustenreiz.

Toxizität   Die MAK beträgt 5 ppm, die MIK 200 µg/m^3 (= 200 ppb).

Akute Vergiftung   Schwefeldioxid führt zu starken lokalen Reizerscheinungen und Bronchitis, nach längerer Einwirkung auch zu Bronchopneumonie und in schweren Fällen zu einem toxischen Lungenödem. Am Auge kann es zu schmerzhafter Konjunktivitis führen.

Chronische Vergiftung   Chronische Symptome sind chronische Bronchitis, Entzündung, Hypersekretion, Husten, Appetitlosigkeit, Obstipation und Reizerscheinungen im Atmungstrakt.

Chlor (Cl$_2$)

Vorkommen   Elementares Chlor ist ein grüngelbes Gas mit stechendem Geruch. Es ist in Druckflaschen im Handel und wird zur Wasserdesinfektion in Hallen- oder auch Freibädern verwendet.

Wirkungsmechanismus   Chlor ist ein starker Reizstoff für die Schleimhäute der oberen und tieferen Luftwege und kann dort tiefgehende schmerzhafte Nekrosen verursachen.

Toxizität   Die MAK beträgt 0,5 ppm, 20 ppm sind lebensgefährlich, 50 ppm tödlich.

Akute Vergiftung   Durch Reizwirkung auf die Schleimhäute kommt es zu Husten, Schnupfen und tränenden Augen. Bei längerer Einwirkung kommt es zu blutiger Sekretion und Lungenentzündung, auch zu Lungenödem.

Brom (Br$_2$)

Vorkommen   Brom ist eine dunkelbraune, leicht flüchtige Flüssigkeit mit starker Reizwirkung auf Haut und Schleimhaut. Es hat ähnliche Wirkungen wie Chlorgas, nur ist es stärker wirksam.

Wirkungsmechanismus   Brom ist ein starker Reizstoff der Schleimhäute, nach Zusatz von Wasser entstehen Bromwasserstoffsäure und Sauerstoff, der zusätzlich oxidative Schäden verursacht.

Toxizität   Die MAK beträgt 0,1 ppm.

Akute Vergiftung   Symptome sind die Bildung von Nekrosen an Haut und Schleimhäuten und schlecht heilende Ulzera; nach Einatmung Husten, vermehrte Sekretion der Schleimhäute, Nasenbluten, Schwindel, Erstickungsgefühl und Bronchospasmus. Sind größere Mengen eingeatmet worden, entsteht ein Lungenödem.

Ozon (O$_3$)

Vorkommen   Ozon ist ein farbloses, leicht bläuliches Gas mit einem typischen Geruch, Geruchsschwelle 0,01 ppm. Ozon entsteht aus Sauerstoff unter dem

Einfluss von UV-Strahlung. Es entsteht bei älteren Röntgengeräten, bei alten Spektrofotometern und in der Umwelt in Ballungsgebieten, vor allem im Sommer.

Wirkungsmechanismus Ozon ist ein starkes Oxidationsmittel, das unmittelbar zu einer Zellschädigung führt.

Toxizität Die MAK beträgt 0,1 ppm, in der Umwelt liegt der Vorsorgegrenzwert (Halbstundenmittelwert HMW) bei 120 µg/m^3 und die Informationsschwelle bei 180 µg/m^3. Der Vorwarnwert (3 Stunden Mittelwert) liegt bei 200 µg/m^3, Warnstufe 1 bei 300 und Warnstufe 2 bei 400 µg/m^3. Bei diesen Konzentrationen sind vor allem Kinder gesundheitlich schon schwer gefährdet.

Akute Vergiftung Geht einher mit Husten, Schmerzen unter dem Brustbein, Kurzatmigkeit, enger, trockener Kehle, Kopfschmerz, Übelkeit und Änderungen der Lungenfunktion. Kinder sind besonders gefährdet. Bei 1 ppm kommt es zu Epithelzellschädigungen, Entzündungen und Verletzung des Flimmerepithels.

Chronische Vergiftung Es kommt zu chronischer Bronchiolitis, zu Fibrosen und Lungenentzündung. Lungenfibrosen und Lungenentzündung sind vor allem im Tierversuch nachgewiesen.

Nitrosegase (NO$_2$)

Vorkommen Nitrosegase sind ein Gemisch verschiedener Stickstoffoxide (NO, NO$_2$, N$_2$O$_3$ und N$_2$O$_4$). Das wichtigste, NO$_2$, ist ein braunes Gas mit stechendem Geruch, das bei der chemischen Produktion, beim Elektroschweißen und beim autogenen Schweißen entsteht. Wichtigste Vergiftungsquelle sind Autoabgase, die 1000 ppm enthalten. Der Tabakrauch enthält 300 ppm NO$_2$.

Wirkungsmechanismus NO$_2$ verursacht ähnliche Vergiftungssymptome wie Chlorgas in Bezug auf Lungenschädigung. Dazu kommt noch Methämoglobinbildung.

Toxizität Die MAK beträgt 5 ppm, die MIK 200 µg/ m^3 (200 ppb).

Akute Vergiftung NO$_2$ verursacht konzentrationsabhängig Husten, Kopfschmerzen, Müdigkeit, Übelkeit, Schwindel, Lungenschäden bis zum Lungenödem. Nach einer Latenzzeit von 6 bis 12 Stunden kommt es zu Zyanose und blutig-schaumigem Auswurf. Das Lungenödem verläuft oft innerhalb von 24 Stunden tödlich.

Chronische Vergiftung NO$_2$ führt zu systemischen Schäden, beeinträchtigt das Immunsystem und ist Ursache für Lungenkrebs bei Rauchern.

Phosgen (COCl$_2$)

Vorkommen Phosgen ist ein wichtiges Zwischenprodukt bei organischen Synthesen und entsteht aus Chloroform oder Tetrachlorkohlenstoff beim Kontakt mit heißen Metallflächen. Im Ersten Weltkrieg wurde es als Kampfstoff verwendet.

Wirkungsmechanismus Phosgen wirkt am stärksten hinsichtlich eines Lungenödems. Es blockiert wichtige Stoffwechselvorgänge, wobei die Enzymblockade sofort beginnt und der Tod vor dem Lungenödem eintreten kann.

Toxizität Die MAK beträgt 0,1 ppm

Akute Vergiftung Nach vielen Stunden Latenz entwickelt sich ein tödliches Lungenödem.

14.2.3 Wasserlösliche Flüssigkeiten

Wasserlösliche Flüssigkeiten
- Säuren und Basen (Laugen)
- Seifen und Tenside
- Alkohole
  - Methanol
  - Ethanol

Säuren und Basen (Laugen)

Vorkommen Die wichtigsten Säuren sind Salzsäure, Schwefelsäure, Salpetersäure und Essig. Die wichtigsten Basen sind Natronlauge, Kalilauge und

Ammoniak (Salmiak). Verwendet werden Säuren und Laugen im Haushalt, in chemischen Labors und in der Industrie.

Wirkungsmechanismus   Säuren führen zur Koagulation von Eiweiß, Laugen verflüssigen Eiweiß. In beiden Fällen kommt es zu Gewebezerstörung.

Toxizität   Die Giftigkeit ist abhängig von der Konzentration.

Akute Vergiftung   An Haut und Schleimhaut führt Säure zur Koagulation von Eiweiß, welches das darunterliegende Gewebe vor weiterem Eindringen schützt (gilt nicht für Flusssäure). Verletzungen heilen unter starker Narbenbildung. Basen hingegen verflüssigen Eiweiß und die Gewebezerstörung erfolgt bis in die Tiefe. Die Folge sind Gewebenekrosen mit langsamer Heilungstendenz (Kolliquationsnekrose). Letztlich heilen Säuren- und Laugenverletzungen an der Haut nur unter Hinterlassung starker Narben, die oft operative Korrekturen erfordern.

Therapeutische Maßnahmen   Nach oraler Säure- oder Laugenvergiftung soll so schnell wie möglich mit Wasser (ca. 300 ml) verdünnt werden. Von Magenspülung ist abzuraten, auch Neutralisationsbehandlungen werden nicht mehr durchgeführt.

Seifen und Tenside

Vorkommen   Seifen und Tenside sind Hauptbestandteile der Waschmittel. Chemisch sind sie Alkylsulfate, Alkylsulfonate, Alkylbenzolsulfonate und Phosphatabkömmlinge. Man unterscheidet zwischen anionischen, kationischen und nicht ionogenen Tensiden.

Wirkungsmechanismus   Seifen und Tenside führen zur Hämolyse (Zerfall der roten Blutkörperchen) und in der Folge zu Nierenschäden; auch zerebrale Störungen sind möglich.

Toxizität   Systemisch gefährlich sind vor allem kationische Tenside, die ganglienblockierende Eigenschaften aufweisen. Anionische und nicht ionogene Tenside sind eher harmlos. Akute Vergiftungen auf Haut und Schleimhaut führen zu lokalen

Reizerscheinungen und am Auge zu Konjunktivitis und Hornhauttrübung. Nach oraler Aufnahme kommt es zu Gastroenteritis mit Erbrechen und Durchfällen. Beim Übertritt ins Blut tritt Hämolyse auf. Werden Tenside inhaliert, sind Lungenschädigungen die Folge.

Alkohole

Aliphatische Alkohole wirken narkotisch, keimtötend und hämolytisch. Diese Eigenschaften und die Toxizität korrelieren mit der Kohlenstoffzahl. Während Methanol und Propanol giftige Metaboliten bilden, ist Ethanol selbst toxisch. Der Abbau der Alkohole erfolgt über die Alkoholdehydrogenase, zu der Ethanol die höchste Affinität aufweist.

Ethanol

Vorkommen   Ethanol entsteht bei alkoholischer Gärung aus Zucker oder Stärke. Die Gärung stoppt bei einem bestimmten Alkoholgehalt (ca. 14 %). Höhere Konzentrationen werden durch Destillation erreicht.

Wirkungsmechanismus   Der genaue molekulare Wirkungsmechanismus ist unklar, doch sind einige zentrale Signalwege betroffen.

Toxizität   Die MAK beträgt 1000 ppm.

Akute Vergiftung   Im Vordergrund stehen die zentral nervösen Alkoholwirkungen, ab 2 % tritt die narkotische Wirkung in den Vordergrund. Weitere Symptome sind Übelkeit und Erbrechen, Hyperventilation, Hyperglykämie, heiße und trockene Haut und Abnahme der Körpertemperatur (Erfrierungstod).

Chronische Vergiftung   Chronische Alkoholzufuhr führt zu Alkoholismus, der hier nicht abgehandelt werden soll.

Wechselwirkungen von Alkohol mit Gewerbegiften   Gefährliche Wechselwirkungen mit Alkohol treten mit Nitrobenzol, Nitrophenol, Nitroglykol, Dimethylformamid, Trichlorethylen, Kalziumcyanamid (Kalkstickstoff), Schwefelkohlenstoff und mit dem Faltentintling auf.

Methanol

Vorkommen Methanol ist ein wichtiges Lösungsmittel für Beizen und Lacke, Polituren und Reinigungsmittel und wird als Vergällungsmittel von Ethanol verwendet. Vergiftungen kommen hauptsächlich durch Verwechslung oder durch Einnahme in suizidaler Absicht zustande.

Wirkungsmechanismus Methanol wird langsam zu Formaldehyd und dieser rasch zu Ameisensäure oxidiert. Die Ameisensäure führt letztlich zu einer lebensgefährlichen Azidose.

Toxizität Die MAK beträgt 200 ppm, 3050 ml sind für einen Erwachsenen tödlich.

Akute Vergiftung Am Anfang steht ein Rauschzustand und nach einer Latenz von einigen Stunden kommt es zu gastrointestinalen Beschwerden, Übelkeit und Erbrechen, Schwindel und Kopfschmerzen. Der Tod tritt durch Atemlähmung ein. Sehstörungen sind in den ersten Tagen reversibel, später kommt es zu einer irreversiblen Sehnervenschädigung mit der Gefahr der völligen Erblindung.

Chronische Vergiftung Bei Dauerexposition kommt es zu Seh- und Hörnervendegenerationen.

Therapeutische Maßnahmen Rasches Erbrechen kann die weitere Resorption von Methanol hemmen. Aktivkohle ist wirkungslos. Ist Methanol bereits ins Blut aufgenommen, ist es wichtig die Oxidation zu Formaldehyd und Ameisensäure zu hemmen. Dies geschieht durch rasche Gabe von Ethanol, dessen Affinität zur Alkoholdehydrogenase größer ist. Man erzeugt einen Blutspiegel von etwa 1 % Ethanol. Wirksam hemmt auch das Arzneimittel **Fomepizol**[2] die Alkoholdehydrogenase. Eine bereits bestehende Azidose wird mit einer Bicarbonatinfusion kontrolliert. Bei hohen Methanolkonzentrationen im Blut ist eine Hämodialyse wirksam.

Glykole

Ethylenglykol, Diethylenglykol und Propylenglykol sind 2-wertige Alkohole, die als Frostschutzmittel, als Lösungsvermittler in Kosmetika und früher auch für

Arzneimittel verwendet wurden. Ethylenglykol wird zu Glyoxylsäure und Oxalsäure abgebaut und führt zu neurologischen Störungen sowie zu einer Schädigung der Nierentubuli. Da Ethylenglykol auch von der Alkoholdehydrogenase abgebaut wird, ist **Fomepizol** eine wirksame Therapie. Diethylenglykol hat in den USA als Lösungsmittel für Arzneimittel zahlreiche Todesfälle verursacht; die tödliche Dosis liegt im Grammbereich.

14.2.4 Organische Lösungsmittel

- Aliphatische Kohlenwasserstoffe
  - Benzin
  - Petroleum
  - Lampenöl
- Aromatische Kohlenwasserstoffe
  - Benzol
  - Toluol
  - Xylol
- Halogenierte aliphatische Kohlenwasserstoffe
  - Tetrachlorkohlenstoff
  - Dichlorethan
  - Chloroform
  - Tetrachlorethan
  - Tetrachlorethen
  - Trichlorethan
  - Trichlorethen
  - Dichlormethan
- Halogenierte aromatische Kohlenwasserstoffe
  - Dioxine
  - Polychlorierte Biphenyle
  - DDT, Aldrin, Dieldrin etc.

Allen organischen Lösungsmitteln gemeinsam sind das Fettlösungsvermögen, die Flüchtigkeit und die narkotische Wirkung. Sie werden verwendet zur Metallentfettung, zur Textilentfettung, zur chemischen Reinigung und zur Lackverdünnung, als Lösungsmittel für Klebstoffe, als Synthesehilfsstoffe und Synthesegrundstoffe und dementsprechend in der chemischen Industrie. Die schädlichen Wirkungen aller organischen Lösungsmittel sind Entfettung

---

2   A: Fomepizole: CH: –; D: Fomepizole

der Haut, Schleimhautreizung, Lähmung des Nervensystems und meist Schädigung von Leber, Niere, Herz und Kreislauf. Gemeinsam ist ihnen auch, dass es therapeutisch keine Möglichkeiten gibt.

Aliphatische Kohlenwasserstoffe

Technische Gemische flüssiger Alkane werden als Benzin (Siedebereich 50–100 °C) oder als Petroleum bzw. Lampenöl (Siedepunkt 150–300 °C) verwendet.

Wirkungsmechanismus   Alkane wirken narkotisch und erregend auf das Zentralnervensystem. Vorhandene Begleitstoffe schädigen die Niere, die Leber und die Bauchspeicheldrüse. Am stärksten toxisch ist n-Hexan, das bei chronischer Exposition eine Neuropathie der Extremitäten hervorruft.

Toxizität   MAK von n-Hexan 50 ppm, von Heptan 500 ppm, von Oktan 500 ppm. Tödliche Unfälle sind vorgekommen, weil Kinder gefärbtes Lampenöl getrunken haben.

Akute Vergiftung   Nach oraler Gabe kommt es zum Erbrechen, bei Inhalation von Benzintröpfchen kommt es zur Benzinpneumonie, die mit einer schweren Gefäßschädigung einhergeht. Bei der Inhalation hoher Dampfkonzentrationen kommt es zum Lungenödem und zu narkoseähnlichen Symptomen. Der Tod tritt durch Atemlähmung ein.

Chronische Vergiftung   Benzin schnüffeln oder länger dauernder Umgang mit Benzin, das n-Hexan enthält, verursacht eine periphere Polyneuropathie.

Therapie   Symptomatische Therapie

Aromatische Kohlenwasserstoffe

Vorkommen   Benzol, Toluol und Xylol sind wichtige Lösungsmittel und Grundstoffe in der organischen Chemie. Am giftigsten ist Benzol, das nach wie vor zu 5 % dem Treibstoff zugesetzt wird.

Wirkungsmechanismus   Benzol wird oxidativ zu einem Epoxid und nicht enzymatisch zu Phenol umgewandelt. Dieses wird weiter oxidiert zu einem Chinon. Bei chronischer Belastung kommt es zu Knochenmarkschädigung und in der Folge zu einer Leukämie. Toluol und Xylol haben keinen oder weniger Einfluss auf das Blutbild.

Toxizität   Benzol gilt als krebserzeugender Gefahrenstoff ohne MAK. Die TRK beträgt 2,5 ppm in einschlägigen Betrieben, im Übrigen 1 ppm. Die MAK von Toluol beträgt 50 ppm und von Xylol 100 ppm.

Akute Vergiftung   Bei akuter Inhalation steht die Rauschwirkung im Vordergrund, die nach kurzer Exposition keine weiteren Schäden hinterlässt. Nach oraler Einnahme von ca. 25 ml treten ebenfalls rauschartige Zustände sowie Bewusstlosigkeit, Erregung, Tremor, Krämpfe und Herzrhythmusstörungen auf. Der Tod tritt durch Atemlähmung oder Kreislaufversagen ein.

Chronische Benzolvergiftung   Sie führt zu Knochenmarksschädigung und in der Folge zu einer Abnahme der Erythrozyten, einer Leuko- und Thrombopenie, sowie zu einer aplastischen Anämie und einer Leukämie.

Therapeutische Maßnahmen   Es ist keine Therapie bekannt.

Halogenierte aliphatische Kohlenwasserstoffe

Sie sind die wichtigste Gruppe der Lösungsmittel und Grundstoffe chemischer Synthesen. Die Einfügung von Halogenen in Alkanmoleküle steigert die narkotische Wirksamkeit und die Toxizität, wobei vor allem die **Lebertoxizität** zu nennen ist. Diese ist am höchsten bei Tetrachlorkohlenstoff (Tetrachlormethan), geringer bei Trichlorethan, geringer bei Dichlorethan, gefolgt von Chloroform, Tetrachlorethan, Tetrachlorethen, Trichlorethen, Trichlorethan und schließlich Dichlormethan.

Die Toxizität ist auf verschiedene Mechanismen zurückzuführen:
- auf die Bildung freier Radikale (z. B. Tetrachlorkohlenstoff),
- auf die Bildung von Epoxiden (z. B. Trichlorethen),
- auf die Bildung von CO (z. B. Trichlormethan).

Halogenierte aliphatische Kohlenwasserstoffe sind ferner starke Nervengifte, Stoffwechselgifte, Nierengifte und sie sensibilisieren das Herz gegenüber Sympathikusreizen.

Tetrachlorkohlenstoff (Tetrachlormethan) (CCl$_4$)

Vorkommen Tetrachlorkohlenstoff ist ein wichtiges Lösungsmittel für Öle, Fette, Harze und Wachse und wird heute weitgehend durch das weniger toxische Tetrachlorethan ersetzt.

Wirkungsmechanismus Nach reduktiver Spaltung entsteht das CCl3-Radikal, das mit Sauerstoff zum Trichlormethylperoxid-Radikal reagieren kann. Dieses führt zu einer Lipidperoxidation und zur Zerstörung von Membranen in der Leber – es kommt zu irreversibler Zellnekrose. Auch Tetrachlorethan und Dichlorethan können freie Radikale bilden und sind dementsprechend äußerst gefährliche halogenierte Kohlenwasserstoffe.

Toxizität Für den erwachsenen Menschen sind 2–4 ml tödlich, für Kinder 1–2 ml. Die MAK beträgt 10 ppm.

Akute Vergiftung Nach oraler Aufnahme oder Inhalation kommt es rasch zur Leberschädigung. Als Erstes steigen die Leberenzyme im Plasma an, es folgen exzessive Fetteinlagerung und nach 1 bis 2 Tagen Ikterus. In schwersten Fällen überwiegt die Nierenschädigung mit Oligo- bis Anurie und in der Folge ein urämisches Koma.

1,2-Dichlorethan

Vorkommen Wichtiges Lösungsmittel, Kraftstoffzusatz und Saatbeizmittel, früher auch als Insektizid und in Feuerlöschern verwendet.

Toxizität Krebserzeugender Arbeitsstoff, keine MAK, hoch toxisch.

Akute Vergiftung 1,2-Dichlorethan zeigt eine starke narkotische Wirkung, führt zu Hornhauttrübung und nach einer gastroenteritischen Phase mit Erbrechen und Durchfällen zu schwerer Leberzellschädigung und Nierenschädigung.

Trichlorethan

Vorkommen Wichtiges Lösungsmittel.

Toxizität MAK 10 ppm

Akute Vergiftung Im Vordergrund steht die Nierenschädigung und nach Inhalation sind Lungenschädigungen die Folge.

Tetrachlorethan

Vorkommen Verwendung in der Kunstseideerzeugung, in der Film-, Schuh- und Hutindustrie

Toxizität Die MAK beträgt 1 ppm.

Akute Vergiftung Nach Inhalation kommt es zu Schleimhautreizung, Kopfschmerz, Übelkeit, Herzklopfen, Erbrechen, Koliken, Leber- und Nierenschädigung.

Trichlorethen (Trichlorethylen, Tri)

Vorkommen Es wird hauptsächlich in der Metallentfettung, in der Kunststoffverarbeitung als Lösungsmittel für Klebstoffe und zur Textilreinigung verwendet.

Wirkungsmechanismus Trichlorethen bildet mithilfe von Monoxygenasen Epoxide, reaktionsfähige Moleküle, die nach Zerfall Trichloressigsäure, Trichlorethanol u. a. wenig lebertoxische Metaboliten bilden.

Toxizität Die MAK beträgt 50 ppm.

Akute Vergiftung Trichlorethen weist eine geringe akute Toxizität auf. Bei Aufnahme größerer Mengen kommt es zu Bewusstlosigkeit, Erbrechen und Störungen der Leber- und Nierenfunktion.

Tetrachlorethen (Tetrachlorethylen, Perchlorethylen, Per)

Vorkommen Wegen seiner geringeren Giftigkeit als Ersatz von Tetrachlorkohlenstoff und Trichlorethen als Lösungs- und Reinigungsmittel sehr verbreitet.

Toxizität Die MAK beträgt 50 ppm.

Akute Vergiftung Nach Inhalation kommt es zu einer euphorisierenden Wirkung, in der Folge zu Rauschzustand, weiters treten Herzrhythmusstörungen, Kopfschmerz und Störungen der Nieren- und Leberfunktion auf.

Dichlormethan

Vorkommen Verwendung als Treibmittel und als Entfettungsmittel für Metalle und Kunststoffe

Wirkungsmechanismus Dichlormethan wird durch Leberenzyme zu Ameisensäure und Kohlenmonoxid abgebaut (▶ Abschn. 14.2, CO-Vergiftung).

Toxizität Die MAK beträgt 100 ppm.

Akute Vergiftung Nach Inhalation kommt es zu zentral nervösen Wirkungen und später durch den Metabolismus zu CO- Hb-Bildung (Vgl. Einleitung dieses Kapitels).

Halogenierte aromatische Kohlenwasserstoffe

Polychlorierte Biphenyle (PCBs)

PCBs werden technisch als Weichmacher und als Transformatorenöle verwendet und sind nicht abbaubare Umweltgifte. Neben DDT sind PCBs unter anderem verantwortlich für die Störung des Kalziumstoffwechsels bei Seevögeln, die in der Folge ihre Eier nicht ausbrüten können und vom Aussterben bedroht sind. Die ubiquitäre Verteilung weltweit entspricht derjenigen von DDT.

Dioxine

Unter diesem Begriff werden eine Reihe von Verbindungen zusammengefasst, deren Grundgerüst ein polychloriertes Dibenzodioxin darstellt. Das bekannteste, das 2,3,7,8-Tetrachlordibenzo-p-dioxin (2,3,7,8-TCDD) hat als eine der giftigsten synthetisch hergestellten Substanzen traurige Berühmtheit erlangt. 1976 ist nach einer Explosion aus einer chemischen Fabrik in Seveso, Oberitalien, eine große Menge in die Umwelt gelangt, worauf mehrere 100 Menschen an Chlorakne erkrankten. TCDD ist hepatotoxisch, zumindest im Tierversuch tumorpromovierend und teratogen. Dioxin entsteht außerdem in Müllverbrennungsanlagen und ist auch in Haupt- und Nebenstromrauch von Zigaretten enthalten.

14.2.5 Schwermetalle

Gab es in der Vergangenheit häufig akute Schwermetallvergiftungen durch medizinische Anwendung oder gewerbliche Nutzung, steht heute im Zuge der Umweltbelastung die chronische Vergiftung mit Schwermetallen im Vordergrund. Metalle sind als Elemente unveränderbar und können nicht abgebaut werden. Sie sind zum Teil essenziell, d. h. für die Funktion verschiedener Enzyme im Organismus als Spurenelement notwendig, zum Teil primär toxisch, d. h. diese Metalle sind für den Organismus nur schädlich wie z. B. Blei, Quecksilber und Kadmium. Vergiftungen können durch einmalige Aufnahme großer Dosen oder durch Aufnahme kleiner Dosen über lange geschehen. Einen Kreislauf von Metallen in der Umwelt gab es immer schon, bedingt durch Staub, Wind, Vulkantätigkeit, Regen und Verdunstung. Zur natürlichen Emission kommt die vom Menschen gemachte Emission über die Industrie und die Verbrennung fossiler Brennstoffe dazu. Diese anthropogene Emission hat bedenkliche Auswirkungen auf das Leben im Boden und im Wasser. Nach erhöhter Aufnahme von Metallen durch Pflanzen kommt es, über die Metallbelastung pflanzenfressender Tiere (z. B. Fische), auch zur erhöhten Schwermetallmenge beim Menschen. Sind in den normal belasteten Böden die Konzentrationen an Metallen noch 2- bis 5-fach unter den tolerierbaren Richtwerten, können im Umkreis von Industrie und Gewerbebetrieben die Werte für Blei, Quecksilber und Kadmium 100-fach erhöht sein. Auch sogenannte essenzielle Metalle sind für den Menschen in überhöhter Konzentration toxisch und unter Umständen sogar karzinogen. Während Metalle in vitro mit SH-Gruppen von Proteinen reagieren, sind in vivo die Schadwirkungen oft sehr unterschiedlich und für ein bestimmtes Metall charakteristisch. ▪ Tab. 14.4 zeigt die Hauptangriffspunkte für die wichtigsten Schwermetalle im Organismus sowie potenzielle Gefahren in Hinblick auf die Entstehung bösartiger Tumore (Karzinogenität) und Missbildungen (Mutagenität, Teratogenität). Als Mutation bezeichnet man eine

◻ Tab. 14.4 Schädliche Wirkungen von Schwermetallen auf den Organismus

	Cd	Cr	Hg	Ni	Pb
Haut	+	+		+	
Lunge	+		+		
Niere	+				+
Blutbildung	+				+
Herz/Kreislauf					+
Nervensystem	?	+		+	+
Mutagenität					
Karzinogenität		+	+		+
Teratogenität			+		+

plötzlich auftretende Veränderung im Erbgut, als teratogen jene Substanzen, die Missbildungen beim Ungeborenen hervorrufen.

Die wichtigste **therapeutische Maßnahme** ist die Anwendung **chelatbildender Stoffe**. Das sind organische Verbindungen, die mit mehrwertigen Metallen mehr oder minder stabile Komplexe bilden und als solche mit dem Harn ausgeschieden werden können. Die Therapie erfolgt nach der Menge des aufgenommenen Metalls und der Therapieerfolg soll in der Ausscheidung überprüft werden.

Wichtige Chelatbildner sind:

- Dimercaptopropansulphonat (DMPS), Dimaval), wirksam bei Hg, Pb, As, Cu, Zn und Cd-Belastungen.
- Ca-Na$_2$-Ethylendiamintetraacetat (EDTA), wirksam bei Pb, U, Mn, Fe, Cu und Cd.
- D-Penicillamin, wirksam bei Pb, Cu, Co, Zn, Hg und Au.
- Deferoxamin, wirksam bei 3-wertigem Fe und Al.

Blei (Pb)

Vorkommen Die natürliche Bleiemission beträgt weltweit pro Jahr 18,6-mal 10^3 Tonnen, und die anthropogene Bleiemission 438-mal 10^3 Tonnen. Die Hauptquellen anthropogener Bleiemissionen sind der KFZ-Verkehr, die Eisen- und Stahlerzeugung, die Erzverhüttung und die Kohleverbrennung. Der Bleigehalt im Grönlandeis hat in den letzten 3000 Jahren von 1 µg/kg auf 200 µg/kg zugenommen. Alle pflanzlichen und tierischen Nahrungs- und Futtermittel sind bleikontaminiert, wobei pflanzliche Nahrungsmittel mehr Blei enthalten als tierische. In Schlachttieren weisen die Innereien die höchsten Bleikonzentrationen auf. Waren es früher medizinale Verwendung und kosmetische Präparate sowie Kinderspielzeug gewesen, die zu Bleivergiftungen führten, verwendete man später bleihältige Rostschutzanstriche (Mennige), Batterien und Zusatz in organischer Form zu Treibstoffen. Noch heute tritt Blei in vielen Legierungen, Kabelummantelungen, Wasserrohren, Strahlenschutzplatten und Ballastgewichten auf.

Wirkungsmechanismus Blei hemmt verschiedene Enzyme und hat letztlich im Organismus drei Angriffsorte:

- Das blutbildende System,
- die glatte Muskulatur sowie
- das motorische System.

Am bekanntesten ist die Hemmung der δ-Aminolävulinsäure-Dehydratase (ALAD), die zu einem Anstieg an δ-Aminolävulinsäure im Blut und im Harn führt. Über die Hemmung eines anderen Enzyms kommt es zur Akkumulation von Protoporphyrin IX in den Erythrozyten und wieder ein anderes Enzym führt zur basophilen Tüpfelung der Erythrozyten stark bleiexponierter Patienten.

Toxizität Die MAK beträgt 0,1 mg/m^3, gemessen als Gesamtstaub. Das Schwangerschaftsrisiko wird als „wahrscheinlich" eingestuft (Gruppe B). Als Obergrenze einer toxikologisch unbedenklichen Blutkonzentration gelten 0,6 µg/ml. Bei Kindern soll ein Wert von 0,1 µg/ml nicht überschritten werden. Zwischen 0,2 und 0,6 µg/ml im Blut können bereits Schadwirkungen festgestellt werden.

Akute Vergiftung Aufnahme von Blei ist über Atemwege, Magen-Darm-Trakt und intakte Haut möglich. Die Hauptmenge wird in Knochen gebunden. Wenn das Skelett gesättigt ist, entsteht bei gleichbleibender Aufnahme ein endlicher Blutspiegel. Durch Bindung an Erythrozyten erfolgt der Transport in alle Gewebe. Im Knochen bildet Blei ein Depot mit einer Halbwertszeit von 30 Jahren.

Bei Aufnahme großer Mengen über die Lunge erfolgt eine akute Enzephalopathie, Nierenversagen, schwere gastrointestinale Symptome und Koliken mit starken Schmerzen. Eine akute Vergiftung ist heute selten und würde ohne Behandlung in 30% tödlich enden.

Chronische Vergiftung   Die chronische Bleivergiftung manifestiert sich grundsätzlich in drei Angriffsorten: dem blutbildenden System, der glatten Muskulatur und dem motorischen Nervensystem. Allein im Blut gibt es vier Angriffspunkte, so die Hemmung der δ-Aminolävulinsäure-Dehydratase (ALAD), die zu einem Anstieg an δ-Aminolävulinsäure im Harn führt, die Hemmung der Carboxylierung von Coproporphyrin III, das als brauner Farbstoff den Harn dunkelbraun färbt, die Hemmung des Eiseneinbaus in Protoporphyrin IX, das zu einem Anstieg an Protoporphyrin im Erythrozyten führt und eine Anämie mit basophil punktierten Erythrozyten. Durch den Angriff auf die glatte Muskulatur, vor allem im Gastrointestinaltrakt, kommt es zu Bleikoliken, an der Niere zur Schrumpfniere und Nephritis und durch die Verengung von Kapillaren und Arteriolen zu einem sogenannten „Bleikolorit" der Haut, eine gelbgraue Blässe. Durch den Angriff an den motorischen Nerven kommt es zu Lähmungen, besonders an den Händen. Weitere Symptome sind Netzhautschädigungen, Magen- und Darmgeschwüre, Bleisaum an den Zähnen durch Ablagerungen von Bleisulfid und Skelettschädigung in den Wachstumszonen bei Kindern. Die Folge einer chronischen Bleivergiftung ist eine langwierige Krankheit und jahrelange Invalidität.

Diagnose   Am verlässlichsten wird eine Bleivergiftung durch die Bleibestimmung im Blut und die Messung von Protoporphyrin IX in den Erythrozyten vorgenommen. Die δ-Aminolävulinsäure-Ausscheidung im Harn ist zu empfindlich und tritt auch schon bei sehr niedrigen Bleibelastungen auf.

Therapie   Der Komplexbildner der Wahl ist EDTA. Auch die Gabe von D-Penicillamin wird empfohlen.

Bleitetraethyl

Vorkommen   Bleitetraethyl wurde den Treibstoffen als Antiklopfmittel über viele Jahre beigemengt. Die MAK beträgt 0,01 ppm und das Vergiftungsbild unterscheidet sich von der anorganischen Bleivergiftung durch Schädigungen des Zentralnervensystems. Es kommt zu Degenerationserscheinungen, psychomotorischen Erregungszuständen, Krämpfen, Lähmungen und Parkinsonismus. Eine Therapie mit Komplexbildnern ist wirkungslos.

Quecksilber (Hg)

Vorkommen   Metallisches Quecksilber ist flüssig und weist einen hohen Dampfdruck auf. Da es in dieser Form auch in der Natur vorkommt, ist die natürliche Emission von Quecksilber immer noch größer als die anthropogene Emission. Verwendet wird Quecksilber als flüssiges Kontaktmaterial bei der Feuervergoldung, für Mikrobatterien und in der Zahnheilkunde als Amalgam. Die Verwendung für Fieberthermometer, für Schwimmbassinfarben und für Sportplatzbeläge ist nicht mehr üblich. Auch die medizinische Verwendung von Quecksilberverbindungen ist weitgehend verschwunden. Die Hauptaufnahme an Quecksilber beim Menschen erfolgt mit der Nahrung, vor allem mit Fischen und Innereien.

Wirkungsmechanismus   Quecksilber bindet mit hoher Affinität an SH-Gruppen von Eiweißen und hemmt so deren biologische Aktivität.

Toxizität   Die MAK beträgt 0,01 ppm bzw. 0,1 mg/m^3; metallisches Quecksilber ist nicht giftig, Quecksilberdämpfe jedoch werden als äußerst giftig eingestuft. Im Organismus werden Quecksilberdämpfe sofort zu Hg^{2+}-Ionen oxidiert, geringe Mengen überschreiten jedoch in der lipidlöslichen, metallischen Form die Bluthirnschranke.

Akute Vergiftung (mit Quecksilberdampf)   Sie geht einher mit Stomatitis, Colitis, Verwirrung, Fieber, Kurzatmigkeit, Metallgeschmack, Kopfschmerzen, Erbrechen und Durchfall. Die toxischen Lungeneffekte können dabei vor allem für Kinder tödliche Folgen haben. Es kommt zu Alveolarerweiterung, Pneumothorax u. v. a. Schäden.

Akute Vergiftung (mit anorganischen Quecksilberverbindungen)   Anorganische Quecksilberverbindungen wie Kalomel oder Sublimat sind stark ätzend und führen über ihre Reizwirkung zu einem Glottisödem, zu schwerer Gastroenteritis und zu Erbrechen. Eine anfangs auftretende Polyurie wird von einer Anurie gefolgt. Über das ZNS kommt es zu Appetitlosigkeit, Übelkeit, motorisch-sensorischen Störungen und Krämpfen. Die gastrointestinale Phase mit schweren Durchfällen, Elektrolyt- und Eiweißverlust sowie Kreislauf- und Nierenschädigung kann in wenigen Tagen zum Tod führen.

Chronische Vergiftung   Hauptangriffspunkt der chronischen Vergiftung ist das Zentralnervensystem. Es kommt zu Reizbarkeit, Tremor, Sprachstörungen, Konzentrationsschwäche, Schlaflosigkeit, emotionaler Labilität, Depressionen, Appetitlosigkeit, Gewichtsverlust und motorische Störungen lassen jahrelang eine Zitterschrift erkennen. Weitere Symptome sind Koliken, Speichelfluss und Drüsenschwellungen. Ein Quecksilbersulfidsaum an den Zahnrändern (grauschwarz) deutet auf Quecksilberexposition hin.

Therapeutische Maßnahmen   Kurz nach der Einnahme kann Aktivkohle adsorbierend wirken. Als Komplexbildner wird hauptsächlich Dimercaptopropansulfonsäure (DMPS) eingesetzt.

Organische Quecksilberverbindungen, Methylquecksilber

Diese zeichnen sich durch eine hohe Lipidlöslichkeit und einer damit verbundenen ZNS-Wirkung aus. Verwendet wurden organische Quecksilberverbindungen als Baktericide, Spermizide und Fungizide und kamen als Saatbeizmittel in die Böden. In der Nahrungskette reichern sich organische Quecksilberverbindungen an und kommen letztlich über Fische und Fleischwaren wieder in den Menschen. Therapie gibt es keine.

Arsen (As)

Vorkommen   Arsen wurde in verschiedenen Quellen festgestellt, nicht alle haben jedoch zu chronischen Vergiftungen geführt. Arsentrioxid (Arsenige Säure, Hüttenrauch, Hitrach, Arsenik, As_2O_3) ist ein Nebenprodukt der Erzverhüttung und seit 1000 Jahren als Rattengift verwendet. Es ist farb-, geruch- und geschmacklos und wird als „König der Gifte" bezeichnet. Arsen wird als Entfärbungsmittel in der Glasherstellung sowie in der Zahnheilkunde zur Nervenabtötung eingesetzt. Früher führte die medizinische Verwendung in Form von Fowler'scher Lösung, asiatischen Pillen oder Salvarsan zu zahlreichen Vergiftungen. Der Einsatz arsenhaltiger Verbindungen als Pflanzenschutzmittel verursachte bei betroffenen Weinbauern Hautkrebs.

Wirkungsmechanismus   Arsen gilt als essenzielles Spurenelement, Mangelerscheinungen sind jedoch nicht bekannt. Arsen ist ein Ätz-, Kapillar- und Zellgift und blockiert vor allem SH-Gruppen.

Toxizität   Arsen gilt als krebserzeugender Arbeitsstoff, die TRK für Arsentrioxid beträgt 0,1 mg/m^3, berechnet als Arsen im Gesamtstaub.

Akute Vergiftung   Nach akuter Vergiftung mit Arsentrioxid kommt es rasch zu Metallgeschmack, Übelkeit, Erbrechen und schweren Durchfällen mit sogenannten „Reiswasserstühlen", Durst, Volumenverlust, Elektrolyt- und Eiweißverlust und in der Folge zum Schock. Auch die Lunge, die Leber, die Niere, das Zentralnervensystem und motorische Nerven sind beeinträchtigt. Der Tod tritt durch Atemlähmung ein.

Chronische Vergiftung   Bei der chronischen Vergiftung stehen Hautveränderungen im Vordergrund. Es kommt zu Melanosen, Exanthemen, Hyperkeratosen, Präkanzerosen und Haarausfall. Durch Wirkung auf die Schleimhäute kommt es zu Speichelsekretion, Arsenschnupfen, Stomatitis und Durchfällen. ZNS-Wirkungen bedingen Schwäche, Mattigkeit und Enzephalopathie. Blutveränderungen, Nierenversagen, Hepatopathie und Polyneuropathie gehören ebenfalls zur chronischen Arsenvergiftung.

Therapeutische Maßnahmen   Kurz nach der Einnahme kann Aktivkohle verabreicht werden, der Komplexbildner der Wahl ist Dimercaptopropansulfonsäure (DMPS).

Thallium (Tl)

Vorkommen   Thallium wird verwendet für Tieftemperaturthermometer, korrosionsbeständige Legierungen, Fotohalbleiter, Spezialgläser mit hoher Lichtbrechung und binäre Mischkristalle. Die Jahresweltproduktion beträgt 15 Tonnen. Bis vor Kurzem war Thalliumacetat als Rattengift (Zeliopaste, Zeliokörner) im Handel. Seit dem Verbot dieser Präparate sind Vergiftungen mit diesem Metall zurückgegangen.

Wirkungsmechanismus   Thallium ist ein allgemeines Zellgift, das Enzymaktivitäten und Transportvorgänge hemmt.

Toxizität   Die MAK beträgt 0,1 mg/m^3, gemessen als Gesamtstaub. 10 mg/kg peroral sind für den Menschen tödlich.

Akute Vergiftung   Nach der Aufnahme kommt es zu leichter Übelkeit, Brechreiz und Erbrechen, und nach 2 bis 3 symptomfreien Tagen zu einer generalisierten Gastroenteritis mit Brechkrämpfen und Durchfall. Nach weiteren 2 bis 10 Tagen entwickelt sich eine Polyneuropathie mit Parästhesien, Hyperästhesien und bemerkenswerten taktilen Empfindlichkeiten, die besonders die Beine betreffen. Auch psychische Veränderungen treten auf. Am 13. Tag kommt es zu Haarausfall durch Epithelschädigung in der Tiefe der Haarbälge, wobei die medialen Augenbrauen erhalten bleiben. Innerhalb von 3 bis 4 Wochen kommt es zu peripheren Lähmungen, Miktionsbeschwerden und schweren Verstopfungen.

Chronische Vergiftung   Sie geht einher mit Appetitlosigkeit, Anazidität, Abmagerung, Schwäche, Schmerzen in den Beinen, Haarausfall, Sehstörungen und basophil punktierten Erythrozyten. Bei chronischer Zufuhr kumuliert Thallium im Organismus, da es schlecht ausgeschieden wird.

Therapeutische Maßnahmen   Komplexbildner sind wirkungslos, Thallium wird in den Darm sezerniert und kann mit Natriumhexacyanoferrat gebunden und mit den Fäzes ausgeschieden werden. Diese Methode ist jedoch nicht sehr wirksam.

Kadmium (Cd)

Vorkommen   Kadmiumverbindungen finden in der Industrie vielfache Anwendung, Leuchtfarben, Trockenbatterien, Korrosionsschutz, Stabilisierungsmittel in der Kunststofferzeugung, Additiv in der Gummiindustrie (Autoreifen) und die Verwendung für Metallspritzverfahren machen es zu einem wichtigen Grundstoff.

Wirkungsmechanismus   Kadmium blockiert zahlreiche Enzyme durch Bindung an SH-Gruppen, entkoppelt die oxidative Phosphorylierung und verdrängt Zink aus zinkabhängigen Enzymen.

Toxizität   Für Kadmium gibt es keine MAK, es gilt als karzinogener Arbeitsstoff. Es ist ein äußerst giftiges Metall mit langen Halbwertzeiten im Körper (20–30 Jahre).

Akute Vergiftung   Es kommt zu Irritationen, Übelkeit, Schwäche, Schwindel, Husten, Erbrechen und Kopfschmerzen sowie Durchfall. Bei der Inhalation von Kadmiumoxid treten Symptome wie bei einer Reizgasvergiftung auf, insgesamt resultiert eine schwere Lungenschädigung. Nach oraler Aufnahme stehen Übelkeit, Erbrechen, Krämpfe, Schmerzen, Durchfälle, Speichelfluss, sowie Leber- und Nierennekrosen im Vordergrund, auch Herzschäden werden beobachtet.

Chronische Vergiftung   Im Vordergrund steht eine Schädigung der Niere, bei Inhalation wird auch die Lunge geschädigt. In der Niere kommt es zu Tubularnekrosen und letztlich zu Nierenversagen. Interessant ist vielleicht, dass der Zigarettenraucher doppelte Kadmiumkonzentrationen in der Niere aufweist verglichen mit dem Nichtraucher.

Therapeutische Maßnahmen   Als Komplexbildner wirksam sind DMPS, EDTA und D-Penicillamin.

Vanadium (V)

Vanadium fällt bei der Eisenerzeugung in der Schlacke an, wird beim Hausbrand aus dem Erdöl frei, wird als Katalysator verwendet, als Edelstahlzusatz und in der Farbstoffherstellung und tritt bei der Reinigung von Ölheizungsanlagen auf.

Wirkungsmechanismus   Es hemmt eine Natrium-Kalium-ATPase und ist möglicherweise ein essenzielles Metall.

Toxizität   Die MAK beträgt als V_2O_5 0,05 mg/m^3 als Feinstaub.

Akute Vergiftung   Eine halbe Stunde nach Beginn des Einatmens kommt es zur Sekretion von Nasenschleim, zu Niesen, Tränen, Schmerzen unter dem Brustbein, später zu Engegefühl in der Brust, Atemstörungen, Blutüberfüllung, Blutungsneigung der Lungen und chronischer Bronchitis. Über eine ZNS-Wirkung kommt es zu Depressionen. Charakteristisch ist die Grünfärbung der Zunge.

Therapeutische Maßnahmen   Therapeutisch versucht man mit hohen Dosen Vitamin C das 5-wertige Vanadium zum weniger toxischen 4-wertigen zu reduzieren.

Mangan (Mn)

Vorkommen   Mangan kommt im Organismus als katalytisches Zentrum einiger Peptidasen vor. Es ist ein sehr häufiges Schwermetall auf der Erdoberfläche, tritt als Manganoxid (MnO_2) auf und wird in Trockenbatterien, in der Lackindustrie und für spezielle Legierungen verwendet.

Toxizität   Die MAK beträgt 5 g/m^3 als Gesamtstaub.

Akute Vergiftung   Durch Reizung der Atemwege kommt es zu Husten, Atemnot, Trockenheit von Mund und Rachen u. a. Symptomen (selten).

Chronische Toxizität   Bei chronischer Manganexposition stehen ZNS-Schäden im Vordergrund. Es entwickelt sich das typische Bild eines Parkinsonismus mit Kopfschmerzen, Schwäche, Müdigkeit, Trägheit, Schläfrigkeit, Schlafstörungen, Spasmen, Muskel- und Gesichtsschmerzen, psychomotorischer Unruhe, Zwangsweinen, Zwangslachen, optischen Halluzinationen, verwaschener Sprache, Zitterschrift und Akinese mit einschlägigem Tremor,

Maskengesicht, Schluck- und Sprachstörungen und einem charakteristischen breitspurigen Gang mit Vorwärts- und Rückwärtsfallen.

Therapeutische Maßnahmen   Nach peroraler Gabe kann man Kohle und DMPS verabreichen, bei chronischer Vergiftung gibt es nur symptomatische Möglichkeiten.

Selen (Se)

Vorkommen   Selen ist ein essenzielles Spurenelement, es ist Bestandteil der Glutathionperoxidase. Therapeutisch wird Natriumselenit bei Selenmangel zugeführt. In unseren Breiten ist eine Selensubstitution überflüssig.

Wirkungsmechanismus   Selen tauscht sich in Aminosäuren gegen SH-Gruppen aus und stört die Bildung von Schwefelbrücken.

Toxizität   Selenverbindungen sind giftiger als Arsenverbindungen, die MAK beträgt 0,1 mg/m^3 als Gesamtstaub.

Akute Vergiftung   Die Selenvergiftung (Natriumselenit) verläuft ähnlich wie die Arsenvergiftung mit rasch beginnender Übelkeit, Erbrechen, schweren Durchfällen, toxischem Lungenödem und in der Folge Herzversagen.

Chronische Vergiftung   Bei chronischer Einwirkung steht die Reizung der oberen Luftwege im Vordergrund. Auch Störung des Magen-Darm-Trakts und Knoblauchgeruch des Atems sind bekannte Symptome.

Therapeutische Maßnahmen   Bei akuter Selenvergiftung kann man versuchen, mit hohen Vitamin-C-Dosen Selen zu metallischem Selen zu reduzieren, das ungiftig ist.

Radioaktive Metalle

Vorkommen   Radioaktive Metalle werden als Diagnostika und als Therapeutika verwendet und fallen als Reaktorabfall und Nuklearmüll an.

Wirkungsmechanismus   Man unterscheidet zwischen lokalen Wirkungen und Allgemeinschäden. Lokal kommt es zu Hautschuppung, Rötung, Blasenbildung an Schleimhäuten, zu Ödemen, Irritation der Speicheldrüsen und an der Augenlinse zu Trübung. Nach Ganzkörperbestrahlung kommt es zu Blutbildveränderungen, Magen-Darm-Kanal-Beeinträchtigung, Störungen im Hormonstoffwechsel und im vegetativen Nervensystem. Ab einer gewissen Dosis kommt es zu Knochenmarksinsuffizienz.

Toxizität   Ab 2–4 Gray (Gy) kommt es bereits zu schweren Schäden, 6–10 Gy sind sicher tödlich (1 Gray ist die Einheit der Energiedosis und entspricht 100 rad.).

Akute Vergiftung   Im Frühstadium kommt es zum sogenannten Strahlenkater mit Schwindel, Kopfschmerzen, Erbrechen und Übelkeit, danach folgt ein symptomarmes Intervall von einigen Tagen bis Wochen. In der zweiten Phase wird die Dünndarmmukosa geschädigt und es treten choleraartige Durchfälle auf, die letztlich auch wegen Elektrolyt- und Eiweißverlusts die Todesursache sind. Daneben treten noch neurologische Störungen wie Erbrechen, Hirnödem und Krämpfe sowie Augenschäden auf.

Chronische Vergiftung   Bei chronischer Belastung ist die Inzidenz von Krebserkrankungen erhöht.

Therapeutische Maßnahmen   Es bleiben nur symptomatische Möglichkeiten.

14.2.6   Pestizide

Toxikologisch wichtige Pestizide
- Insektizide, Typ chlorierte Kohlenwasserstoffe
  - Chlorphenotan (DDT)
  - Lindan (Hexachlorcyclohexan)
  - Aldrin
  - Dieldrin
  - Methoxychlor
- Insektizide, Typ Organophosphate
  - Parathion (E605)
  - Dichlorvos
  - Paraoxon (E600)
  - Malathion
  - Azinphos-methyl
- Charbamat-Insektizide
  - Aldicarb
  - Carbofuran
- Pyrethroide
- Herbizide
  - Chlorphenoxycarbonsäuren
  - Bispyridyliumverbindungen (Paraquat und Diquat)

Insektizide
Chlorierte Kohlenwasserstoffe

Vorkommen   Chlorierte Kohlenwasserstoffe wurden und werden in der Landwirtschaft großflächig aufgetragen und auch zur Vernichtung der Anophelesmücke, der Überträgerin der Malaria, eingesetzt. Der Vorteil ist die geringe akute Toxizität für den Menschen, der Nachteil ist die Stabilität in der Natur, sodass es durch Anreicherung in der Nahrungskette zu hohen Konzentrationen in Fischen und Seevögeln kommt. In Mitteleuropa sind chlorierte Kohlenwasserstoffe mittlerweile großflächig verboten, andere Länder können ohne sie nicht auskommen.

Wirkungsmechanismus   Chlorierte Kohlenwasserstoffe sind Nervengifte und greifen sowohl motorische als auch sensorische Nerven an. Sie lagern sich in die Lipidmembran der Nervenzelle ein und interferieren mit dem Natriumtransport.

Toxizität   Die MAK von DDT beträgt 1 mg/m^3, von Lindan 0,5 mg/m^3, von Aldrin 0,25 mg/m^3 und von Dieldrin ebenfalls 0,25 mg/m^3, jeweils als Gesamtstaub. Die akute Toxizität der halogenierten Kohlenwasserstoffe für den Menschen ist relativ gering, tödliche Dosen werden erst ab 150–300 mg/kg erreicht.

Akute Vergiftung   Nach oraler Aufnahme treten Parästhesien an Extremitäten, Unruhe, Reizbarkeit und Schwindel und schließlich tonisch-klonische Krämpfe auf. Als Spätfolgen können motorische und sensible Lähmungen zurückbleiben.

Chronische Vergiftung Trotz hoher Konzentrationen in der Umwelt und im Fettgewebe von Anwendern und Herstellern traten keine klinisch fassbaren Krankheitszeichen auch bei Langzeiteinwirkung auf. Leberschädigung und krebserzeugende Wirkungen wurden nur im Tierversuch beobachtet.

Therapeutische Maßnahmen Antidot gibt es keines, man kann die Resorption mittels Aktivkohle verhindern und symptomatische Maßnahmen ergreifen.

Organophosphate

Vorkommen Organophosphate sind biologisch abbaubar und werden weder in der Umwelt noch im Organismus gespeichert, zeichnen sich aber durch eine hohe akute Toxizität aus. Sie wurden auch als chemische Kampfstoffe entwickelt.

Wirkungsmechanismus Organophosphate hemmen die Cholinesterase, das Enzym das für den Abbau von Acetylcholin verantwortlich ist. Es kommt letztlich zu einer körpereigenen Acetylcholinvergiftung.

Toxizität Die MAK für Parathion beträgt 0,1 mg/m^3 als Gesamtstaub, die MAK von Carbaryl beträgt 5 mg/m^3 und von Malathion 15 mg/m^3, jeweils als Gesamtstaub.

Akute Vergiftung Durch Akkumulation von Acetylcholin kommt es zu Tränen- und Speichelfluss, Bronchialsekretion, Bronchospasmus, gesteigerte Magen-Darm-Sekretion, Sehstörungen, Blutdrucksenkung, Schweißausbrüchen, und durch nikotinartige Effekte zu Muskelsteifheit, Tremor, Muskelzuckungen, tonisch-klonischen Krämpfen, Parästhesien, Bewusstseinsstörung und Atemlähmung.

Therapeutische Maßnahmen Der Acetylcholinrezeptor kann mit Atropin blockiert werden und Oxime können die Cholinesterase reaktivieren; Voraussetzung ist eine rasche Verabreichung.

Carbamate

Die Wirkung der Carbamate ist eine reversible Cholinesterasehemmung, schwere Vergiftungen sind selten. Therapeutisch wird ebenfalls Atropin verabreicht, Oxime sind kontraindiziert.

Pyrethroide

Pyrethroide sind Inhaltsstoffe von Chrysanthemenextrakten, die in geringsten Konzentrationen beim Insekt zu einer Nervenlähmung führen, beim Warmblüter aber relativ untoxisch sind. Dennoch sollten Pyrethroide zur Raumfreihaltung von Insekten, vor allem für Kinder, nur bei offenem Fenster verwendet werden (Gelsenstecker).

Herbizide

Herbizide sind Substanzen zur Unkrautbekämpfung bzw. zur Entlaubung. Zahlreiche Verbindungen werden zu diesem Zweck eingesetzt, nur wenige davon sind toxisch.

Chlorierte Phenoxycarbonsäuren (2,4-Di- und 2,4,5-Trichlorphenoxycarbonsäure)

Sie wirken als Hemmstoffe für das Wachstumshormon Auxin und dienen zur Entlaubung großer Baumbestände zu kriegerischen Zwecken und zur Schädlingsbekämpfung. Die akute Toxizität dieser Stoffe ist gering, jedoch fällt bei der Herstellung TCDD (Dioxin) in bedenklichen Konzentrationen an. Da dieses nicht abbaubar ist, bleibt es in Landstrichen, wo chlorierte Phenoxycarbonsäuren großflächig ausgebracht wurden (z. B. Vietnam), in relativ hoher Konzentration jahrelang erhalten. Chlorakne und Missbildungen sind die Folge.

Bispyridiniumderivate

Die Bispyridiniumderivate Paraquat und Diquat sind schnell wirksame Kontaktherbizide, die oberirdische Pflanzenteile vernichten. Bei einer akuten Vergiftung kommt es nach Kontakt und einer Latenz von mehreren Stunden zu Blasenulcera und nach einem Intervall von 2 Tagen zu Enteritis, Nephritis und Leberschäden, nach weiteren Tagen zu Lungenerkrankungen, Bronchiolitis und Tod durch Ersticken. Therapie gibt es keine.

14.2.7 Chemische Karzinogene

Karzinogene Substanzen
- Aromatische Kohlenwasserstoffe
- Aromatische Amine
- N-Nitrosoverbindungen
- Alkylierende Substanzen
- Naturstoffe und Metalle

Karzinogene sind Stoffe, die durch DNA-Veränderung aus einer normalen Zelle eine Tumorzelle entstehen lassen, und letztlich die Entwicklung eines bösartigen Tumors bewirken. Stoffe, die die kanzerogene Aktivität anderer Substanzen erhöhen sind Co-Karzinogene und solche, die die Entwicklung eines Tumors aus einer Tumorzelle fördern, sogenannte Promotoren.

Aromatische Kohlenwasserstoffe

Ein wichtiger krebserzeugender aromatischer Kohlenwasserstoff ist Benzol (▶ Abschn. 14.2, organische Lösungsmittel). Ebenso karzinogen sind die polyzyklischen aromatischen Kohlenwasserstoffe, die bei unvollständiger Verbrennung organischer Materialien entstehen. Sie kommen in Steinkohlenteer, Schieferöl, im Ruß, in Autoabgasen, im Tabakrauch und im Teer vor. Diese Stoffe wirken lokal, d. h. sie bilden Tumoren am Ort der Einwirkung (z. B. in der Lunge beim Raucher). Die meisten sind nicht selbst karzinogen, sondern bilden im Organismus reaktionsfähige Metaboliten, die karzinogen wirksam sind.

Aromatische Amine

Diese kommen in der Natur nicht vor und erzeugen Tumoren systemisch (nicht am Ort der Einwirkung). Die Verbindungen sind für bestimmte Organe spezifisch, ein Phänomen, das Organotropie genannt wird. Die nötigen Gesamtdosen bei aromatischen Aminen sind höher als bei den aromatischen Kohlenwasserstoffen.

Beispiele karzinogener aromatischer Amine o-Toluidin, 2,4-Diaminoanisol, 4-Aminobiphenyl, 2-Aminonaphthalin, 2-Aminoanthracen, 4-Dimethylaminoazobenzol und 4-Dimethylaminostilben.

Aus Aminosäuren entstehen durch Pyrolyse (Braten) ebenfalls karzinogene Amine.

N-Nitroso-Verbindungen

Diese sind ebenfalls systemisch wirksam und zeigen eine ausgeprägte Organotropie. Sie können aus sekundären und tertiären Aminen in Gegenwart von Nitrit und Magensäure entstehen, weiters beim Kochen und Braten aus Eiweiß, in alkoholischen Getränken, im Tabakrauch, und zwar im Nebenstrom mehr als im Hauptstromrauch.

Beispiele für karzinogene Nitrosoverbindungen Dimethylnitrosamin, Methyl-N-Butyl-Nitrosamin, N-Nitroso-N-Methyl-Harnstoff, Dibutylnitrosamin, N-Nitrosopiperidin und N-Nitroso-N-Methyl-Urethan.

Alkylierende Substanzen

Sie haben kein gemeinsames Strukturmerkmal und reagieren mit nukleophilen Resten wie Aminen, Sulfiden, Phenylaten, Phosphaten und Carboxylgruppen. Wie die aromatischen Kohlenwasserstoffe rufen sie Tumoren lokal am Ort der Einwirkung hervor.

Beispiele für alkylierende Substanzen Glyzidaldehyd, β-Propiolacton, Stickstoff-Lost, Methansulfonsäure-Methylester, Diepoxybutan, Ethylenimin und Bischloromethyläther.

14.2.8 Karzinogene Naturstoffe

Verschiedene Pflanzeninhaltsstoffe und Stoffwechselprodukte von Mikroorganismen können ebenfalls karzinogen wirken. Diese Stoffe sind unterschiedlichen Substanzklassen zuzuordnen, und auch ihre Wirkung ist uneinheitlich.

Beispiele für karzinogene Naturstoffe Aflatoxin B1 aus Aspergillus flavus, Aristolochiasäure aus der Osterluzei, Cycasin aus Nüssen, Pyrrolizidinalkaloide aus verschiedenen Pflanzen und Safrol aus Sassafrasöl.

Metalle und Festkörper

Zahlreiche Metalle und deren Salze sind tumorerzeugend, z. B. Kobalt, Kupfer, Zink, Molybdän, Zinn, Arsen, Beryllium, Chrom, Kadmium und Nickel. Auch häufig verwendete Festkörper können tumorerzeugend sein wie z. B. Asbeststaub, Buchenstaub und Eichenstaub.

14.2.9 Giftpflanzen und Pflanzengifte

Im folgenden Abschnitt werden giftige einheimische Pflanzen und deren Inhaltsstoffe kurz besprochen. Bei jeder Pflanze wird der Name inklusive lateinischer Bezeichnung, die Familie, der Inhaltsstoff und seine Gefährlichkeit, die Symptome bei der akuten Vergiftung sowie therapeutische Maßnahmen besprochen. Wenn nur eine symptomatische Therapie möglich ist, wird auf therapeutische Maßnahmen bei den einzelnen Pflanzen verzichtet.

Alkaloidhaltige Pflanzen

Alkaloide sind basische Pflanzeninhaltsstoffe, d. h. sie haben einen basischen Stickstoff im Molekül. In kleinen Dosen wirken Alkaloide meist erregend und in großen Dosen lähmend. Therapeutische Maßnahmen nach oraler Aufnahme alkaloidhaltiger Pflanzen beschränken sich auf Gabe von Aktivkohle und symptomatische Behandlung der auftretenden Störungen.

Tollkirsche (*Atropa belladonna*, Nachtschattengewächse)

Inhaltsstoff Atropin, sehr stark giftig.

Akute Vergiftung Atropin blockiert Acetylcholinrezeptoren. Es kommt zur Pupillenerweiterung, Mundtrockenheit, heißer scharlachroter Haut, Zittern, Bewegung der Glieder, klonischen Krämpfen, Rededrang, Lach- und Weinkrämpfen, Tobsucht, Raserei, akuter Psychose, Erschöpfung und schließlich Schlaf. Unbehandelt tritt der Tod durch Koma, Atemlähmung und Herzstillstand ein. Als tödliche Dosis gelten für Kinder 3 bis 4 Beeren und für den Erwachsenen 10 bis 12 Beeren.

Therapeutische Maßnahmen Kurz nach der Einnahme Aktivkohle, als spezifisches Antidot Physostigmin, sonst symptomatisch.

Stechapfel (*Datura stramonium*, Nachtschattengewächse)

Inhaltsstoff Scopolamin, sehr stark giftig

Akute Vergiftung Ähnlich wie Atropinvergiftung, am Beginn allgemeine Erregung, von Heiterkeit bis Tobsucht, Sinnestäuschungen, Sehstörungen, zuletzt Atemlähmung.

Therapeutische Maßnahmen Aktivkohle und Physostigmin

Bilsenkraut (*Hyoscyamus niger*, Nachtschattengewächse)

Inhaltsstoff Atropin und Scopolamin, sehr stark giftig

Akute Vergiftung Wie Atropinvergiftung.

Therapeutische Maßnahmen Aktivkohle und Physostigmin.

Gefleckter Schierling (*Conium maculatum*, Doldenblütler)

Inhaltsstoff Coniin in allen Pflanzenteilen, sehr stark giftig

Akute Vergiftung Lähmung der Zunge, Übelkeit, Erbrechen, Leibschmerzen, Kältegefühl, aufsteigende Lähmung, Tod durch Atemlähmung bei vollem Bewusstsein. Historisch als Hinrichtungsmittel verwendet (Sokrates).

Therapeutische Maßnahmen Aktivkohle und symptomatisch.

Goldregen (*Cytisus laburnum*, Schmetterlingsblütler)

Inhaltsstoff Cytisin in allen Pflanzenteilen, besonders im Samen, sehr stark giftig.

Akute Vergiftung Ähnlich einer Nikotinvergiftung, beginnt mit Brennen in Mund und Rachen.

Speichelfluss, Durst, Übelkeit, Würgen und blutiges Erbrechen, weite Pupillen, Gliederschwäche, Lähmungen, Krämpfe, Tod durch Atemlähmung.

Therapeutische Maßnahmen   Aktivkohle und symptomatisch.

Besenginster (*Sarothamnus scoparius*, Schmetterlingsblütler)

Inhaltsstoff   Spartein in allen Pflanzenteilen, giftig

Akute Vergiftung   Ähnlich wie Nikotinvergiftung, Herzrhythmusstörungen, Erbrechen, Durchfall, Schwindel und Kopfschmerzen.

Therapeutische Maßnahmen   Aktivkohle und symptomatisch.

Lupine (*Lupinus polyphyllus*, Schmetterlingsblütler)

Inhaltsstoff   Spartein in den Samen, stark giftig.

Akute Vergiftung   Speichelfluss, Erbrechen, Schluckbeschwerden, Herzrhythmusstörungen, aufsteigende Lähmung, Tod durch Atemlähmung.

Therapeutische Maßnahmen   Aktivkohle und symptomatisch

Eisenhut (*Aconitum napellus*, Hahnenfußgewächse)

Inhaltsstoff   Aconitin, in allen Pflanzenteilen, sehr stark giftig, gilt als giftigste Pflanze unserer Breiten.

Akute Vergiftung   Sensible Nervenwirkungen im Mund, Brennen, Vertaubung, Lähmung, unerträgliches Kältegefühl, Herzrhythmusstörungen, Atemlähmung, 1 g Wurzel ist tödlich

Therapeutische Maßnahmen   Aktivkohle und symptomatisch.

Herbstzeitlose (*Colchicum autumnale*, Liliengewächse)

Inhaltsstoff   Colchicin, sehr stark giftig

Akute Vergiftung   Choleraartige Durchfälle, nach 2–6 Stunden Herzrhythmusstörungen,

Harndrang, Übelkeit, Erbrechen, aufsteigende Lähmungen, Blaufärbung der Lippen, rascher Puls, Atemlähmung.

Weißer Germer (*Veratrum album*, Liliengewächse)

Inhaltsstoff   Protoveratrin A, B und Germerin, steroidähnliche Alkaloide, stark giftig

Akute Vergiftung   Stechendes Gefühl in Zunge und Hals, Schwindel, Kopfschmerz, Muskelzuckungen, Zittern, Kältegefühl, Durchfälle, Krämpfe, Angst, Kollaps, Atemstillstand bei Bewusstsein.

Wasserschierling (*Cicuta virosa*, Doldenblütler)

Inhaltsstoff   Cicutoxin in allen Pflanzenteilen, kein Alkaloid, sehr stark giftig

Akute Vergiftung   Übelkeit, Erbrechen, Verdunkelung des Gesichtsfeldes, taumelnder Gang, Bewusstlosigkeit, nach einigen Stunden Tod durch Atemlähmung

Schöllkraut (*Chelidonium majus*, Mohngewächse)

Inhaltsstoff   Chelidonin, Spartein u. a. Alkaloide, giftig ist die ganze Pflanze, besonders der orangegelbe Milchsaft, stark giftig

Akute Vergiftung   An der Haut Entzündungen bis Geschwüre; bei oraler Aufnahme Entzündungen und Brennen im Mund, Lähmungen, Herzrhythmusstörungen, Blut im Stuhl u. a. Symptome

Buschwindröschen (*Anemone nemorosa*, Hahnenfußgewächse)

Inhaltsstoff   Protoanemonin in allen Pflanzenteilen, giftig

Akute Vergiftung   Übelkeit, Durchfall, Erbrechen, blutiger Harn, Erregung mit Krämpfen, Kollaps, Atemlähmung

Scharfer Hahnenfuß (*Ranunculus acer*, Hahnenfußgewächse)

Inhaltsstoff   Protoanemonin, Anemonin und Saponine, giftig

Akute Vergiftung   Schleimhautreizend, zentral erregend bis lähmend

Eibe (*Taxus baccata*, Eibengewächse)

Inhaltsstoff   Alkaloide, u. a. Taxin in allen Pflanzenteilen, nicht im roten Fruchtfleisch, stark giftig

Akute Vergiftung   Erbrechen mit Leibschmerzen, Schwindel, Bewusstlosigkeit, Tod durch Atemlähmung.

Virginischer Tabak *(Nicotiana tabacum)*

Inhaltsstoff   Nikotin u. a. Alkaloide, in allen Pflanzenteilen, sehr stark giftig

Akute Vergiftung   Brennen im Mund, blasse Haut, kalter Schweiß, Kopfschmerzen, Zittern, Zuckungen, Schwindel, Schwäche, Sehstörungen, Übelkeit, Erbrechen, Herzklopfen, Angina-pectoris-Anfälle, Tod durch Atemlähmung

Tabakrauch   Tabakrauch enthält aliphatische und aromatische Kohlenwasserstoffe, Alkohole, Amine, Ammoniak, Stickstoffoxide und Kohlenmonoxid in hoher Konzentration. Eine Reihe kanzerogener Stoffe wurden im Tabakrauch nachgewiesen, so Nitrosamine, polyzyklische aromatische Kohlenwasserstoffe, Ethylenoxid, Acrylnitril, Vinylchlorid, und die kanzerogenen Metalle Kadmium, Chrom, Nickel und Polonium 210. Der Zusammenhang zwischen Tabakrauchen und Bronchialkarzinom, Kehlkopf-, Mundhöhlen- und Oesophaguskarzinom ist eindeutig und überzeugend. Auch andere Erkrankungen wie koronare Herzkrankheit, Gefäßerkrankungen, Magen- und Darmulzera sowie schwere COPD treten bei Rauchern häufiger auf. Bei Geburten von Raucherinnen sind Fehlbildungen eindeutig erhöht, und auch ein rauchender Vater hat hier negativen Einfluss. Der Nebenstromrauch enthält ebenfalls eine Reihe krebserzeugender Substanzen und langjährige Exposition eines Nichtrauchers erhöht das Risiko eines Bronchialkarzinoms und einer koronaren Herzkrankheit.

Pflanzen mit herzwirksamen Glykosiden

Während herzwirksame Glykoside aus *Digitalis purpurea,* dem roten Fingerhut, medizinische Verwendung finden, werden herzwirksame Glykoside anderer Pflanzen nicht therapeutisch verwendet.

Akute Vergiftung   Alle herzwirksamen Glykoside führen zu lokalen Reizwirkungen, zu Pulsabfall auf 40 bis 50 Schläge pro Minute, zu Blutdruckabfall und letztlich zu Herzlähmung in Kontraktion. Weitere Symptome sind Übelkeit, Benommenheit, Sehstörungen und Halluzinationen.

Roter Fingerhut (*Digitalis purpurea*, Rachenblütler)

Inhaltsstoff   Digitoxin, Gitoxin und Gitaloxin in allen Pflanzenteilen, sehr stark giftig

Maiglöckchen (*Convallaria majalis*, Liliengewächse)

Inhaltsstoff   Convallatoxin in allen Pflanzenteilen, sehr stark giftig

Akute Vergiftung   Zu den für die Gruppe genannten Symptomen kommen noch Durchfall und Verlangsamung der Atmung.

Oleander (*Nerium oleander*, Hundsgiftgewächse)

Inhaltsstoff   Oleandrin und andere herzwirksame Glykoside, stark giftig

Schneerose (*Helleborus niger*, Hahnenfußgewächse)

Inhaltsstoff   Hellebrin und Helleborin, ein Saponin, Protoanemonin

Akute Vergiftung   Zu den für die Gruppe genannten Symptomen kommen noch starke gastrointestinale Reizungen und schwere Gastroenteritis.

Pfaffenhütchen (*Euonymus europaea*, Spindelbaumgewächse)

Inhaltsstoff   Evonosid, Evobiosid, stark giftig

Akute Vergiftung   Zu den für die Gruppe genannten Symptomen kommen noch blutige Durchfälle mit Kolik, Leber- und Nierenschädigung, Lähmung der Kaumuskulatur und klonisch-tonische Krämpfe.

Saponinhaltige Pflanzen

Saponine sind Glykoside verschiedener Struktur, die in den Pflanzen sehr verbreitet sind; oral verabreicht sind sie wenig giftig, führen aber zu leichten gastro-intestinalen Beschwerden. Wenn Saponine ins Blut gelangen, verursachen sie Hämolyse und in der Folge Nierenschädigung.

Schneebeere (*Symphoricarpos albus,* Geißblattgewächse)

Inhaltsstoff   Saponine und unbekannte Reizstoffe, giftig

Akute Vergiftung   An Haut und Schleimhaut Entzündungen und Reizwirkungen, nach oraler Aufnahme Übelkeit und Durchfall, Erbrechen

Einbeere (*Paris quadrifolia,* Liliengewächse)

Inhaltsstoff   Saponine, Paridin und Paristyphnin

Akute Vergiftung   Übelkeit, enge Pupillen, Schädigung der Nieren und des Zentralnervensystems, Darm- und Blasenentzündung

Kornrade (*Agrostemma githago,* Nelkengewächse)

Inhaltsstoff   Githagin, Githagenin, stark giftig

Akute Vergiftung   Schleimhautreizung, Tränenfluss, Übelkeit, Benommenheit, Krämpfe, Kopfschmerzen, Herzrhythmusstörungen, Atemlähmung

Wolliger Schneeball (*Viburnum lantana,* Geißblattgewächse)

Inhaltsstoff   Viburnin in allen Pflanzenteilen, nicht in den Beeren, giftig

Akute Vergiftung   Übelkeit, Erbrechen, Durchfall, Schwindel, Kollaps, Nierenschädigung und Herzrhythmusstörungen, Krämpfe, Atemnot

Rosskastanie (*Aesculus hippocastanum,* Rosskastaniengewächse)

Inhaltsstoff   Aescin und andere Saponine, wenig giftig

Akute Vergiftung   Erbrechen, Durchfall, Durst, Unruhe, Sehstörungen

Gartengeißblatt (*Lonicera caprifolium*), Schwarze und Gemeine Heckenkirsche (Geißblattgewächse)

Inhaltsstoff   Verschiedene Saponine, giftig

Akute Vergiftung   Übelkeit, Erregung, Herzrhythmusstörungen, blutige Durchfälle, Krämpfe, Nierenschädigung, Atemlähmung

Giftpflanzen mit verschiedenen Inhaltsstoffen

Christuspalme (*Ricinus communis,* Wolfsmilchgewächse)

Inhaltsstoff   Rizin in den Samen, toxischer Eiweißkörper, sehr stark giftig, 30 mg Rizin subkutan sind tödlich

Akute Vergiftung   Übelkeit, blutiges Erbrechen, blutiger Durchfall, Nierenentzündung, Leberschaden, Herzrhythmusstörungen, Kreislaufversagen

Zypressenwolfsmilch (*Euphorbia cyparissias,* Wolfsmilchgewächse)

Inhaltsstoff   Euphorbon, Phorbolester u. a. Stoffe, giftig ist der Milchsaft, stark giftig

Akute Vergiftung   An der Haut Blasenbildung, am Auge gefährliche Entzündungen, bei oraler Aufnahme blutiger Durchfall, Herzrhythmusstörungen, Nierenentzündung, Bewusstseinsstörungen, tödliche Ausgänge sind möglich.

Weihnachtsstern (*Euphorbia pulcherrima,* Wolfsmilchgewächse)

Inhaltsstoff   Giftiger Milchsaft, wenig giftig, neuere Züchtungen ungiftig

Seidelbast (*Daphne mezereum,* Seidelbastgewächse)

Inhaltsstoff   Mezerein, ein Diterpen, Daphnin u. a. Stoffe in allen Pflanzenteilen, sehr stark giftig

Akute Vergiftung   Lokale Reizungen, Übelkeit, Erbrechen, Magenschmerzen, Krämpfe, Durchfall, zentrale Störungen, Nierenschädigung, Kollaps

Eberesche (*Sorbus aucuparia,* Rosengewächse)

Inhaltsstoff Amygdalin, Sorbinsäure und Aucuparin, wenig giftig

Akute Vergiftung Erbrechen, Magen-Darm-Entzündung, Hautausschläge, Durchfälle

Aronstab (*Arum maculatum,* Aronstabgewächse)

Inhaltsstoffe Aroin, Blausäureglykoside, Nikotin u. a., in allen Pflanzenteilen, sehr stark giftig

Akute Vergiftung Örtliche Reizwirkung und Entzündung der Haut bei Berührung, bei oraler Aufnahme geschwollene Zunge, Brennen auf der Zunge, Blasen auf der Schleimhaut, heftige Entzündung, Herzrhythmusstörungen, Lähmungen im Zentralnervensystem

Stechpalme (*Ilex aquifolium,* Stechpalmengewächse)

Inhaltsstoff Rutin, Ursolsäure, Illicin, Theobromin, vor allem in Beeren und Blättern, stark giftig

Akute Vergiftung Erbrechen, Durchfälle, Herzrhythmusstörungen, Nierenschädigung, Lähmungen

Liguster (*Ligustrum vulgare,* Ölbaumgewächse)

Inhaltsstoffe Ligulin, Ligustron u. a. unbekannte Stoffe, giftig

Akute Vergiftung Erbrechen, Durchfälle, Krämpfe, Kreislaufversagen, Lähmung, Schock

Mistel (*Viscum album,* Mistelgewächse)

Inhaltsstoff Viscotoxine (Peptide), in allen Pflanzenteilen, giftig

Akute Vergiftung Reizungen, Brechdurchfall, blutige Stühle, Krämpfe

Gartenbohne (*Phaseolus vulgaris,* Schmetterlingsblütler)

Inhaltsstoffe Phasin, in den rohen Früchten, stark giftig

Akute Vergiftung Erbrechen, Durchfälle, Darmkrämpfe, Hyperkaliämie, Schock, für Kinder häufig tödlich

Kartoffel (*Solanum tuberosum,* Nachtschattengewächse)

Inhaltsstoffe Solanin u. a. Solanumalkaloide in den Beeren, in allen oberirdischen Pflanzenteilen und in Kartoffeln, die bei der Lagerung auskeimen (hohe Konzentration), stark giftig.

Akute Vergiftung Übelkeit, Erbrechen, Durchfall, weite Pupillen, Benommenheit, Schock, Schwindel, Krämpfe, Fieber und zuletzt Atemlähmung können nach dem Genuss roher Kartoffeln auftreten.

Schlafmohn (*Papaver somniferum,* Mohngewächse)

Inhaltsstoffe Morphin, Codein, Papaverin, Thebain, Narkotin u. a., in der ganzen Pflanze, besonders in den Kapseln, stark giftig

Akute Vergiftung Schwindelgefühl, Erbrechen, Benommenheit, tiefe Bewusstlosigkeit, Reduktion der Atmung, enge Pupillen, später Absinken der Körpertemperatur, Tod durch zentrale Atemlähmung

14.2.10 Giftpilze und Pilzgifte

Pilzvergiftungen lassen sich einfach vermeiden, wenn nur frische, bekannte Pilze gesammelt und verzehrt werden. Experimente, auch mit ausführlichen Pilzbüchern, bergen immer ein gewisses Risiko in sich. Bewertungen in Pilzsammelstellen sind eine Möglichkeit, Verwechslungen zu vermeiden.

Nützlicher Hinweis Das Gesündeste an Pilzen ist das Suchen.

Wichtige Giftpilze
- Stark giftige Pilze
  - Grüner Knollenblätterpilz
  - Weißer Knollenblätterpilz
  - Frühjahrslorchel

> – Orangefuchsiger Hautkopf
> – Spitzkegeliger Rauhkopf
> ■ Mittelgiftige Pilze
>   – Fliegenpilz
>   – Pantherpilz
>   – Risspilz
>   – Tintlinge
> ■ Schwach giftige Pilze
>   – Satanspilz
>   – Birkenreizker
>   – Kahler Krempling
>   – Dreifärbige Koralle
>   – Speitäubling
>   – Stachelbeertäubling
>   – Kartoffelbovist

Stark giftige Pilze

Knollenblätterpilze (Parenchymgifte)

Arten Grüner Knollenblätterpilz (Amanita phalloides), Weißer Knollenblätterpilz (*Amanita virosa*)

Inhaltsstoffe α-Amanitin, β-Amanitin, Phalloidine u. a. Toxine, sehr stark giftig

Wirkungsmechanismus Das hitzestabile α-Amanitin ist ein zyklisches Oktapeptid und hemmt die RNA-Polymerase-II und damit die Nukleinsäuresynthese im Zellkern. Gewebe mit einer raschen Regeneration wie Leber, Niere und Darmepithel werden besonders geschädigt.

Akute Vergiftung Nach einer Latenz von 6–24 Stunden kommt es zu Übelkeit, Erbrechen und starken Durchfällen. Nach 1–2 Tagen kommt es zu einer massiven Leberschädigung, die, zusammen mit einem akuten Nierenversagen, zum Tod führen kann.

Therapeutische Maßnahmen So schnell wie möglich nach Aufnahme Magenspülung und Aktivkohle, die Amanitine binden kann. Die Aktivkohlegabe möglichst oft wiederholen, Silibinin zum Schutz vor einer weiteren Leberschädigung und hohe Dosen von Penicillin G. Symptomatisch ist es wichtig, Wasser- und Elektrolytverlust zu ersetzen und hohe Dosen Glucocorticoide zu verabreichen. Bei Nierenversagen ist Hämodialyse angezeigt.

Frühjahrslorchel (*Gyromitra esculenta*)

Inhaltsstoff Die Frühjahrslorchel enthält Gyromitrin, das hitzelabil ist und beim Kochen mit dem Wasserdampf entweicht (Vergiftungsgefahr), giftig

Akute Vergiftung Das Vergiftungsbild ist ähnlich dem bei Knollenblätterpilzvergiftung, Vergiftungen im Frühjahr

Therapeutische Maßnahmen Gabe von Aktivkohle und symptomatisch

Schleierlinge

Arten Orangefuchsiger Hautkopf (*Cortinarius orellanus*); spitzkegeliger Rauhkopf (*Cortinarius rupellus*)

Inhaltsstoff Orellanin, stark giftig

Wirkungsmechanismus Schwere Nierenschädigung nach 2 Wochen Latenz

Akute Vergiftung Am Beginn nach nicht sehr schwerer gastrointestinaler Phase mit Übelkeit, Erbrechen und Durchfällen kommt es nach etwa 2 Wochen zu schwerer Nierenschädigung und Leberschwellung

Therapeutische Maßnahmen Aktivkohle kurz nach der Aufnahme, später Hämodialyse

Mittelgiftige Pilze

Fliegenpilze (Isoxazole)

Arten Fliegenpilz (*Amanita muscaria*), Pantherpilz (*Amanita pantherina*)

Inhaltsstoff Diese Pilze enthalten Ibotensäure, beim Kochen entsteht Muscimol, stark giftig

Wirkungsmechanismus Ibotensäure ist ein GABA-Rezeptoragonist

Akute Vergiftung Nach kurzer Latenzzeit Schwindel, Übelkeit, Muskelzittern und Spasmen, Gleichgewichtsstörungen und letztlich eine toxische Psychose mit Halluzinationen, Erregung, Verwirrtheit bis zur Tobsucht. Danach folgt unter Umständen ein tiefer Schlaf.

Therapeutische Maßnahmen   Eventuell Magenspülung und Aktivkohle, später Benzodiazepine oder Neuroleptika

Ziegelroter Risspilz (Inocybe patouillardii)

Familie   Risspilze

Inhaltsstoff   Muscarin, stark giftig

Wirkungsmechanismus   Muscarin wirkt erregend am postsynaptischen Acetylcholinrezeptor

Akute Vergiftung   Parasympathisches Zustandsbild mit Schwitzen, Speichelfluss, Tränen, Bradykardie, Bronchienverengung, Pupillenverengung mit Sehstörungen und eventuell Erbrechen und Durchfall.

Therapie   Atropin zur Blockade des Acetylcholinrezeptors

Faltentintling (Coprinus atramentarius)

Familie   Tintlinge

Inhaltsstoff   Coprin, giftig mit Alkohol

Wirkungsmechanismus   Hemmung der Acetaldehyd-Dehydrogenase, Acetaldehyd ist ein toxischer Metabolit von Alkohol, letztlich Acetaldehydvergiftung

Akute Vergiftung   Rotes Gesicht, Schweißausbruch, Schwindel, Übelkeit, Tachykardie, Kopfschmerz, Erbrechen, Atemnot und Krämpfe. Die Symptome gehen nach einigen Stunden zurück.

Magic Mushrooms (Psilocybin)

Arten   Mexikanischer Kahlkopf (*Psilocybe mexikana,* Mexiko), Spitzkegeliger Kahlkopf (*Psilocybe semilanceata,* heimisch)

Inhaltsstoff   Psilocybin, Psilocin, mäßig giftig

Akute Vergiftung   Psilocybin ist ein Halluzinogen, die Wirkung ähnelt der des LSD. Es folgen

Kopfschmerz, Benommenheit, Koordinationsstörungen, niedriger Blutdruck, Verlust des Persönlichkeitsgefühls, Delirium, Todesfälle sind beschrieben

Therapeutische Maßnahmen   Beruhigen, eventuell Benzodiazepine

Schwach giftige Pilze mit unbekannten Inhaltsstoffen

Diese Pilze wirken hauptsächlich auf Magen und Darm, im Verlauf von einer Viertelstunde bis zwei Stunden nach dem Essen kommt es zu Gastroenteritis, Übelkeit, Erbrechen, kolikartigen Leibschmerzen und Durchfällen. Todesfälle sind selten und die Therapie symptomatisch.

Satanspilz (Boletus satanas)

Akute Vergiftung   Nach einer Latenzzeit von einer Viertelstunde bis vier Stunden kommt es zu Brechdurchfällen, Schock und Austrocknung.

Birkenreizker (Lactarius torminosus)

Inhaltsstoff   Terbenoide, Substanzen im weißen Milchsaft (der Reizker mit orangem Milchsaft ist essbar)

Akute Vergiftung   Im Vordergrund stehen choleraartige Durchfälle.

Kahler Krempling (Paxillus involutus)

Akute Vergiftung   Vor allem mit rohen oder halbgekochten Pilzen; hämolytische Anämie und akutes Nierenversagen

Dreifarbige Koralle (Ramaria formosa)

Akute Vergiftung   Übelkeit, Erbrechen und Durchfälle

Täublinge

Arten   Speitäubling (*Russula emetica,* roter Schirm), Stachelbeertäubling (*Russula queletii,* purpurroter bis lilaroter Schirm)

Akute Vergiftung   Ersterer leber- und nierengiftig, letzterer führt zu Erbrechen und Durchfällen

Kartoffelbovist (*Scleroderma aurantium*)

Akute Vergiftung   Übelkeit, Erbrechen und Schwindelgefühl, Sehstörungen und Bewusstlosigkeit

14.2.11 Gifttiere und Tiergifte

Tiere verwenden Giftapparate respektive Gifte, um sich vor Feinden zu schützen oder um leichter an ihre Beute zu kommen. Tiergifte enthalten biogene Amine, neurotoxische Polypeptide, Kinine und Enzyme (◘ Tab. 14.5).

Hautflügler (Biene, Wespe, Hornisse, Hummel)

Giftapparat   Giftdrüse, Giftblase und Stachel, eventuell mit Widerhaken

Gifte
- Biogene Amine (Histamin, Serotonin, Acetylcholin)
- Polypeptide
    - Biene: Mellitin, Apamin, Mastzelldegranulierendes Peptid (MCD-Peptid)
    - Wespe: Wespenkinine und Mastoparane
    - Hornisse: Hornissenkinine
- Enzyme
    - Phospholipase A
    - Phospholipase B
    - Hyaluronidase

Akute Vergiftung   Lokale Reaktionen wie Schmerz, Schwellung, Rötung und Juckreiz, systemische Wirkung nur bei Allergie unter Umständen lebensbedrohlich

Therapie   Lokal kühlende Umschläge, beim anaphylaktischen Schock Volumenzufuhr und **Adrenalin** i. v.

Spinnen

Giftapparat   Giftdrüse und Beißwerkzeug

Gift   Verschiedene Polypeptide, manchmal auch enzymatische Komponente

Kreuzspinne, Tarantel und Vogelspinne

Nach dem Biss starke Schwellung, Lähmung in der Umgebung der Bissstelle, keine systemische Wirkung

Dornfingerspinne

Lokale und systemische Wirkungen. Lokal kommt es zu stechenden und brennenden Schmerzen an der Bissstelle, blaurote Verfärbung und Schwellung, systemisch kommt es zu Übelkeit, Erbrechen, Kopfschmerz und Temperaturerhöhung.

Kugelspinne, Schwarze Witwe (*Latrodectus*)

Gift   α-Latrotoxin, ein Polypeptid

Akute Vergiftung   Rasch eintretende Schmerzen, Muskelrigidität, vegetative Syptome wie Schweißausbruch und Speichelfluss, Angstzustände und Atembeschwerden, nach 24 Stunden klingen die Symptome ab.

Skorpione

Giftapparat   Paarige Drüsen mit einem Stachel verbunden

Gifte   Basische Polypeptide, Hyaluronidase.

◘ **Tab. 14.5** Gifttiere

Gliederfüßler	Biene
	Wespe
	Hornisse
	Spinnen
	Skorpione
	Krustentiere
Amphibien	Kröten
	Frösche
	Salamander
Reptilien	Schlangen
Fische	Petermännchen
	Rotfeuerfisch
	Skorpionfisch
	Steinfisch
	Kugelfisch
	Kofferfisch
Andere Gifttiere	Konusschnecken
	Nesseltiere
	Korallen
	Dinoflagellaten

Akute Vergiftung   Lokale Schmerzen an der Einstichstelle. Systemisch: Schwitzen, Schwäche, Pulsverlangsamung, später Angst- und Ruhelosigkeit mit Pulsbeschleunigung, nach 10 Stunden eventuell Lungenödem.

- Hausskorpione: eher harmlos
- Feldskorpion: Neurotoxisch, Lungenödem möglich
- Nordamerikanische, nordafrikanische und indische Skorpione: gefährliche Vergiftungen mit basischen Polypeptiden

Amphibien, Kröten, Frösche und Salamander

Giftapparat   Hautdrüsen sondern passive Gifte als Schutz vor Feinden ab.

Gifte   Sie gehören zu den giftigsten Verbindungen, die die Natur hervorgebracht hat. Viele davon sind Alkaloide und stark wirksame Nerven- und Muskelgifte. Das giftigste ist Batrachotoxin, ein Pfeilgift (LD_{50} für Mäuse 2 µg/kg subkutan). Die Gifte der heimischen Amphibien sind für den Menschen nicht gefährlich: Bufotenin, Samandarin u. a.

Schlangen

Der Giftapparat der Schlangen besteht aus Giftdrüsen und Giftzähnen, die wie Injektionsnadeln fungieren, ca. 40 000 Personen werden jährlich durch Schlangenbisse getötet.

Gifte   Schlangengifte enthalten proteolytische Enzyme wie Proteinasen und Proteasen, Nucleotidasen wie Phosphodiesterasen und gewebeauflockernde Enzyme wie Kollagenasen, Hyaluronidasen und Phospholipasen. Dazu kommen verschiedene neurotoxische Peptide unterschiedlicher Giftigkeit. Die Gifte von Vipern und Grubenottern stören zusätzlich die Blutgerinnung und führen zu schweren Nekrosen.

Die wichtigsten Giftschlangen zählen zu vier Familien:

- *Elapidae:* Giftnattern, Mambas, Kobras
- *Viperidae:* Kreuzotter, Sandviper und Aspisviper, afrikanische Puffotter
- *Crotalidae:* Klapperschlangen und Grubenotter
- *Hydrophiidae:* blaue Breitbandseeschlange (Ladicauda)

Akute Vergiftung   Die wichtigste Maßnahme ist die Verabreichung von polyvalentem Schlangenserum.

Fische

Fische mit Giftstacheln besitzen giftige Hautdrüsen in Stacheln und Rückenflosse oder in der Kiemendecke. Es handelt sich um neurotoxische Peptide, die lokal zu heftigen Schmerzen und zum Teil auch zu schweren systemischen Störungen führen. Beispiele: Petermännchen, Rotfeuerfisch, Skorpionfisch und Steinfisch. Der Kofferfisch hat ein giftiges Hautsekret, das Fraßfeinde abschreckt.

Andere Gifttiere

Tetrodotoxinhaltige Tiere

Tetrodotoxin ist ein Nervengift und blockiert selektiv den spannungsabhängigen Natriumkanal. Am bekanntesten ist der Kugelfisch (Fugufisch), der dieses Toxin vor allem in den Ovarien und in Hautdrüsen gespeichert hat. Aber auch Seesterne, diverse Krabben, Meeresschnecken, ein australischer Oktopus sowie Frösche und Molche können Tetrodotoxin enthalten.

Akute Vergiftung   Beim Verzehr kommt es zu Parästhesien im Mundbereich, höhere Dosen führen zu Lähmung der Atemmuskulatur.

Portugiesische Galeere

Die portugiesische Galeere *(Physalia physalis)* ist ein quallenähnliches Tier, das mit einer luftgefüllten Blase an der Wasseroberfläche schwimmt. Ihre meterlangen Tentakel sind dicht mit Nesselzellen besetzt. Diese Zellen können mit einem speziellen Mechanismus fadenförmige Spitzen ausschleudern, die ein hoch wirksames Toxingemisch in das Opfer injizieren. Beim Menschen kann es zu Kreislaufzusammenbruch, Kammerflimmern und Herzstillstand binnen weniger Minuten kommen.

Konusschnecken

Eine besondere Waffe haben die Konusschnecken entwickelt, von denen es etwa 300 Arten gibt. Der Giftapparat besteht aus einer Giftdrüse, einem Giftkanal und einer Giftblase, in der ein pfeilförmiger Zahn sitzt, der an seiner Spitze mit einem

Widerhaken versehen ist. Durch Muskeldruck des Schlundrohres der Schnecke wird dieser Pfeil ausgeschleudert und in die Beute geschossen. Das Gift ist ein Gemisch verschiedener Peptide, die sequenziell in die Muskelkontraktion des Beutetieres eingreifen. α-Conotoxine blockieren Nikotinrezeptoren, μ-Conotoxine Natriumkanäle und δ-Conotoxine verschiedene Kalziumkanäle. In Bruchteilen von Sekunden ist das Beutetier bewegungsunfähig und kann von der Schnecke verzehrt werden. Für den Menschen sind die Giftmengen zu gering, die Wirkung ist vergleichbar mit einem Wespenstich.

Protozoen- und Algentoxine

Algen können hoch giftige Toxine bilden, die sich in Muscheln, Krabben, Fischen und anderen Meerestieren anreichern und beim Verzehr für den Menschen gefährliche Gifte sind.

Ein Beispiel ist Ciguatoxin, das epidemieartig eine Krankheit auslöst, die Ciguatera heißt und in der Karibik und im Pazifik auftritt. Nach anfänglichen gastrointestinalen Beschwerden kommt es zu neurologischen Beschwerden und Schleimhautentzündungen. Charakteristisch ist die Störung des Kalt-Warm-Empfindens.

Ein anderes Toxin ist das Saxitoxin, das ähnlich dem Tetrodotoxin spannungsabhängige Natriumkanäle blockiert und ganze Familien ausrotten kann. Weitere Gifte sind die Brevetoxine und die Ocadasäure, die ebenfalls Natriumkanäle an Nerven blockieren. Alle diese Gifte können letztlich beim Menschen durch Lähmung der Atemmuskulatur zum Tod führen.

Serviceteil

© Springer-Verlag GmbH Deutschland 2018
E. Beubler, *Kompendium der Pharmakologie,*
https://doi.org/10.1007/978-3-662-54559-1

Weiterführende Literatur

Aktories K, Förstermann U, Hofmann FB, Starke K (Hrsg) (2013) Allgemeine und spezielle Pharmakologie und Toxikologie. 11. Aufl. Urban und Fischer, München, Jena

Ammon, HPT (2001) Arzneimittelneben- und -wechselwirkungen. 4. Aufl, Wissenschaftliche Verlagsgesellschaft mbH Stuttgart

Austria Codex Fachinformation (2016/2017) bearbeitet von Haberfeld H. Österreichische Apotheker-Verlagsgesellschaft mbH, Wien

Beubler E (2016) Kompendium der medikamentösen Schmerztherapie. 6. Aufl. Springer, Wien New York

Brunton L, Chapman B, Knollman B (2011) Goodman & Gilman's A: The Pharmacological Basis of Therapeutics, 12. Aufl. McGraw-Hill Medical Publishing Division, New York, Chicago

Helwig/Otto (2004) Arzneimittel. Ein Handbuch für Ärzte und Apotheker, 10. Aufl. Wissenschaftliche Verlagsgesellschaft mbH, Stuttgart

Lemmer B, Brune K (2010) Pharmakotherapie. Klinische Pharmakologie. 14. Aufl. Springer Verlag, Berlin, Heidelberg

Lüllmann H, Mohr K, Wehling M (Hrsg.) (2010) Pharmakologie und Toxikologie, 17. Aufl. Thieme, Stuttgart, New York

Marquardt H, Schäfer S (2004) Lehrbuch der Toxikologie, Wissenschaftliche Verlagsgesellschaft mbH, Stuttgart

Mebs D (1989) Gifte im Riff. Toxikologie und Biochemie eines Lebensraumes. Wissenschaftliche Verlagsgesellschaft mbH, Stuttgart

Mutschler E, Geisslinger G, Kroemer HK, Schäfer-Korting M (2013) Arzneimittelwirkungen. 10. Aufl. Wissenschaftliche Verlagsgesellschaft mbH Stuttgart

Page CP, Curtis MJ, Sutter MC, Walker MJA, Hoffman BB (2002) Integrated Pharmacology, Mosby International, London

Rang HP, Dale MM, Ritter JM, Moore PK (Hrsg) (2016) Pharmacology, 8. Aufl. Churchill Livingstone, Edinburgh, London

Rote Liste (2017) Arzneimittelverzeichnis für Deutschland (einschließlich EU-Zulassungen und bestimmter Medizinprodukte). Editio Cantor, Aulendorf

Roth L, Daunderer M, Kormann K (1994) Giftpflanzen, Pflanzengifte. 4. Aufl. Karlsruhe, München

Schaefer C, Spielmann H (2012) Arzneiverordnung in Schwangerschaft und Stillzeit, 8. Aufl. Urban und Fischer, München, Jena

Scholz H, Schwabe U (2005) Taschenbuch der Arzneibehandlung. 13. Aufl. Springer, Berlin Heidelberg

Schwabe U, Paffrath D (2015) Arzneiverordnungs-Report 2015. Springer, Berlin Heidelberg

Stille W, Brodt HR, Groll AH, Just-Nübling G (2004) Antibiotika-Therapie. 11. Aufl. Schattauer, Stuttgart, New York

Wehling M (2005) Klinische Pharmakologie. Georg Thieme, Stuttgart, New York

Stichwortverzeichnis

T

U